教育部 财政部职业院校教师素质提高计划成果系列丛书
职教师资培养资源开发项目（VTNE068）
"药 学"专 业 主 干 课 程 教 材

项目牵头单位：哈尔滨商业大学
项目负责人：张晓丹

药物化学理论与实践

张晓丹 主编

科学出版社

北 京

内 容 简 介

　　本书是教育部、财政部职业院校教师素质提高计划成果系列丛书之一。全书共16章,前3章为总论,主要介绍药物化学的研究内容、研究任务与发展概况,药物理化性质和化学结构与药理活性的关系及药物的体内生物转化;后13章为各论,系统介绍典型药物的化学结构、化学名、理化性质、合成路线、代谢、构效关系、作用机制、药理作用、临床应用,为学生在药物的合成、调剂、制剂、分析检验、储存保管及临床使用等方面提供理论依据。同时在各论中简单介绍药物的发现及发展,使学生了解新药开发的途径及方法。鉴于大部分学生毕业后从事药品生产工作,本书在各论部分设置了代表性药物的合成实验内容。

　　本书可供药学专业及相关专业(或专业方向)教学使用,也适用于医药行业相应岗位的业务技术培训。

图书在版编目(CIP)数据

药物化学理论与实践 / 张晓丹主编. —北京:科学出版社,2018.3
教育部　财政部职业院校教师素质提高计划成果系列丛书
ISBN 978-7-03-057044-4

Ⅰ.①药… Ⅱ.①张… Ⅲ.①药物化学-高等职业教育-师资培养-教材 Ⅳ.①R914

中国版本图书馆 CIP 数据核字（2018）第 055661 号

责任编辑:王玉时 / 责任校对:王晓茜
责任印制:吴兆东 / 封面设计:迷底书装

科 学 出 版 社 出版
北京东黄城根北街 16 号
邮政编码:100717
http://www.sciencep.com

北京虎彩文化传播有限公司 印刷
科学出版社发行　各地新华书店经销

*

2018 年 3 月第 一 版　开本:787×1092　1/16
2019 年 2 月第二次印刷　印张:19 1/2
字数:462 000

定价:69.00 元
（如有印装质量问题,我社负责调换）

教育部 财政部职业院校教师素质提高计划
职教师资培养资源开发项目专家指导委员会

《药物化学理论与实践》编委会

出 版 说 明

自《国家中长期教育改革和发展规划纲要（2010—2020 年）》颁布实施以来，我国职业教育进入加快构建现代职业教育体系、全面提高技能型人才培养质量的新阶段。加快发展现代职业教育，实现职业教育改革发展新跨越，对职业学校"双师型"教师队伍建设提出了更高的要求。为此，教育部明确提出，要以推动教师专业化为引领，以加强"双师型"教师队伍建设为重点，以创新制度和机制为动力，以完善培养培训体系为保障，以实施素质提高计划为抓手，统筹规划，突出重点，改革创新，狠抓落实，切实提升职业院校教师队伍整体素质和建设水平，加快建成一支师德高尚、素质优良、技艺精湛、结构合理、专兼结合的高素质专业化的"双师型"教师队伍，为建设具有中国特色、世界水平的现代职业教育体系提供强有力的师资保障。

目前，我国共有 60 余所高校正在开展职教师资培养，但教师培养标准的缺失和培养课程资源的匮乏，制约了"双师型"教师培养质量的提高。为完善教师培养标准和课程体系，教育部、财政部在"职业院校教师素质提高计划"框架内专门设置了职教师资培养资源开发项目，中央财政划拨 1.5 亿元，系统开发用于本科专业职教师资培养标准、培养方案、核心课程和特色教材等系列资源。其中，包括 88 个专业项目，12 个资格考试制度开发等公共项目。该项目由 42 所开设职业技术师范专业的高等学校牵头，组织近千家科研院所、职业学校、行业企业共同研发，一大批专家学者、优秀校长、一线教师、企业工程技术人员均参与其中。

经过 3 年的努力，培养资源开发项目取得了丰硕成果。一是开发了中等职业学校 88 个专业（类）职教师资本科培养资源项目，内容包括专业教师标准、专业教师培养标准、评价方案，以及一系列专业课程大纲、主干课程教材与数字化资源；二是取得了 6 项公共基础研究成果，内容包括职教师资培养模式、国际职教师资培养、教育理论课程、质量保障体系、教学资源中心建设和学习平台开发等；三是完成了 18 个专业大类职教师资资格标准及认证考试标准开发。上述成果，共计 800 多本正式出版物。总体来说，培养资源开发项目实现了高效益：形成了一大批资源，填补了相关标准和资源的空白；凝聚了一支研发队伍，强化了教师培养的"校-企-校"协同；引领了一批高校的教学改革，带动了"双师型"教师的专业化培养。职教师资培养资源开发项目是支撑专业化培养的一项系统化、基础性工程，是加强职教教师培养培训一体化建设的关键环节，也是对职教师资培养培训基地教师专业化培养实践、教师教育研究能力的系统检阅。

自 2013 年项目立项开题以来，各项目承担单位、项目负责人及全体开发人员做了大量深入细致的工作，结合职教教师培养实践，研发出很多填补空白、体现科学性和前瞻性的成果，有力推进了"双师型"教师专门化培养向更深层次发展。同时，专家指导委员会的各位专家及项目管理办公室的各位同志，克服了许多困难，按照两部对项目开发工作的总体要求，为实施项目管理、研发、检查等投入了大量时间和心血，也为各个项目提供了专业的咨询和指导，有力地保障了项目实施和成果质量。在此，我们一并表示衷心的感谢。

教育部　财政部职业院校教师素质

提高计划成果系列丛书编写委员会

2016 年 3 月

前　　言

本书是在"教育部、财政部职教师资培养资源开发项目(VTNE068)"的指导下,按药学本科专业职教师资培养标准要求进行开发的。本书在编写过程中广泛征求了药学本科院校、药学高职院校及制药企业专家等的意见,具有较强的理论性和实用性。

"药物化学理论与实践"是在药物化学理论的指导下,研究化学药物的化学性质、合成方法及药物与生物体间的相互作用规律的一门综合性学科。通过本课程的学习,使学生掌握药物的结构特征、理化性质、合成路线、构效关系、体内代谢、临床应用等方面的知识;为学生在药物的合成、调剂、制剂、分析检验、储存保管及临床使用等方面提供理论依据;为后续学习"药物制剂技术""药物分析技术"等药学专业课程奠定基础。本书共16章,前3章为总论,后13章为各论。鉴于大部分学生毕业后从事药品生产工作,本书在各论部分设置了代表性药物的合成实验内容。

本书本着知识、能力、素质协调发展与综合提高的原则,按照"以德为范、理实并重、突出核心、贯穿三能"的"双师型"素质人才培养模式,遵循职业教育教学规律和人才成长规律,以培养高水平的药学专业职教师资队伍为目标,充分体现"理实并重""理论够用、技能过硬"的人才培养理念,强调理论适用、突出实践环节、重在能力培养的教学特色,以提升职教师资培养的整体水平。

本书具有经典药物与新药相结合,药物的共性与个性相结合,表格、图形与文字相结合,理论与实践相结合的特点。从结构布局上,本书以学习目标为依据,在各论中介绍药物的结构特点、构效关系、作用机制等共性,以典型药物阐明其个性特点。每章后面附有知识要点、目标训练和能力训练,脉络清晰,重点难点分明,有利于教师教学及学生学习。

本书具体编写分工如下:哈尔滨商业大学张晓丹为系列教材总编,温州医科大学叶发青负责全书的统稿,执笔第一章,哈尔滨商业大学邢志华执笔第四章、第六章和第七章,哈尔滨商业大学阎新佳执笔第五章和第十五章,哈尔滨医科大学大庆分校廉明明执笔第十一章和第十二章,锦州医科大学蔡东执笔第二章和第三章,温州医科大学刘志国、梁广执笔第十三章和第十六章,武汉市第一医院刘剑敏执笔第八章和第十四章,温州医科大学郭平执笔每章的实验部分,黑龙江职业学院欧阳慧英执笔第九章和第十章。

由于编者水平有限,书中难免存在不足之处,敬请读者在使用过程中提出宝贵意见,以便再版时予以修改。

编　者

2017 年 11 月 2 日

目 录

第一章 药物化学与药物名称

【学习目标】
1. 掌握化学药物的 3 种常用名称、结构特征、理化性质及其代谢与合成。
2. 熟悉药物化学的研究内容与主要任务。

第一节 药物化学概述

药物是指用于预防、治疗、缓解、诊断疾病及有目的地调节机体生理功能、保持身体健康的物质。依据药物的来源，可将药物分为天然药物、化学药物和生物药物三大类。其中，化学组成和结构确切的药物称为化学药物，主要包括无机药物、化学合成药物和从天然药物中提取的有效成分或单体，以及通过发酵方法得到的抗生素或半合成抗生素。目前，化学药物已经成为临床上最常用和最重要的一类药物。

药物化学(medicinal chemistry)是利用化学的概念和方法来研究化学药物的化学性质、合成方法及药物与生物体相互作用规律的一门综合性学科。药物化学以有机化学和生物化学为基础，涉及生物学、医学和药学等多个学科的内容，是药学研究领域的一门重要学科。

一、药物化学的研究内容与研究任务

药物化学的研究内容包括化学药物的结构特点、理化性质、构效关系、体内代谢、作用机制及新药的发现和发展，其核心任务是研究和创制新药。

基于药物化学的研究对象和学科特点，其主要研究任务涵盖如下三方面：①为有效、合理利用现有化学药物提供理论基础。通过研究化学药物的化学结构、理化性质、体内代谢与药效之间的关系，阐明药物的化学稳定性和生物效应，不仅可以确保药物的质量，还为制剂剂型的选择、药物间的配伍禁忌、合理用药及新药开发过程中的药物结构改造奠定了基础。此外，药物代谢动力学、前体药物与软药的理论研究和实践，以受体作用模式为基础的计算机辅助药物设计等学科的快速发展，促使这一任务不断深化，也为近代分子药理学的研究奠定了相应的化学基础。②为生产化学药物提供经济合理的方法和工艺。通过研究、优化药物合成路线和工艺条件，提高药物的合成和设计水平。通过采用合理的原料和试剂，在药物生产过程中引入新工艺、新技术、新方法和新试剂，提高产品的质量和产量，并有效降低生产成本，获得最高的经济利益，以满足广大人民群众医疗保健的需求。③为探索和开发新药提供快捷的途径和新颖的方法。新药开发的首要任务是发现先导化合物，先导化合物的发现有多种方法，其中从天然产物中获得先导化合物是一种主要途径。近年来，基于靶点的药物发现和基于药效团的药物发现等研究手

段获得了越来越多的成功，创制新药的研究已经构成药物化学的一个重要学科分支——药物设计学。随着我国新药研究开发战略的转变，这一新兴学科也日益受到人们的重视。此外，融合计算机技术的发展，开拓了药物设计学的新领域——计算机辅助药物设计学。通过多学科的融合发展，有效利用和改进现有药物，最终创制出疗效好、不良反应小的新药。

二、药物化学的起源与发展

人类应用植物、动物和矿物等天然物质防治疾病的历史可以追溯到数千年前。但是药物化学作为一门学科开始于19世纪，当时统称为药物学，涵盖了现今的天然药物化学、药物化学、药理学和药剂学的学科内容。随着人类社会的进步和自然科学的发展，上述内容逐渐从药物学中独立出来，药物化学成为一门独立、有特定研究范围的学科。

药物研究与开发的历史，是由粗到精、由盲目到自觉、由经验性试验到科学合理设计的发展过程。药物化学学科的发展过程，大致可以分为三个阶段：发现阶段、发展阶段和设计阶段。

1. 发现阶段　　19世纪初期至中期，化学学科已有相当的基础，当时人们已经可以利用化学方法提取天然产物中的有效成分。例如，从南美植物古柯叶中提取分离出具有麻醉作用的可卡因，从未成熟的罂粟果实中提取分离出具有镇痛作用的吗啡，从金鸡纳树皮中提取分离出具有抗疟疾作用的奎宁，从莨菪中提取分离出具有解痉作用的阿托品等，这些活性成分的确定证实了天然药物中所含的化学物质是其产生治疗作用的物质基础。随着化学工业的发展，人们开始从有机化合物中筛选出具有药理活性的化学物质，并应用于临床。例如，三氯甲烷(氯仿)和乙醚作为全身麻醉药，水合氯醛作为催眠镇静药，苯酚作为消毒防腐药。1899年，阿司匹林作为解热镇痛药应用于临床，标志着人们可以利用化学方法来开发新药。至此，药物化学作为一门学科开始形成。

2. 发展阶段　　发展阶段大致在20世纪30~60年代，这一阶段合成药物发展迅速，如内源性活性物质的分离、测定、活性确定及酶抑制剂的联合应用等，这一时期也是化学药物发展的黄金时期。

20世纪30年代，发现含有磺酰胺基的一种偶氮染料"百浪多息"对链球菌和葡萄球菌有很好的抑制作用，药理实验进一步证实了它对细菌感染性疾病的疗效，并陆续合成了许多磺胺类药物，开启了现代化学治疗的新纪元。20世纪40年代，青霉素的疗效得到肯定，各种抗生素陆续被发现并被化学合成，化学治疗的范围得以进一步扩大。

1940年，随着代谢拮抗理论的建立，人们不仅阐明了抗菌药物的作用机制，发现了许多新的抗菌、抗病毒、抗肿瘤和抗寄生虫药物，还为更多新药的发现开拓了新途径。药物结构与生物活性关系的研究也随之展开，为创制新药和先导化合物的发现提供了重要依据，药物化学也逐渐发展成为一门独立的学科。

20世纪50年代以后，在生物学和医学快速发展的大背景下，药物在体内的作用机制和代谢变化逐步得到阐明，导致人们可以利用生理生化知识，针对病因寻找新药，改变了过去单纯依赖药物的显效基团或基本结构寻找新药的方法。例如，利用前药和潜效的理论提高药物的选择性并降低药物的毒性。1952 年发现的治疗精神分裂症的氯丙嗪，加速了单胺氧化酶抑制剂的发现，使精神疾病的治疗取得了突破性进展。1962 年普萘洛尔的发现，为 β-受体阻滞剂用于心血管疾病的治疗开拓了新途径。在此阶段，人们已经从分子水平上认识到酶、受体和离子通道对生命活动的重要调节作用，为药物的设计奠定了良好的基础。

3. 设计阶段　　设计阶段始于 20 世纪 60 年代。在这一阶段，一些全新结构类型的药物先后上市，如抗恶性肿瘤的喜树碱、紫杉醇及抗疟药物青蒿素等，使从天然药物中寻找新药成为热点。此外，人们对蛋白质、受体、酶等概念有了进一步的认识，以此作为药物的作用靶点来进行新药设计，陆续开发了多个受体激动剂和拮抗剂、酶抑制剂、离子通道调节剂类药物。

与此同时，欧洲发生了"反应停"事件，造成千百个严重畸形儿的出生，震惊了世界。为了提高药物的安全性，各国卫生部门制定法规，规定对新药进行致畸、致突变和致癌性试验，一定程度上增加了新药研制的周期和经费。在新药的创制过程中，为了减少盲目性、随机性，提高准确度和成功率，客观上要求改进研究方法，将药物的研究方法建立在科学合理的基础上，即药物设计。

近年来，生命科学和计算机科学的迅猛发展，有力地促进了药物化学的发展。新药的研究出现了新方法和新技术，如组合化学、高通量筛选技术、分子克隆、基因工程、细胞工程和计算机辅助药物设计技术等，这些新技术的应用，大大加快了寻找新药的步伐，缩短了新药发现的时间，极大地提高了新药研发的成功率。

三、我国药物化学的发展现状

新中国成立以来，我国制药工业的发展经历了从无到有、从小到大的过程。如今，制药工业有了长足的发展，已经成为国民经济的一个重要组成部分。目前，我国具有一定规模的化学制药企业近 4000 家，医药工业总产值由 1978 年的 64 亿元增加到 2013 年的 5931 亿元，增幅近 93 倍。至 2015 年，我国医药工业总产值已达 2.8 万亿元，建立了比较完整的药品生产和研究体系。现在我国已能生产 24 大类化学原料药近 1500 种，年产量近 600 万 t，成为世界第一大原料药生产国，能生产片剂、注射剂和输液等 34 个剂型、4000 多个品种的各类化学药品制剂。一些重要的品种如维生素 C、青霉素等占世界原料药市场的 60% 以上。

随着我国国民经济的发展，对新药研究的投入也逐年增大，现已初步形成新药研究开发体系。长期以来，我国新药开发走的是一条以仿制为主的道路，已经形成了强大的仿制能力。自 1993 年开始实施药品专利保护以来，药品生产从仿制开始走向创新，制药工业的发展进入了一个新的历史时期，即实施非专利药的开发和自主研发并举，并逐步向发展创新药物过渡。

随着我国国力的不断增强和科技的快速发展，我国医药科技产业的创新体制逐步趋于完善，人才队伍得以聚集，产业规模获得提升。截至"十二五"末，我国已有 90 个品种获得新药证书，155 个品种提交新药注册申请，数十个品种处于临床末期研究阶段，新药研发的创新性和质量明显提升，接近国际先进水平。未来，我国药物化学事业必将会取得更辉煌的成绩，国际市场上也将出现更多我国自主知识产权的化学药物。

第二节　化学药物的名称

化学药物通常有 3 种名称：国际非专有名(international non-proprietary name, INN, 又称通用名)、化学名(chemical name)和商品名(trade name)。通用名由国家或国际命名委员会命名，化学名由国际纯粹和应用化学联合会(International Union of Pure and Applied Chemistry, IUPAC)命名，而商品名则由新药开发者在申报时选定。通用名和化学名主要针对原料药，也是上市药品主要成分的名称；商品名是指被批准上市后的药品名称，常用于医生的处方中，临床医生和医师都比较熟悉。

国际非专有名即通用名，在世界范围内使用不受限制，不能取得专利和行政保护，是文献、教材及药品说明书中标明有效成分的名称。1997 年，由中华人民共和国卫生部药典委员会编写的《中国药品通用名称》(CADN)是中国药品命名的依据。该书收载的药品共有 7500 余个，其中药物的中文译名以英文名称音译为主，意译、音译合译或其他译名，尽量与英文名称对应。

INN 原则上只是指活性酸基或活性碱基部分，同一活性物质的不同盐或酯的名称，只是非活性部分的名称不同。在 INN 中，相似或同类的药物都有共同的词干、词头或词尾，表 1-1 中列举了一些常用的词干，这种命名方法给医生或药学工作者记忆及使用带来了方便。

表 1-1　INN 使用的部分词干的中文译名表

词干		药物		药物类型
英文	中文	INN	通用名	
-adol	多	acetylmethadol	醋美沙多	止痛药
-fenone	非农	alprafenone	阿普非农	抗心律失常药
-azocine	佐辛	anazocine	阿那佐辛	镇痛药
-bufen	布芬	fenbufen	芬布芬	消炎镇痛药
-caine	卡因	clibucaine	氯丁卡因	局部麻醉药
-cillin	西林	amoxicillin	阿莫西林	抗生素类药
-dopa	多巴	levodopa	左旋多巴	抗震颤麻痹药
-exine	克新	adamexine	金刚克新	祛痰药
-glitazone	格列酮	troglitazone	曲格列酮	降血糖药
-mycin	霉素	telithromycin	泰利霉素	抗生素

续表

词干		药物		药物类型
英文	中文	INN	通用名	
-olol	洛尔	propranolol	普萘洛尔	β-肾上腺素受体拮抗剂
-oxacin	沙星	norfloxaxin	诺氟沙星	合成抗菌药
-profen	洛芬	ibuprofen	布洛芬	消炎镇痛药
-sartan	沙坦	losartan	氯沙坦	ACEⅡ受体拮抗剂
-tidine	替丁	cimetidine	西咪替丁	H₂-组胺受体拮抗剂
-vastatin	伐他汀	lovastatin	洛伐他汀	调血脂药

　　药物的化学名反映药物的本质，具有规律性、系统性和准确性，不会发生混淆。药物的化学名是根据药物的化学结构进行命名的，英文化学名是国际通用的名称，以药物的化学结构为基本点，适用于结构确定的药物。英文化学名所采用的系统命名以美国化学文摘为依据。中文化学名以《中华人民共和国药典》收载的药物化学名为依据。化学名具体命名方法是以母体名称作为主体名，再连上官能团和取代基的名称，并按规定顺序注明取代基或功能团的序号，如有立体化学的化合物须注明。取代基排列先后次序问题常常被人们忽略，英文化学名取代基次序是按英文字母的顺序排列的，而中文化学名的取代基次序是按照立体化学次序规则进行命名的，小的原子或基团在前，大的在后，见表 1-2。

表 1-2　次序规则表

次序	基团	化学结构	次序	基团	化学结构
1	氢	—H	11	叔丁基	—C(CH₃)₃
2	甲基	—CH₃	12	乙炔基	—C≡CH
3	乙基	—CH₂CH₃	13	苯基	
4	异丁基	—CH₂CH(CH₃)₂	14	甲酰基	—CHO
5	烯丙基	—CH₂CH=CH₂	15	乙酰基	—COCH₃
6	苯甲基(苄基)		16	苯甲酰基	
7	异丙基	—CH(CH₃)₂	17	羧基	—COOH
8	乙烯基	—CH=CH₂	18	氨基	—NH₂
9	仲丁基	—CH(CH₃)CH₂CH₃	19	羟基	—OH
10	环己基		20	苯氧基	

　　药物的商品名是制药企业为保护自己开发产品的生产权或市场占领权，经过注册批

准后成为该药品的专用商品名称，该名称受行政和法律保护，又称专利名。商品名通常包括药物的主要活性成分、其他成分和辅料等内容。含有同一种活性成分只有一个通用名和化学名，但由于辅料剂量和剂型的不同，可以有多个不同的商品名在市场销售。例如，在我国，阿莫西林有 9 种口服制剂和 1 种注射剂，口服制剂共有商品名 53 个，注射剂商品名则有 11 个。商品名是各国都认可的上市药物名称，医药工作者都应牢记药品的商品名，否则难以进行本职工作。

【知识要点】

    1. 药物与药物化学的定义。

    2. 药物命名。

【目标训练】

    1. 简述药物化学的研究对象和研究任务。

    2. 药物的命名有几种形式？简述它们之间的区别和联系。

【能力训练】

    查看达克宁药品说明书，区分通用名、化学名及商品名。

（叶发青）

第二章 药物的理化性质、化学结构与药理活性

【学习目标】
1. 掌握溶解度、分配系数、酸碱性、解离度等理化性质对药理活性的影响。
2. 熟悉药物的键合特性、官能团、立体结构等对药理活性的影响。
3. 了解结构特异性药物和结构非特异性药物的概念，了解药物作用的体内靶点及药物产生效应的体内过程。

药物从给药到产生药效是一个非常复杂的过程，包括吸收、分布、代谢、组织结合及在作用部位产生相互作用、引发生物活性等，可分为药剂相(pharmaceutical phase)、药动相(pharmacokinetic phase)和药效相(pharmacodynemic phase)三个阶段(图 2-1)。在这一过程中影响药物产生药效的主要因素有两个方面：药物到达作用部位的浓度及药物与受体的相互作用。这两个影响因素都与药物的化学结构有密切关系，是药物的化学结构与生物活性间的关系——构效关系(structure-activity relationship, SAR)研究的主要内容。由于药剂相不属于药物化学讨论的范畴，因此本章重点探讨药动相和药效相对药物疗效的影响。

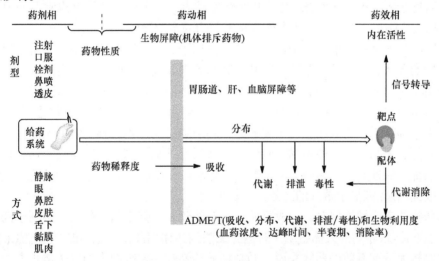

图 2-1 药物在体内的三个阶段

第一节 药物的理化性质与药理活性的关系

药物动力相包括药物的吸收(absorption)、分布(distribution)、代谢(metabolism)和消除(elimination)，而这一系列过程与药物的理化性质有关。

药物分布到作用部位并达到有效浓度是药物与受体结合的基本条件，但能和受体结

合的药物不一定能被转运到受体部位。例如，有些药物在体外实验时具有很好的活性，但其脂水分配系数过高或者过低，不能在生物膜组织内转运，无法到达其作用靶点所在的组织部位，导致体内无效。由此可见，化合物的理化性质对药效起着非常重要的作用。药物的理化性质主要包括溶解度、分配系数、解离度、氧化还原势、热力学性质和光谱性质等，其中对药效影响较大的主要是药物的溶解度、分配系数、酸碱度和解离度。

一、溶解度、分配系数对药效的影响

在人体中，大部分环境是水相环境。体液、血液和细胞液都是水溶液，药物要转运扩散至血液或体液，需要溶解在水中，这就要求药物有一定的水溶性（又称为亲水性）。而药物在通过各种生物膜（包括细胞膜）时，由于这些膜是由磷脂组成的，又需要其具有一定的脂溶性（又称为亲脂性）。由此可以看出，药物亲水性或亲脂性过高或过低都对药效产生不利的影响。

药物的溶解度用脂水分配系数（partition coefficient, P）来表示。P 是化合物在有机相和水相中分配达到平衡时的物质的量浓度（c_o 和 c_w）之比，常用 $\lg P$ 表示，即

$$P = \frac{c_o}{c_w}$$

在构效关系研究中，一般用正辛醇作为有机相测定脂水分配系数。P 值越大表示化合物脂溶性越大；P 值越小表示化合物水溶性越大。脂水分配系数 P 也常用 $\lg P$ 表示，$\lg P$ 值越大则脂溶性越大，$\lg P$ 为负值表示药物的水溶性较大。

药物的化学结构中引入亲脂性的烃基、卤原子、硫醚键等使分子的脂溶性增加；引入亲水性的羧基、磺酸基、羟基、氨基、腈基等则导致分子的亲水性增加。

作用于不同系统的药物，对脂水分配系数有不同的要求。例如，胃肠道吸收，适宜的 $\lg P$ 为 0.5～2.0；口腔吸收为 4～5.5；血脑屏障为 1.4～2.7；皮肤吸收适宜的 $\lg P>2$。作用于中枢神经系统的药物，由于要通过血脑屏障，需适当增强药物的亲脂性，有利于吸收；而降低亲脂性，一般不利于吸收，导致活性下降。例如，巴比妥类药物作用于中枢神经系统，活性好的药物的分配系数（$\lg P$）为 0.5～2.0。因此，适度的亲脂性（$\lg P$ 值在一定范围内）才能显示最好的药效。

当药物的亲脂性增强时，一般可使作用时间延长。但亲脂性过大，不利于药物的转运，不能在脂-水相间的人体组织中转运，无法到达作用部位，也不能产生理想的药效。对于需要较大分配系数的药物来说，同系的活性在一定范围内随着碳链长度的增加而增强；但碳链过长，活性反而下降。适度的亲脂性，能显示最强的药物活性。一般来说，脂水分配系数应有一个适当的范围，才能显示最好的药效。例如，全身麻醉药属于非特异性结构药物，其麻醉活性与结构没有明显关系，麻醉效能与化合物的 $\lg P$ 值有关，一般规律是，在一定范围内 $\lg P$ 值越大，麻醉作用越强。

二、酸碱度、解离度对药效的影响

人体 70%～75% 是由水组成的，因此药物在体内可以被视为稀溶液。多数药物是弱

酸或弱碱，药物的酸碱性对药效有很重要的影响，同时还影响药物的吸收、转运、分布和排泄。有机药物多数呈弱酸性或弱碱性，在人体 pH=7.4 的环境中可部分解离，平衡处于分子和离子两者之间。其解离度由化合物的解离常数 pK_a 和溶液介质的 pH 决定。药物解离后，以部分离子型和部分分子型两种形式存在，分别以乙酸和甲胺代表酸和碱，其 pK_a 的计算方法如下。

$$CH_3COOH + H_2O \rightleftharpoons CH_3COO^- + H_3O^+ \qquad pK_a = pH - \lg\frac{[CH_3COO^-]}{[CH_3COOH]}$$

$$CH_3NH_2 + H_2O \rightleftharpoons CH_3NH_3^+ + OH^- \qquad pK_a = pH - \lg\frac{[CH_3NH_2]}{[CH_3NH_3^+]}$$

药物的解离度增加，会使药物离子型浓度上升，未解离的分子型减少，可减少其在亲脂性组织中的吸收。而解离度过小，离子浓度下降，也不利于药物的转运。一般只有合适的解离度，才使药物具有最大活性。从化学原理分析，弱酸性药物在胃液(pH=1)中解离度较小，如阿司匹林(pK_a=3.5)，在胃中99%呈分子型，很容易被吸收；弱碱性药物在肠道(pH=7~8)中解离度小，如可卡因(pK_a=8)，在胃中几乎100%呈离子型，无法吸收，只有进入肠中才能被良好吸收。完全离子化的化合物如季铵盐，在胃肠道中均不易吸收，更不能进入神经系统，所以某些外周型解痉药物在进行结构设计时，引入季铵基，可降低中枢神经副作用。总之，只有具有最适宜解离度的药物，才具备最佳的药物活性。

第二节 药物的化学结构与药理活性的关系

根据药物化学结构对生物活性的影响程度，或根据其作用方式，可将药物分为结构非特异性药物和结构特异性药物。前者的活性主要受药物的理化性质影响而与药物的化学结构类型关系较少，后者的活性则与化学结构相互关联，与特定受体相互作用有关。

结构特异性药物的活性取决于药物与受体的相互作用。受体学说认为，药物和受体相互作用形成复合物才能产生药理作用，故药物与受体的结合方式及结合能会直接影响其药效。影响药物与受体间相互作用的因素有很多，如药物与受体的相互键合作用、药物结构中的各官能团、药物分子的电荷分布等电性因素，以及药物分子的构型、构象等各种立体因素等。

一、药物与受体的相互键合作用对药效的影响

药物和受体间相互作用，形成药物-受体复合物的键合方式，包括离子键、离子-偶极键和偶极-偶极键、氢键、疏水键、范德瓦耳斯力、电荷转移复合物、共价键及金属离子络合物(图2-2)。

1. 离子键 离子键是指药物带电荷的离子与受体带相反电荷的离子之间，因静电引力而产生的电性作用，其结合能较强，故可增加药物的活性。

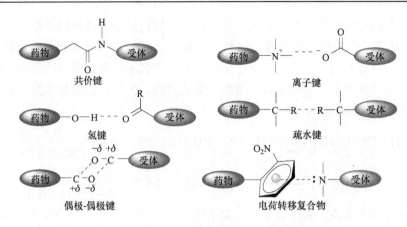

图 2-2 药物与受体作用的常见键合方式

2. 离子-偶极键和偶极-偶极键 当药物分子中存在电负性的 N、O、S 等原子时，由于这些原子的诱导，分子中的电荷分布不均匀，形成偶极。该偶极与另一个带电离子形成相互吸引的作用，称为离子-偶极键；如果和另一个偶极产生相互静电作用，则称为偶极-偶极键。偶极作用常常发生在酰胺、酯、酰卤及羰基等化合物之间。

3. 氢键 药物分子中具有孤对电子的 O、N、S、F、Cl 等原子与受体中和 C、N、O、S 等共价结合的 H 可形成氢键。氢键的键能较弱，但对于药物的理化性质会产生较大影响。例如，药物与水形成氢键时，可增加药物的水溶解度。当药物分子内或分子间形成氢键时，则在水中的溶解度减小，而在非极性溶剂中的溶解度增加。氢键是药物分子和受体生物大分子之间较为普遍的一种键合方式，可以增强药物的活性。

4. 疏水键 当药物非极性部分不溶于水时，水分子在药物非极性分子结构的外周有序地排列，药物亲脂部分与受体亲脂部分相互接近时，在两个非极性区之间的水分子有秩序状态的减少，导致系统能量降低，使两个非极性部分的结合更稳定，这种结合称为疏水键或疏水作用。

5. 范德瓦耳斯力 范德瓦耳斯力是指一个原子的原子核对另一个原子的外围电子的吸引作用，其键能很弱，是所有键合作用中最弱的一种，但非常普遍，无处不在。

6. 电荷转移复合物 又称电荷迁移络合物，是电子相对丰富的分子与电子相对缺乏的分子间通过电荷转移而形成的复合物。形成复合物的键既不同于离子键，又不同于共价键，键能较低，复合物比较稳定。一些含多个杂原子的药物分子的电子云密度分布不均匀，有些原子周围的电子云密度较高，有些较低，所以这些分子既是电子给予体，又是电子接受体。电荷转移复合物的形成可增加药物的稳定性及溶解度，并增加药物与受体的结合。

7. 共价键 共价键是药物和受体间相互键合作用中最强的键，是不可逆的，以这种方式与受体结合的药物作用强大而持久。多数抗感染药，如青霉素与微生物的酶以共价键结合，将产生不可逆的抑制作用，发挥高效、持续的抗菌作用。抗肿瘤药烷化剂类与 DNA 分子生成共价键，导致癌细胞丧失活性。

除共价键以外的其他键合方式都是较弱的键合方式，因此产生的影响是可逆的。这符合大多数情况下，要求药物产生的效应只延续一个有限的时间。药物和受体结合时，根据药物的结构，有各种结合方式，多数情况下是几种键合方式结合，并形成可逆性复合物。

8. 金属离子络合物　　金属离子络合物是由电荷密度低的金属离子和电荷密度高的配位体组成的。一个金属离子可以与两个或两个以上配位体形成络合物，如果是二齿以上的配位体，在形成络合物时往往形成环状化合物，通常有四元环、五元环和六元环，一般五元环以上较稳定。金属离子络合物目前在抗肿瘤药物中非常重要，常见的有铂金属络合物。

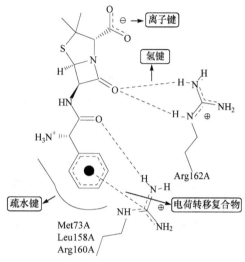

药物与受体往往以多种键合方式结合，一般作用部位越多，作用力越强，药物活性越好。图 2-3 以氨苄西林（PDB: 1UNB）为例，说明药物与靶点的作用方式是多元化的。氨苄西林与酶结合后，其结合方式有羧基阴离子与受体的离子键、苯环的疏水部位与受体

图 2-3　药物与受体作用的常见键合方式
示意图

的疏水部位的疏水键（此结合方式也可以看作范德瓦耳斯力），同时苯环还与缺电子的碳之间形成电荷转移复合物，另外还有羧基和受体之间形成的氢键。

知识链接

PDB：美国 Brookhaven 实验室于 1971 年建立的大分子结构数据库——蛋白质晶体结构资料数据库（Protein Data Bank, PDB），通过实验（X 射线晶体衍射、核磁共振、电子显微镜方法等）测定生物大分子的三维结构，主要是蛋白质的三维结构，还包括核酸、糖类、蛋白质与核酸复合物的三维结构。截至 2017 年 11 月，PDB 已含有 134 854 个结构数据，其中约 92%是蛋白质的结构。

二、药物结构中的官能团对药效的影响

尽管药物的药理作用主要依赖于分子的整体性，但一些特定官能团可使整个分子结构和性质发生变化，从而改变或影响药物与受体的结合，影响药物在体内的吸收和转运，最终影响药物的药效，甚至有时会产生毒副作用。

1. 烃基　　在药物分子中引入烃基，可以增加药物与受体的疏水结合。烃基可增加脂水分配系数，增加一个—CH_2—可使 lg P 值增加 0.5（P 值为原来的 2～4 倍）。引入烃基还能降低分子的解离度，特别是体积较大的烃基，还可能由于立体位阻而增加药物对代谢的稳定性，一般药物的亲脂性越强，代谢速度越慢。在药物设计中，若想增加药物的亲脂性或延长作用时间，引入苯基或烃基是首选的方法，尤其是作用于中枢神经系统的药物。

2. 卤素 卤素有较强的电负性，会产生电性诱导效应。在药物分子中引入卤素，可影响药物分子的电荷分布，从而增强与受体的电性结合作用。例如，吩噻嗪类药物，2位没有取代基时，几乎没有抗精神病作用；2位引入三氟甲基得到氟奋乃静，由于三氟甲基的吸电子作用比氯原子强，其安定作用比奋乃静强4～5倍。另外，在苯环上引入卤素能增加脂溶性，每增加一个卤素原子，脂水分配系数可增加4～20倍。

3. 羟基、巯基和羧基 引入羟基、巯基和羧基可增加药物分子的水溶性，也会影响药物分子与生物大分子的作用能力。在脂肪链上有羟基取代，会使毒性下降，但一般活性也下降；相反，在芳环上有羟基取代时，有利于和受体结合，使活性增强，但毒性也相应增加。当羟基酰化成酯时，其活性降低或消失，一般用来制备前药。巯基形成氢键的能力比羟基低，所以对增加水溶性帮助不大，但其脂溶性比相应的羟基化合物高，更易于吸收。巯基有较强的亲核性，可与重金属络合生成不溶性的巯基络合物，故可作为解毒药。

4. 醚和硫醚 醚类化合物由于醚中的氧原子有孤对电子，能吸引质子，具有亲水性，碳原子具有亲脂性，使醚类化合物在脂-水交界处定向排布，易于通过生物膜。

5. 磺酸基、羧酸、酯 磺酸基的引入，使化合物的水溶性和解离度均增加，不易通过生物膜，导致生物活性减弱，毒性降低。但仅有磺酸基的化合物一般无生物活性。羧酸的水溶性及解离度均比磺酸小，羧酸成盐可增加水溶性。解离度小的羧酸可与受体的碱性基团结合，因而对增强活性有利。羧酸成酯增大脂溶性，易被吸收。酯基易与受体的正电部分结合，其生物活性也较强。羧酸成酯的生物活性与羧酸有很大区别。酯类化合物进入体内后，易在体内酶的作用下发生水解反应生成羧酸，有时利用这一性质，将羧酸制成酯形式的前药，降低药物的酸性，减少对胃肠道的刺激性。

6. 氨基和酰胺 含氨基和酰胺的药物能与生物大分子形成氢键，易与受体结合，常显示很好的活性并表现出多种特有的生物活性。

一般伯胺的活性较高，但代谢中容易生成毒性大的羟胺中间体，故毒性最大；仲胺次之；叔胺最低，是最常见的药物结构。季铵类化合物由于极性大，不易通过生物膜和血脑屏障，无中枢作用，且一般口服吸收差。

酰胺键普遍存在于有机体的蛋白质和多肽中，因此酰胺类药物易与生物大分子形成氢键，增强与受体的结合能力。

三、药物立体结构对药效的影响

药物所作用的受体、酶、离子通道等生物大分子，都是蛋白质，均有一定的三维空间结构。在药物和受体相互作用时，两者之间原子或基团的空间互补程度对药效可产生重要的影响。来自药物立体结构对药效的影响主要有药物结构中官能团间的距离、几何异构体和对映导构体。

1. 官能团间的距离对药效的影响 当药物与受体作用时，一些药效团的特征原子需要与受体的相关结合位置相匹配，这些原子间的距离对它们之间的作用会产生距离上的互补性。特别是一些与受体作用部位相关的距离，当这些基团之间的距离发生改变时，往往使药的活性发生极大的改变。在研究雌激素构效关系中，发现雌二醇的两个羟基与雌二醇受体形成氢键，两个氧原子间的距离与药理活性关系密切，如图 2-4 所示。己烯雌酚是人工合成的非甾类雌激素，它的反式异构体的两个羟基间的距离与雌二醇相同，均为 1.45nm，可以与雌二醇受体结合，具有很强的雌激素活性，如图 2-4 所示；而顺式异构体的两个羟基之间的距离为 0.72nm，不能和相应的靶位作用，故没有类似雌二醇的药理活性。

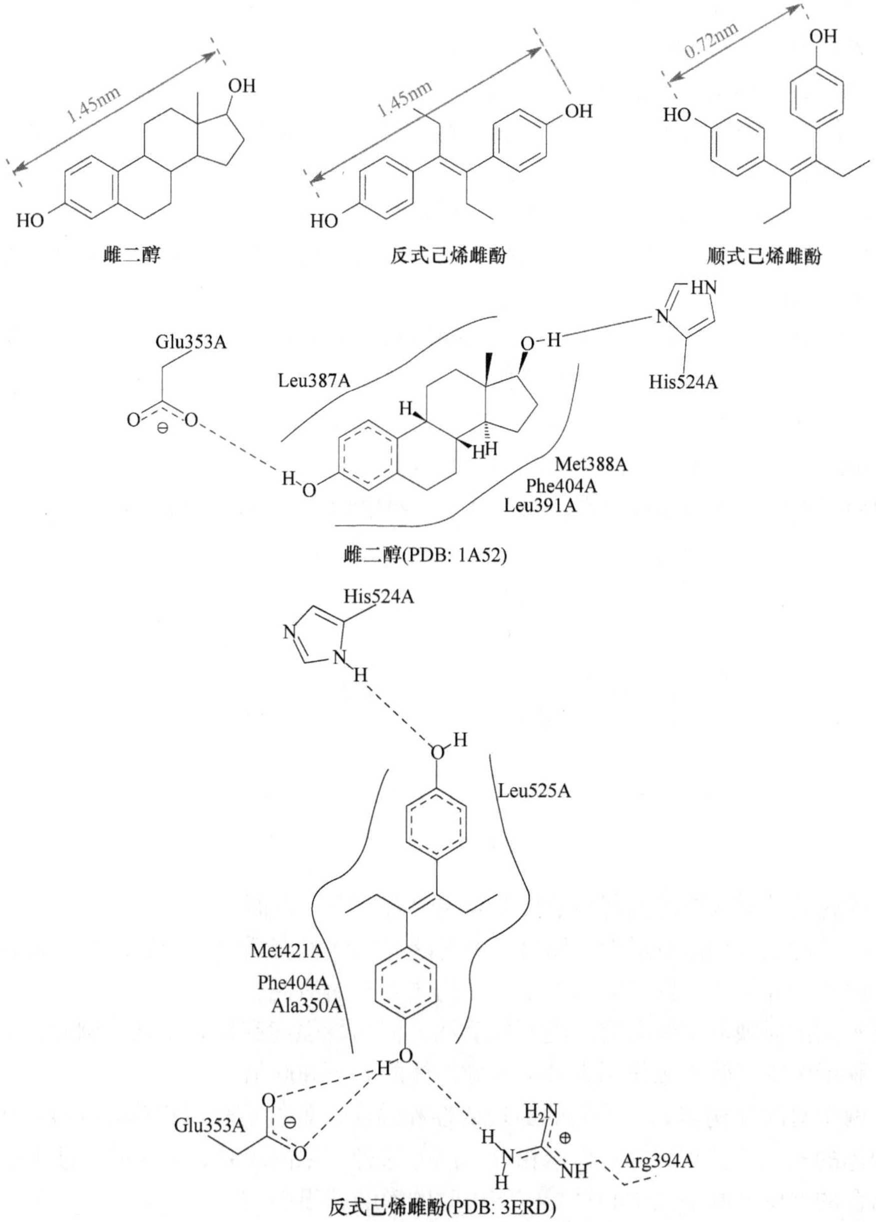

雌二醇　　　　　　反式己烯雌酚　　　　　　顺式己烯雌酚

雌二醇(PDB: 1A52)

反式己烯雌酚(PDB: 3ERD)

图 2-4　药物与受体作用示意图

2. 几何异构体对药效的影响　　　几何异构是由双键或环的刚性或半刚性系统导致

分子内旋转受到限制而产生的。几何异构体的产生，导致药物结构中的某些官能团在空间排列上的差异，不但影响药物的理化性质，而且改变药物的生理活性。一对几何异构体，由于基团间空间距离不同，如果一个能与受体的立体结构相适应，另一个异构体则不能与受体相适应。例如，反式己烯雌酚可与受体相适应，具雌激素活性；而顺式己烯雌酚活性则很弱。又如，氯普噻吨，其顺式异构体的抗精神病作用比反式异构体强 5～10 倍，原因与吩噻嗪类药物的作用机制有关，其顺式异构体的构象与多巴胺受体的底物多巴胺优势构象接近，而反式异构体的构象相差甚远。

3. 对映异构体对药效的影响　　当药物分子结构中引入手性中心后，得到一对互为实物与镜像的对映异构体。这些对映异构体的理化性质基本相似，仅仅是旋光性有所差别。但是值得注意的是，这些药物的对映异构体之间在生物活性上有时存在很大的差别，有时还会带来代谢途径的不同和代谢产物毒副作用的不同。近年来，人们将含有手性中心的药物称为手性药物，以手性药物的合成、分离药效、毒理及体内代谢内容为主的研究已成为药物研究的一个重要组成部分。

药物中对映异构体的生理活性可以用药物与受体的相互作用来解释。有的受体在产生作用时，关键的作用部位有立体选择性，对药物的立体选择性也强，故含手性中心的药物跟对映异构体之间的生物活性往往存在很大差异。图 2-5 中 R-(−)-肾上腺素的活性是其异构体 S-(+)-肾上腺素的 45 倍，是因为前者与受体有 A、B、C 三个作用部位，而后者的羟基不能与受体形成氢键，只有 A、C 两个结合部位，故活性下降。

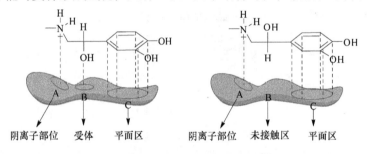

图 2-5　R-(−)-肾上腺素和 S-(+)-肾上腺素与受体结合示意图

手性药物的对映体之间药物活性差异主要有以下几方面。

1) 一种对映异构体有活性，而另一种对映异构体没有活性。例如，氯霉素有两个手性碳，而 4 个异构体中仅 (1R, 2R)-(−)-异构体有抗菌活性。

2) 不同的对映异构体具有同类型的活性，但活性强度有显著差别。例如，R-(−)-异丙肾上腺素的支气管扩张作用为 S-(+)-异构体的 50～800 倍。

3) 两个对映异构体具有等同的药理活性和强度，如抗疟药氯喹 (chloroquine)，其两种异构体的药理活性相同并且作用相等。产生这种结果的原因是药物的手性中心不在与受体结合的部位，则手性中心对受体作用时的影响就很小。

4) 不同对映异构体可显示出不同类型的生物活性。例如，S-(+)-氯胺酮具有麻醉作用，而其异构体 R-(−)-氯胺酮则产生噩梦的幻觉副作用。又如，麻黄碱 (ephedrine) 可收缩血管、升高血压和舒张支气管，用作血管收缩药和平喘药；而它的光学异构体伪麻黄碱(pseudoephedrine)几乎没有收缩血管、升高血压的作用，只能作支气管扩张药。

5)两种对映异构体产生相反的作用。例如，多巴酚丁胺(dobutamine)的左旋体可以激动 α_1 受体，产生血管收缩副作用，而其右旋体却拮抗 α_1 受体，所以临床上用消旋体。

第三节　药物的化学结构修饰

为提高药物的治疗效果，降低毒副作用，适应制剂要求，方便应用，可将药物化学结构进行修饰。保持药物的基本结构，仅在某些功能基上做一定的化学结构改变，称为化学结构修饰。药物经化学修饰得到的化合物，在人体内经酶或非酶作用又转化为原来的药物而发挥药理作用，称原来的药物为母体药物，修饰后的化合物为药物前体，也称前体药物，简称前药(prodrug)。

化学结构改造与化学结构修饰的区别在于：前者利用药物设计的基本原理和方法，对先导物或药物进行结构改造和优化，以利于药物与受体的契合，提高化合物的活性，增强药效；后者在保留药物原有基本化学结构的基础上，只修饰而不改变药物的基本结构和基团，其目的是希望能改变药物的药代动力学性质、提高药物的疗效、降低其毒副作用和方便应用。化学结构修饰可认为是化学结构改造的一部分。

一、药物的化学结构修饰对药效的影响

在药物的研究和应用过程中，常会出现一些影响药物发挥应有作用的因素。例如，药代动力学性质不理想而影响药物的吸收、导致生物利用度低，或由于化学结构的特点引起代谢速度过快或过慢等情况；也会由于药物作用的特异性不高，产生毒副作用；还有一些其他原因，如化学的不稳定性、溶解性能差、有不良气味或味道、对机体产生刺激性或疼痛等。这就需要对药物的化学结构进行修饰，以克服上述缺点，提高药物的活性和增强疗效。

1. 改善药物的吸收性能　　改善药物的吸收性能是提高药物生物利用度的关键，而药物的吸收性能与其脂溶性和水溶性有密切的关系，只有当两者的比例适当时，才能充分吸收，达到较大的生物利用度。例如，β-内酰胺类抗生素的 2 位是羧基，由于极性和酸性较强，口服吸收效果差。氨苄西林在胃肠道以离子形式存在，生物利用度仅为20%～30%，应用前药原理设计，将羧基酯化得到匹氨西林、仑氨西林等，脂溶性增大，口服时几乎定量吸收，生物利用度可达95%，后者在体内的抗菌作用比氨苄西林强2～4倍，而且血药浓度高，半衰期长。

氨苄西林　　R＝H

匹氨西林　　R＝

仑氨西林　　R＝

2. 延长药物的作用时间　　延长药物的作用时间主要是减慢药物的代谢速度和排泄速率，延长药物的半衰期，增加药物在组织内的停留时间。这种修饰方法给需要长期服药的或服药比较困难的及慢性病患者的药物治疗带来很大的方便。例如，精神分裂症患者的治疗需要长期使用抗精神病药物氟奋乃静，若使用氟奋乃静盐酸盐，通过肌内注射给药，由于吸收代谢快，药效只能维持一天。但若将其结构中的羟基经酯化制成氟奋乃静庚酸酯或氟奋乃静癸酸酯，在体内可以慢慢分解释放出氟奋乃静，效果均可延长至 2~4 周。

氟奋乃静　　　　　　　R=H

氟奋乃静庚酸酯　　　　R=—$CO(CH_2)_5CH_3$

氟奋乃静癸酸酯　　　　R=—$CO(CH_2)_8CH_3$

为了延长甾体激素类药物在体内的存留时间，通常将其结构中的酚羟基或羟基酯化，减缓药物在体内的代谢速度；另外，酯化了的药物在体内逐渐分解释放，达到了长效化的目的。例如，丙酸睾酮是针对睾酮结构中 17 位羟基易氧化的特点，将该羟基用丙酸酯化后得到的药物。丙酸睾酮可制成油溶液经肌内注射给药，有长效作用，进入体内后逐渐水解释放出睾酮而起作用。

3. 提高药物对靶部位的选择性　　药物的作用强度与血药浓度成正比，同样，药物的毒副作用也与血药浓度成正比，在提高药效、增加血药浓度的同时，必然也会增加毒副作用。如果将药物作适当的结构修饰，制成无活性或活性很低的前药，当它转运到作用部位时，在特异酶的作用下，释放出活性原药而发挥药效，而在其他组织中则不被酶解，不会释放出原药。这样，可提高药物的组织选择性，使药物在特定部位发挥作用，从而达到增强药效、降低毒副作用的目的。

对于需要在特定部位起作用的药物，利用体内各器官酶系统的差异，可设计靶向性的前药。设计时需要研究该部位酶的作用和药物代谢方式，制成相应的前药，在特定部位酶的作用下产生活性代谢物而发挥作用。例如，己烯雌酚是治疗前列腺癌的有效药物，但肿瘤患者使用时会产生雌激素副作用。研究发现，前列腺肿瘤组织中磷酸酯酶的含量很高，利用这一特点，设计其前药己烯雌酚二磷酸酯。服用后，己烯雌酚二磷酸酯容易分布到磷酸酯酶含量较高的前列腺，使癌组织中的浓度高于正常组织，并经磷酸酯酶催化水解释放出己烯雌酚，从而增强了对前列腺肿瘤组织的选择性，降低了全身的雌激素副作用和毒性。

己烯雌酚　　　　　　　　R=H

己烯雌酚二磷酸酯　　　　R= —PO_3H

　　在抗肿瘤药物的研究中，为了提高抗肿瘤药物的选择性，减少药物对正常组织的毒副作用，希望药物能较多地进入肿瘤组织。例如，将氟尿嘧啶制成去氧氟尿苷，进入体内后利用肿瘤组织和正常组织中酶活性的差异(肿瘤组织中尿嘧啶核苷磷酸酶有较高的活性)，使去氧氟尿苷水解成氟尿嘧啶，发挥抗肿瘤作用；或利用肿瘤组织对氨基酸的需求量比较大的特点，将氨基酸引入氮芥类药物中，如在氮芥结构中引入苯丙氨酸得到美法仑，使其较多地富集在肿瘤组织中。

氟尿嘧啶　　　　去氧氟尿苷　　　　氮芥　　　　美法仑

　　4. 降低药物的毒副作用　　增加药物的选择性可直接或间接降低药物的毒副作用，而前药设计是解决毒性的另一种方法。氨基是药物中最常见的基团，它是药物与受体相互作用的基团，但伯胺类药物的毒性一般较大。对氨基进行酰胺化修饰，可降低毒副作用，增加药物的组织选择性，延长药物作用时间，并增加药物的化学稳定性等。例如，美法仑的氨基经甲酰化，生成氮甲，导致其毒副作用降低，并且可口服给药。

美法仑　　　　　　　　　　　　　　氮甲

　　羧酸和酚类成酯后其毒副作用往往会降低，在体内又可以水解产生原药。例如，阿司匹林具有较强的酸性，使用中对胃肠道具有刺激作用，严重者会引起溃疡和消化道出血。将阿司匹林与另一个解热镇痛药对乙酰氨基酚利用拼合的方法形成酯，得到贝诺酯，到体内水解得到两个药物同时发挥作用，降低了阿司匹林对胃肠道的刺激作用。

　　在脂肪链上有羟基取代，可使毒性下降，但一般活性也下降；相反在芳环上有羟基取代时，有利于药物和受体结合，使活性增强，但毒性也相应增加。

　　有些药物有很强的苦味，对于含羟基的药物，常修饰成脂肪酸酯。例如，氯霉素味极苦，分子中 3 位羟基与棕榈酸成酯后，苦味消失，成为棕榈氯霉素。其原理是药物溶解于唾液即与味觉受体作用产生苦味，而成酯后，特别是脂溶性大的酯，药物的水溶性大大降低，在唾液中达不到与味觉受体作用的浓度，而成为无味物。对于碱性药物，也可用引入酰基的方法消除苦味。例如，氯苯那敏马来酸盐味苦，而其 *N*-环己氨基磺酸盐苦味消失。

5. 提高药物的稳定性 提高药物的稳定性主要是提高药物的化学稳定性。有些药物结构中存在易氧化或易还原基团，在储存过程中易失效。将这些基团进行化学修饰可以提高药物的稳定性。

药物的化学稳定性差，给其精制纯化带来困难。例如，头孢孟多钠的稳定性差，难以结晶纯化。将其侧链羟基甲酰化，得到前药头孢孟多酯钠，其结构稳定，易纯化，晶型好，有很好的体外稳定性，并可在体内迅速释放原药。

有些药物在强酸条件下易分解失效，因而在口服给药时，易被胃酸破坏。例如，羧苄西林不耐酸，口服效果差，制成前药卡茚西林则对胃酸稳定，可口服。

头孢孟多酯钠   卡茚西林

6. 改善药物的溶解度 药物发挥药效的第一步是溶解，而许多药物在水中的溶解度较低，溶解速度也较慢，将其制成水溶性的盐类，溶解度增大，溶解速度也加快，更适合制剂要求。

阿昔洛韦为抗病毒药，水溶性差，经甘氨酸酯化形成水溶性前药，可用作滴眼液。利用带有亲水性基团的酰化剂，使含羟基的药物酰化成酯而有较大的水溶性。例如，氢化可的松的水溶性小，其丁二酸单酯则水溶性增大。

7. 消除不适宜的异味 药物的苦味和不良气味常常影响患者，特别是儿童用药。例如，注射使用克林霉素时会引起疼痛，而在口服给药时，味道比较苦。为了改变这一性质，将克林霉素形成磷酸酯，可以解决注射疼痛问题，若将克林霉素制备成棕榈酸酯则可解决口服时味苦的缺陷。克林霉素的这两个酯进入体内后会经过水解生成克林霉素发挥作用。

克林霉素　　　　　　　R=H

克林霉素磷酸酯　　　　R=—P$_3$O$_2$H

克林霉素棕榈酸酯　　　R=—COC$_{15}$H$_{31}$

二、药物的化学结构修饰

1. 药物的成盐修饰 成盐修饰适合于具有酸性或碱性基团的药物。根据修饰所要达到的目的选择有机或无机酸碱成盐。

（1）酸性药物的成盐修饰 具羧基药物的酸性较强，可做成钾、钠、钙等无机盐供药用，也可与有机碱成盐。例如，对氨基水杨酸和异烟肼均为抗结核药，两者可成盐供药用，产生协同效果。磺胺噻唑与8-羟基喹啉成盐得克泻利宁，抗菌作用较强。泛酸临床上多用其钙盐，作为成盐试剂，可降低成碱性药物的毒副作用。例如，泛酸与链霉素或双氢链霉素成盐后，可降低这些抗生素的急性神经毒性。

具磺酸基、磺酰胺基或磺酰亚胺基药物的酸性比具羧基药物强，一般做成碱金属盐供药用，成盐后水溶性增大，pH 在中性范围，宜于制成液体制剂，如樟脑磺酸钠、磺胺醋酰钠、磺胺嘧啶钠等。

具酰亚胺基及酰脲基药物的酸性较具羧基药物低，可做成钠盐供药用，如苯巴比妥等。也可与强碱性有机碱成盐，如胆碱和茶碱成盐为胆茶碱，可降低茶碱对胃肠道的刺激，提高其 LD_{50} 值，从而降低了茶碱的毒副作用。

具酚羟基及烯醇羟基药物的酸性较弱，做成碱金属盐类水溶液碱性过强，一般不用其盐类给药，但具连烯二醇基团药物的酸性较强，可做成钠盐使用。例如，维生素 C 可做成钠盐使用，维生素 C 也可作为成盐剂与碱性药物成盐，毒副作用一般比碱性药物的其他盐低，如维生素 C 夹竹桃霉素盐肌注的刺激性比磷酸盐小。

（2）碱性药物的成盐修饰 具脂肪氨基药物的碱性较强，常需做成各种无机酸盐；具芳香氨基药物的碱性较弱，常做成有机酸盐，可降低毒性，延长作用时间，如双羟萘酸磺胺甲基异噁唑；含氮杂环和芳杂环胺药物多与强无机酸成盐；含肼基或胍基药物常做成无机酸盐；季铵碱药物碱性很强，常与强酸成盐。

2. 成酯及成酰胺修饰 成酯修饰主要用于含羟基和羧基药物的修饰，成酰胺修饰常用于含胺基药物的修饰。这些修饰的原则是要求经修饰所得到的化合物具有较好的体外稳定性及体内易变性。因此，选择合适的酰化物和酯化物，显得非常重要。

（1）具羧基药物的成酯修饰 具羧基药物的酸性较强，因而在口服给药时，常对胃肠道产生刺激；在外用给药时，常对皮肤产生刺激作用或不易透皮吸收；羧基的存在，可能增大了药物的极性，使药物在溶解度等方面出现问题，基于上述缺点，常对具羧基药物进行如下修饰。

布洛芬对胃肠道有刺激性，修饰成吡啶甲酯（匹美诺芬）后，刺激性大为改善。萘普生修饰为其酯衍生物后，水溶液稳定，对黏膜刺激性小，生物利用度得到改善。

布洛芬 R=H
匹美诺芬 R=
萘普生 R=H
萘普生酯衍生物 R= —CH₂C(O)—N(CH₂CH₂OH)₂

（2）具羟基药物成酯修饰 羟基通常为药效基团，也是易代谢基团，因此，羟基成酯后常可延长药物的半衰期，也可以改变药物的溶解度及生物利用度等方面的性质。甲硝唑外用渗透性差，制成其丁酸酯，透皮吸收大为改善。5-氟脱氧尿核苷的两个糖羟基辛酸酯化后，增强了对肿瘤组织的选择性，抗肿瘤活性提高。

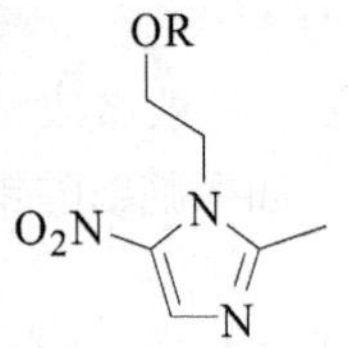

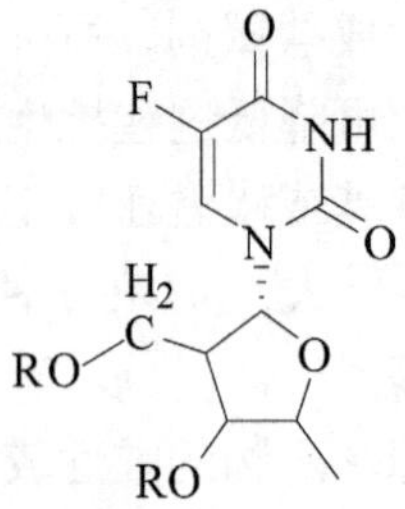

甲硝唑　　　　　　R=H

甲硝唑丁酸酯　　　R=—CO(CH₂)₂CH₃

5-氟脱氧尿核苷　　　　　　R=H

5-氟脱氧尿核苷辛酸酯　　　R=—CO(CH₂)₆CH₃

（3）具氨基药物的酰胺修饰　　许多药物都具有氨基，它常是药物与受体相互作用的重要位点。对氨基修饰以后，可增加药物的组织选择性，降低毒副作用，延长药物作用时间，增加药物的化学稳定性等。美法仑的氨基经甲酰化，生成氮甲，毒副作用降低。抗结核药对氨基水杨酸易氧化，性质不稳定，制成苯甲酰氨基水杨酸，稳定性提高。

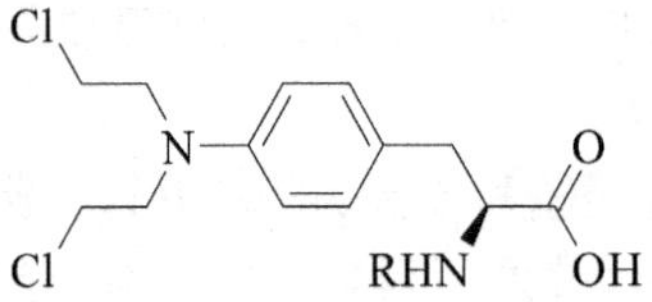

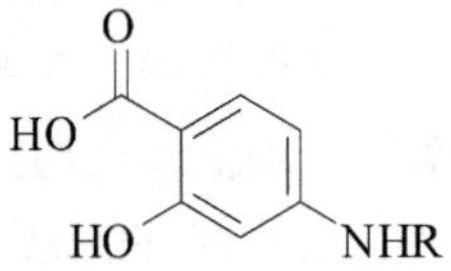

美法仑　　R=H

氮甲　　　R=CHO

对氨基水杨酸　　　　R=H

苯甲酰氨基水杨酸　　R=

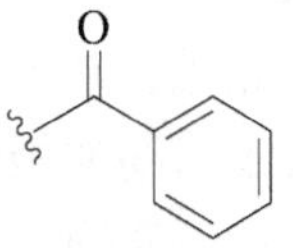

3. 其他修饰　　很多药物分子中含有羧基，常用的修饰方法有席夫碱、缩酮、肟化物、四氢噁唑、四氢噻唑、烯醇酯等。水杨酸对胃肠道刺激很大，其羧基变为醛基后形成的席夫碱前药赛达明，对胃无刺激，口服吸收好，在体内首先水解为水杨醛，经氧化为原药水杨酸发挥解热镇痛作用。

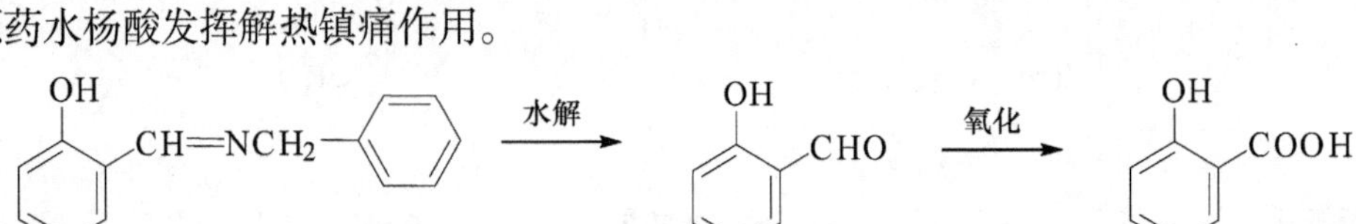

赛达明　　　　　　　　水杨醛　　　　　　　水杨酸

环状药物开环后，在体内能迅速环合成原药时，才能进行药物的开环修饰。1,4-苯并二氮䓬环可看成由席夫碱构成的结构，此处开环后，在 pH 7.4 条件下很快环合。根据此设想，制成此类安定药的水溶性双前药，如三唑仑和阿普唑仑，都是临床上广泛使用的镇静催眠药，它们的开环水溶性前药三唑基二苯酮，可以制成注射剂。

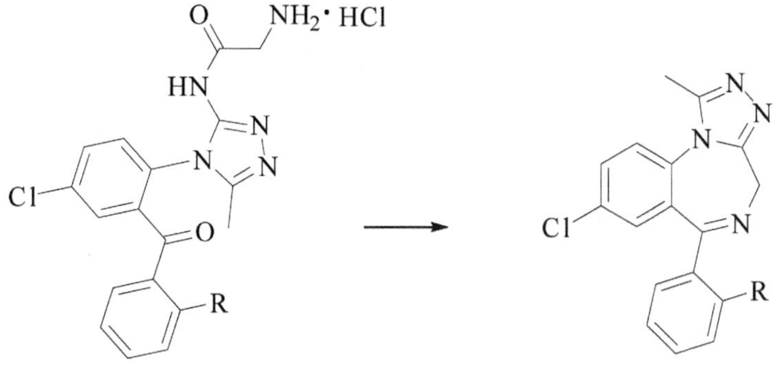

三唑仑前药　　　　　R=Cl　　　　　　　三唑仑　　　　R=Cl

阿普唑仑前药　　　　R=H　　　　　　　阿普唑仑　　　R=H

有些药物分子中，含有两个或两个以上可供修饰的基团，将它们连接成环状化合物，有时是较好的修饰方法。具邻二苯酚结构特征的药物常有易代谢、口服生物利用度差和半衰期短的缺点。最简单的修饰方法就是通过亚甲基将两个羟基相连成五元环，既可口服，又可延长作用时间，如阿扑吗啡的环状前药，即达到了上述目的。

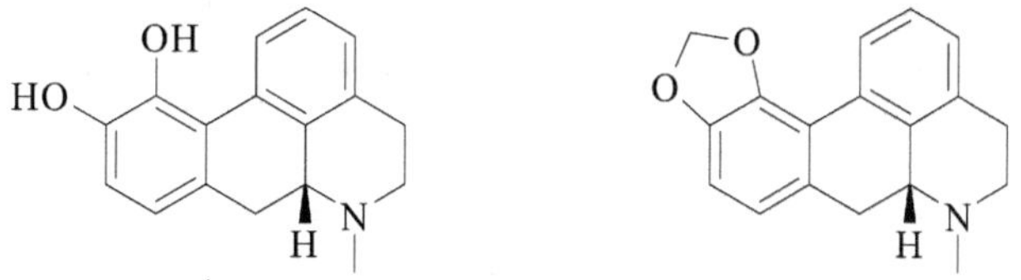

阿扑吗啡　　　　　　　　　阿扑吗啡的环状前药

【知识要点】

1. 药理活性的影响因素：药物的溶解度、分配系数、酸碱性、解离度等理化性质。

2. 影响药物与受体间相互作用的因素：键合特性、官能团、立体结构等因素。

3. 药物的化学结构修饰对药效的影响和修饰方法。

【目标训练】

1. 为什么药物的脂水分配系数在一定范围内，才能显示最佳的药效？

2. 药物产生药效的两个决定因素是什么？各与什么有关？它们之间的相互关系如何？

3. 为什么药物的解离度对药效有影响？

4. 药物分子与受体作用的键合形式主要有哪些？

5. 立体因素对药效的影响主要包括哪些？

6. 举出至少三个对映异构体的药理活性有显著差异的例子。

【能力训练】

1. 举例说明旋光异构体对药物活性的影响。

2. 决定药物在体内发挥药效的是哪两个关键时相?

3. 影响药物疗效的基本因素有哪些? 请举例说明。

4. 为什么说药物-受体的亲和力对药效有影响?

（蔡　东）

第三章　药物的体内生物转化

【学习目标】
1. 掌握药物代谢的氧化反应、还原反应、水解反应及结合反应的特点。
2. 掌握各种轭合反应的类型及规律。
3. 熟悉药物代谢的原理在药物设计中的应用。
4. 熟悉药物代谢的主要酶。

当药物进入机体后，一方面药物对机体产生诸多生理药理作用；另一方面机体也对药物产生作用，即对药物进行吸收、分布、代谢和排泄。药物代谢是指在酶的作用下使药物（通常是非极性分子）的极性和水溶性增加，再通过人体的正常系统排出体外。除了化学惰性的全身麻醉药和强解离性化合物不会在体内发生代谢外，几乎所有的药物都在体内发生变化。

药物的代谢通常分为两相：第Ⅰ相（phase Ⅰ）生物转化，又称官能团化反应；以及第Ⅱ相（phase Ⅱ）生物转化，又称为轭合反应（conjugation）或结合反应。官能团化反应，包括对药物分子的氧化、还原、水解等，在药物分子中引入或使药物分子暴露出极性基团，如羟基、羧基、巯基和氨基等，以便与体内的强极性化合物结合。轭合反应是将第Ⅰ相中药物产生的极性基团与体内的内源性成分（如葡糖醛酸、硫酸、甘氨酸或谷胱甘肽）经共价键结合，生成极性大、易溶于水和易排出体外的结合物。但是也有药物经第Ⅰ相反应后，无须进行第Ⅱ相的结合反应，即可排出体外。

第一节　药物代谢的酶

第Ⅰ相生物转化是官能团化反应，是在体内多种酶系的催化下，对药物分子引入新的官能团或改变原有官能团的过程。参与药物体内生物转化的酶类，主要是氧化-还原酶和水解酶。

一、细胞色素 P450 酶系

细胞色素 P450 酶系（cytochrome P450 enzyme system, CYP450）是主要的药物代谢酶系，在药物代谢、其他化学物质的代谢、去毒性中起非常重要的作用。CYP450 存在于肝脏及其他肝脏外组织的内质网中，由铁原卟啉偶联单加氧酶（heme-coupled monooxygenase）组成，需 NADPH 和分子氧共同参与，主要进行药物生物转化中的氧化反应（包括失去电子、脱氢反应和氧化反应）。

CYP450 主要是通过"活化"分子氧，使其中一个氧原子和有机物分子结合，同时将另一个氧原子还原成水，从而在有机药物的分子中引入氧。CYP450 催化的反应类型有烷烃和芳香化合物的氧化反应，烯烃、多核芳烃及卤代苯的环氧化反应，仲胺、叔胺及醚的脱烷基反应，胺类化合物的脱胺反应，将胺转化为 *N*-氧化物、羟胺及亚硝基化合物和卤代烃的脱卤反应。CYP450 还催化有机硫代磷酸酯的氧化裂解，氧化硫醚成亚砜等的反应(表 3-1)。CYP450 是一组酶的总称，由许多同工酶和亚型酶组成。

表 3-1　CYP450 催化的一些药物代谢的氧化反应类型

反应物	产物
R—CH$_3$ (苯环取代)	R—CH$_2$—OH (对位羟基苯)
R、R 取代烯烃 R$_1$、R$_2$	环氧化物 R、R$_1$、R$_2$
R$_2$、R$_1$ 烯丙基 R	R$_2$、R$_1$—OH—R
RCH$_2$—X—R$_1$ (X=O, S, N)	$\left[\begin{array}{c} R-CH-X-R_1 \\ OH \end{array}\right]$ → RCHO, R$_1$XH
RCH$_2$—X (X=卤素)	$\left[\begin{array}{c} R-CH-X \\ OH \end{array}\right]$ → RCHO, HX
R—X—R$_1$ (X=S, NR$_2$)	R—X—R$_1$ → O
R—CH—CH$_3$ NH$_2$	$\left[\begin{array}{c} OH \\ R-C-CH_3 \\ NH_2 \end{array}\right]$ → R—C—CH$_3$ + NH$_4^+$ (C=O)

二、还原酶(系)

还原酶系主要是催化药物在体内进行还原反应(包括得到电子、加氢反应、脱氧反应)的酶系，通常是使药物结构中的羰基转变成羟基，将含氮化合物还原成胺类，便于进入第 Ⅱ 相的结合反应而排出体外。

参加体内生物转化还原反应的酶系主要是一些氧化-还原酶系。这些酶系具有催化氧化反应和还原反应的双重功能，如 CYP450 酶系除了催化药物分子在体内的氧化外，在肝脏微粒体中的一些 CYP450 酶系还能催化重氮化合物和硝基化合物的还原，生成伯胺。硝基化合物的还原也经历亚硝基、羟胺等中间体过程，因此 CYP450 酶系对这些基团也有还原作用。

另一个重要的酶系是醛-酮还原酶，这些酶需要 NADPH 或 NADH 作为辅酶。醛-酮还原酶也是双功能酶，一方面催化醛、酮还原成醇，另一方面使醇脱氢生成醛、酮

（表 3-2）。

表 3-2 药物代谢中的还原反应类型

反应物	产物
$\underset{\displaystyle R}{\overset{\displaystyle O}{\parallel}}\!\!\!-\!\!\!C\!-\!R_1$	$\underset{\displaystyle R}{\overset{\displaystyle OH}{\mid}}\!\!\!-\!\!\!CH\!-\!R_1$
$R-NO_2$	$R-NH-OH$
$R-NO$	$R-NH-OH$
$R-NH-OH$	$R-NH_2$
$R-N{=}N-R_1$	$R-NH_2 + R_1-NH_2$
$R_3N{\rightarrow}O$	R_3N
（对醌结构 R, R₁, R₂, R₃）	（对醌还原结构）
$R-X$	$R^+ + X^-$

在药物代谢中起作用的其他还原酶还有谷胱甘肽还原酶（glutathione oxidoreductase）和醌还原酶。

三、过氧化物酶和其他单加氧酶

过氧化物酶属于血红素蛋白，是和 CYP450 单加氧酶最为类似的一种酶。这类酶以过氧化物作为氧的来源，在酶的作用下进行电子转移，通常是对杂原子进行氧化（如 N-脱烃基化反应）和 1,4-二氢吡啶的芳构化。其他的过氧化物酶还有前列腺素-内过氧化物合成酶、过氧化氢酶及髓过氧物酶（myeloperoxidase）。

单加氧酶中除了 CYP450 酶系外，还有黄素单加氧酶（flavin monooxygenase, FMO）和多巴胺β-羟化酶（dopamine β-hydroxylase）。

FMO 和 CYP450 酶系一起共同催化药物分子在体内的氧化，但 FMO 通常催化含 N 和 S 杂原子的氧化，而不发生杂原子的脱烷基化反应。例如，将叔胺、肼类化合物氧化成 N-氧化物，仲胺氧化成羟基胺，羟胺氧化成硝基化合物，可将硫醇氧化成二硫醚，二硫醚氧化生成 S-氧化物，使硫醚氧化成亚砜和砜（表 3-3）。

表 3-3 黄素单加氧酶催化药物代谢的氧化反应类型

反应物	产物
$R-NR_1R_2$	$R-\overset{\displaystyle O}{\overset{\displaystyle \uparrow}{N}}R_1$
$R-NHR_1$	$R-\overset{\displaystyle OH}{\underset{}{N}}-R_1$
$R-\overset{\displaystyle OH}{\underset{}{N}}-R_1$	$R{=}\overset{\displaystyle O}{\overset{\displaystyle \uparrow}{N}}R_1$

续表

反应物	产物
R—N—NH₂ / R₁	R—N(O)—NH₂ / R₁
R—C(S)—NH₂	R—C(S→O)—NH₂
RNH—C(SH)=N⁺—R₁	RNH—C(SO₂⁻)=N⁺—R₁
2R—SH	R—S—S—R
R—S—S—R	2R—SO₂⁻

四、水解酶

水解酶主要参与羧酸酯和酰胺类药物的代谢,这些非特定的水解酶大多存在于血浆、肝脏、肾脏和肠中,因此大部分酯和酰胺类药物在这些部位发生水解。然而哺乳类动物的组织中也含有这些水解酶,使药物发生水解代谢。但是肝脏、消化道及血液具有更大的水解能力。

酯水解酶包括酯酶、胆碱酯酶及许多丝氨酸内肽酯酶。其他如芳磺酸酯酶、芳基磷酸二酯酶、β-葡萄糖苷酸酶、环氧化物酶(epoxide hydrolase)等,它们和酯水解酶的作用相似。通常酰胺类化合物比酯类化合物稳定而难水解,水解速度较慢,因此大部分酰胺类药物是以原型从尿中排出。

第二节 第Ⅰ相生物转化

第Ⅰ相生物转化,是指对药物分子进行官能团化的反应,主要发生在药物分子的官能团上,或分子结构中活性较高、位阻较小的部位,包括引入新的官能团及改变原有的官能团。

药物在体内发生的官能团化反应(第Ⅰ相生物转化反应)的主要反应类型有氧化代谢反应、还原代谢反应、水解代谢反应等,其中氧化代谢反应是主要的代谢反应。

一、氧化代谢反应

药物代谢中的氧化反应包括失去电子、氧化反应、脱氢反应等,是在肝脏 CYP450 酶系、单加氧酶、过氧化酶等的催化下进行的反应。药物代谢的氧化反应主要有以下几种类型。

1. 芳环的氧化　　含芳环的药物经氧化代谢大都引入羟基,成为相应的酚类。羟基化反应主要发生在芳环已有取代基的对位。例如,β-受体阻滞剂普萘洛尔(propranolol)

和降血糖药苯乙双胍(phenformin)的氧化代谢产物，主要为芳环对位羟基化的产物。

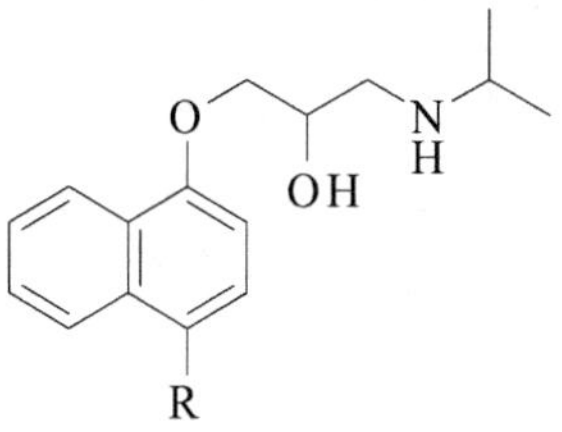

R=H 原型药物
R=OH 代谢产物

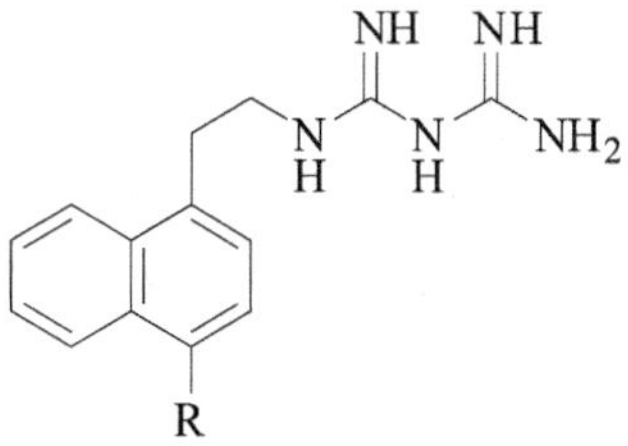

普萘洛尔　　　　　　苯乙双胍

芳环上取代基的性质对羟基化反应速率有较大的影响。若芳环上有吸电子取代基，芳环的电子云密度减小，羟基化不易发生，如含羧基的丙磺舒(probenecid)的苯环不被氧化。当药物结构中同时有两个芳环存在时，氧化代谢多发生在电子云密度较大的芳环上。例如，地西泮(diazepam)的氧化代谢发生在 5 位的苯环上，产物为 4-羟基地西泮，而不发生在含氯取代的苯环上。

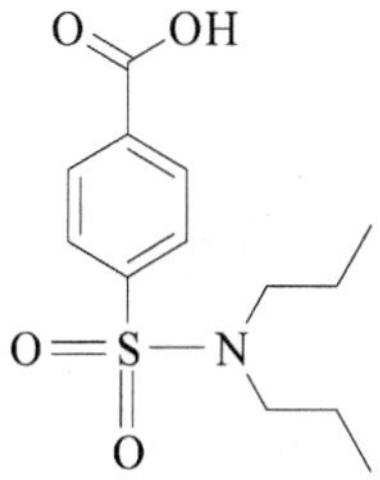

R=H 原型药物
R=OH 代谢产物

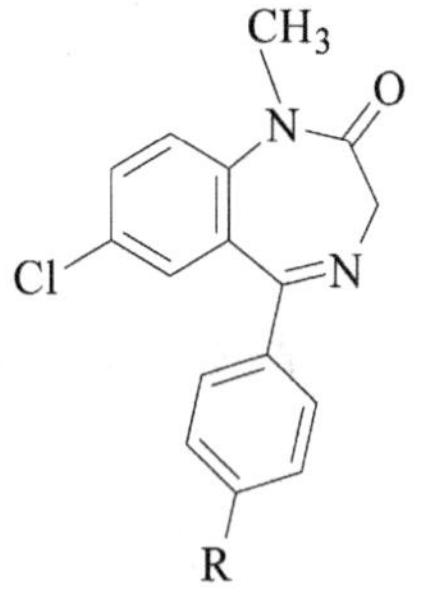

丙磺舒　　　　　　地西泮

含芳杂环的药物，也容易在环上发生羟基化，如 6-巯基嘌呤(6-mercaptopurine)的代谢产物是 2,8-二羟基-6-巯基嘌呤。

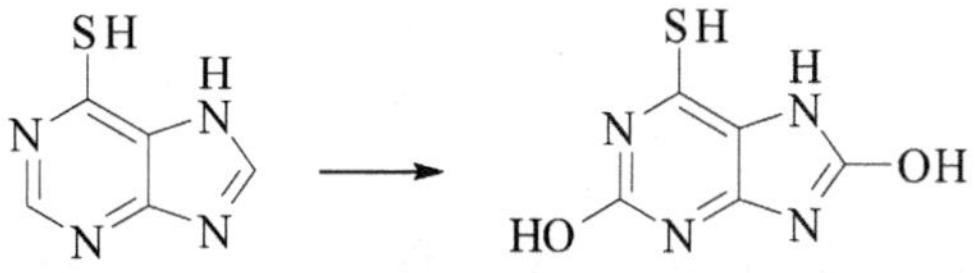

6-巯基嘌呤　　　　2,8-二羟基-6-巯基嘌呤

2. 烯烃的氧化　　烯烃化合物会被代谢生成环氧化合物，而且比较稳定，可以被分离出来，进一步水解代谢生成反式二醇化合物，如卡马西平(carbamazepine)经氧化代谢生成 9,10-环氧卡马西平。卡马西平的环氧化代谢产物有一定的副作用和毒性，进一步生成 10,11-二羟基卡马西平。

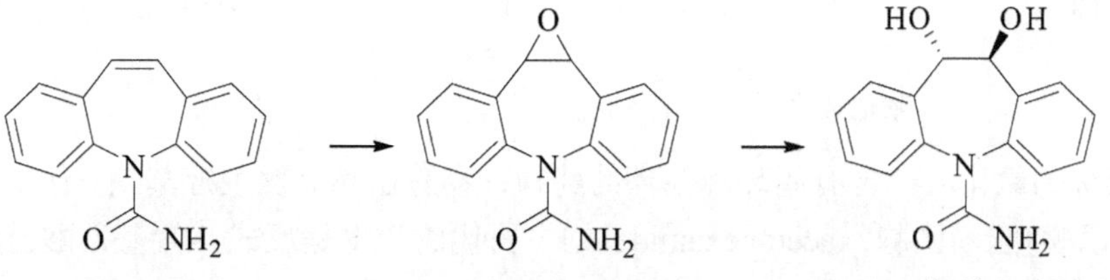

卡马西平　　　　　9,10-环氧卡马西平　　　　10,11-二羟基卡马西平

3. 烃基的氧化　　许多饱和链烃药物在体内难以被氧化代谢。药物如含有芳环或脂环结构，作为侧链的烃基可发生氧化。氧化可在侧链上引入羟基，羟基引入后还可进一步氧化成醛、酮和羧酸，或直接与葡糖醛酸生成结合物。氧化反应常发生在烃链的末端碳上（ω氧化）或末端前一个碳原子上（ω-1 氧化），以及连有支链的叔碳原子上。例如，非甾体抗炎药布洛芬（ibuprofen）的异丁基上可发生ω氧化、ω-1 氧化和苄位氧化。

脂烃链直接与芳环相连的苄位碳原子易于氧化，产物为醇。醇还可进一步氧化成醛、酮或羧酸。例如，口服降糖药甲苯磺丁脲（tolbutamide）的代谢即发生在苄位上。

类似苄位碳原子，处于烯丙位和羰基 α 位的碳原子也容易被氧化，如镇痛药喷他佐辛（pentazocine）的代谢。

4. 脂环的氧化　　含有脂环和杂环的药物，容易在环上发生羟基化。例如，口服降糖药乙酸己脲（醋磺己脲，acetohexamide）的主要代谢产物是反式 4-羟基乙酸己脲。

乙酸己脲   反式4-羟基乙酸己脲

5. 胺的氧化 含有脂肪胺、芳胺、脂环胺和酰胺结构的有机药物在体内的代谢方式复杂，产物较多，主要以 N-脱烃基、N-氧化作用、N-羟化物和脱氨基等途径代谢。N-脱烃基化和氧化脱胺均导致碳氮键断裂，本质上都是与氮相连的烃基碳上的 α-氢被氧化成羟基，生成的 α-羟基胺不稳定，裂解成脱烃基的胺和无氨基的羰基化合物。人们常以主要的代谢产物分别称为 N-脱烃基反应或脱氨基反应。无 α-氢的药物，如特丁基胺不发生氧化脱烃反应和脱氨基反应。

仲胺、叔胺的脱烃基反应生成相应的伯胺和仲胺，是药物代谢的主要途径。叔胺脱烃基的速度较快，一般得到的仲胺仍具有母体药物的生物活性。利多卡因(lidocaine)氧化常得到脱一个烃基的代谢物，再脱一个烃基就较困难。代谢产生的仲胺和伯胺的代谢物对中枢神经系统的毒副作用较大。

利多卡因

丙咪嗪(imipramine)的含氮侧链经氧化脱一个甲基，生成去甲丙咪嗪，是一个活性代谢物，后成为地昔帕明(desipramine)上市。

丙咪嗪   地昔帕明

药物在体内脱羟基后，叔胺、仲胺分别成仲胺、伯胺，其极性增加，由此会影响药物的分布及作用强度。

6. 醚及硫醚的氧化 芳醚类化合物较常见的代谢途径是 O-脱烃反应。一般过程是含 α-氢的碳上羟基化后，碳氧键断裂得到酚。甲基醚最易被脱去；烷基较大时，α-碳氧化较慢，常发生ω-1 氧化。例如，可卡因(codeine)在体内有 8%发生 O-去甲基化，生成吗啡。

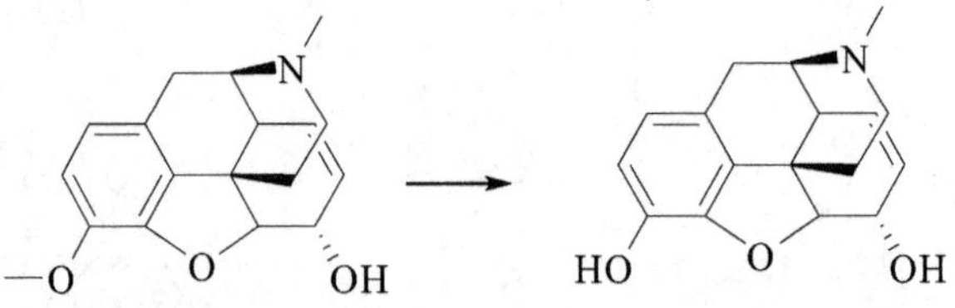

可待因　　　　　　　　　　吗啡

硫醚化合物的氧化途径有三种：S-脱烃基化、脱硫和 S-氧化，如 6-甲硫嘌呤、硫喷妥和西咪替丁(cimetidine)的代谢，分别如下。

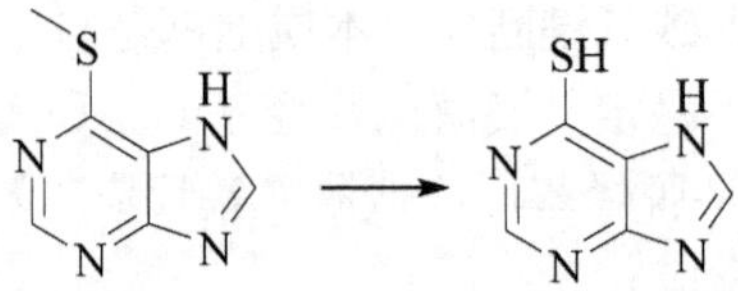

6-甲硫嘌呤　　　　6-巯基嘌呤

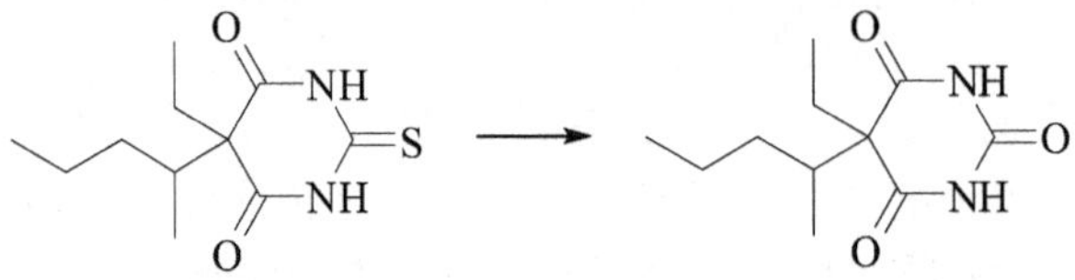

硫喷妥　　　　　　　　异戊巴比妥

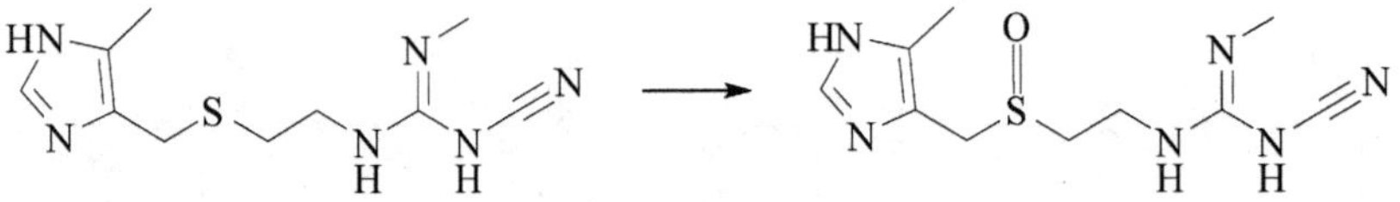

西咪替丁

二、还原代谢反应

药物的氧化代谢是主要的代谢反应，但对羰基、硝基、偶氮、叠氮化合物等结构，还原代谢也是重要的代谢反应。还原代谢后的分子中往往引入羟基、氨基等易结合代谢的基团，便于进一步进行Ⅱ相结合反应而排出体外。

1. 羰基的还原　　醛或酮在酶催化下还原为相应的醇，醇可进一步与葡糖醛酸成苷，或与硫酸结合成酯，形成水溶性分子，而易于排泄。羰基还原后有时可产生新的手性中心。例如，镇痛药美沙酮(methadone)活性较小的 S-(+)-异构体还原代谢后，生成(3S,6S)-α-(−)-美沙醇。

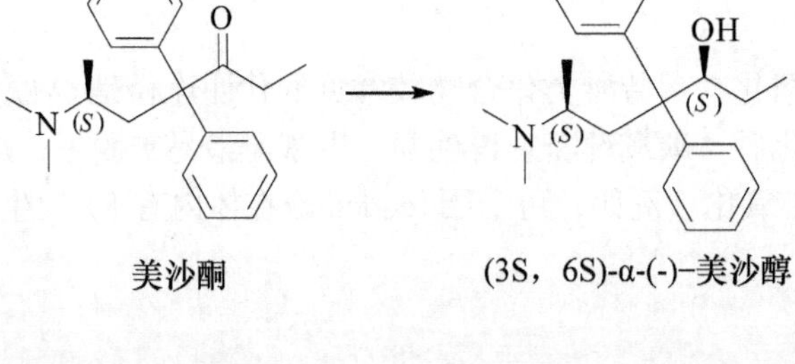

美沙酮　　　　　　　(3S，6S)-α-(-)-美沙醇

2. 硝基和偶氮化合物的还原　　硝基和偶氮化合物通常被还原成伯胺代谢物。

硝基的还原是一个多步骤过程，经历了亚硝基、羟胺等中间步骤。还原得到的羟胺毒性大，可致癌和产生细胞毒性。例如，长期接触硝基苯会引起高铁血红蛋白症，就是由体内还原代谢产物的苯羟胺所致。

$$R—NO_2 \longrightarrow R—NO \longrightarrow R—NH—OH \longrightarrow R—NH_2$$

偶氮基的还原在很多方面和硝基相似。偶氮基先还原生成氢化偶氮基，最后断裂形成两个氨基，如抗溃疡结肠炎药柳氮磺胺吡啶(sulfasalazine)。

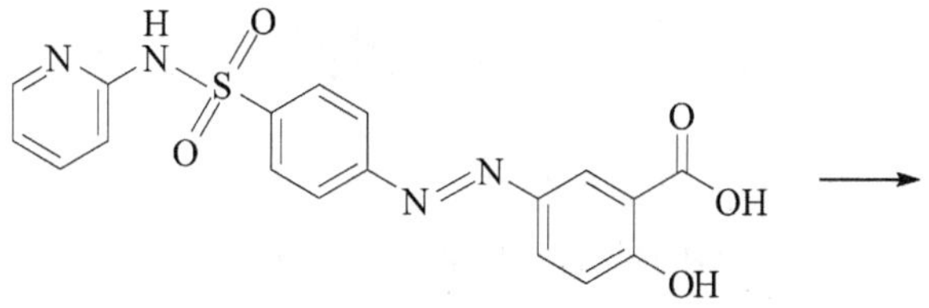

柳氮磺胺吡啶

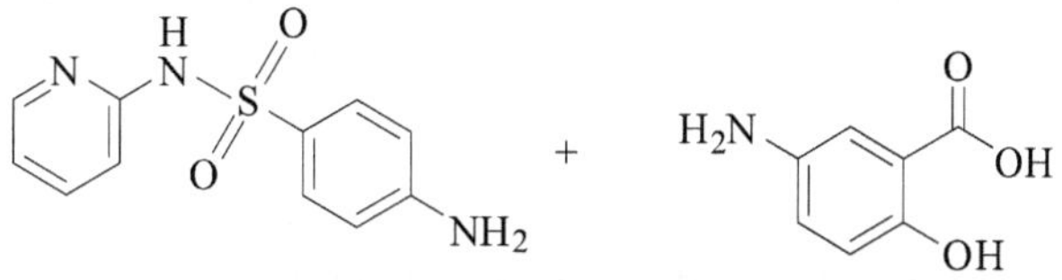

三、水解代谢反应

水解代谢反应是具有酯和酰胺结构的药物在体内代谢的主要途径，含酯和酰胺结构的药物在代谢中，易被肝脏、血液或肾脏等部位的水解酶水解成羧酸、醇(酚)和胺等。水解代谢反应可以在体内酸的催化下进行，也可以在酯酶和酰胺酶的催化下进行，如阿司匹林(aspirin)。水解产物的极性较其原型药物强。

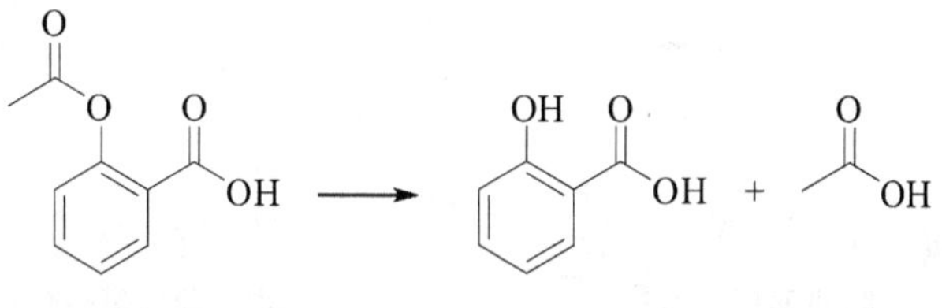

阿司匹林　　　　　　水杨酸

酰胺比酯更稳定而难水解，如抗心律失常药普鲁卡因胺(procainamide)和局部麻醉药普鲁卡因(procaine)相比，二者的代谢速度不同，含酯基的普鲁卡因比含酰胺基的普鲁卡因胺更易水解。

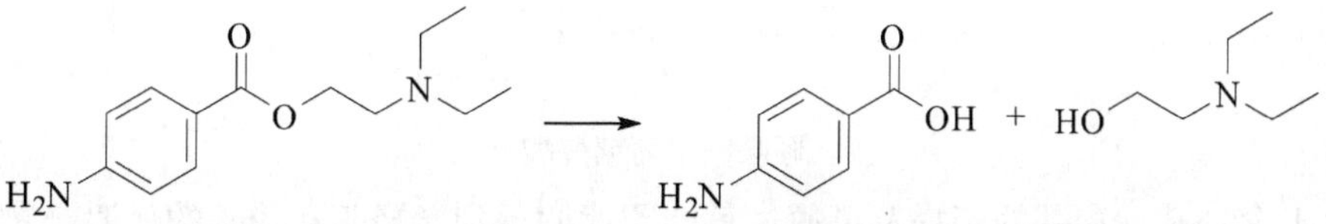

普鲁卡因　　　　　　对氨基苯甲酸

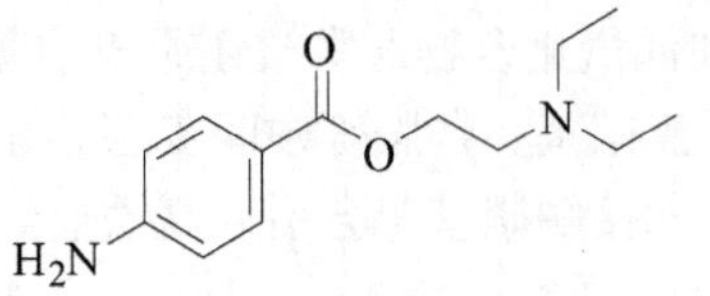

普鲁卡因 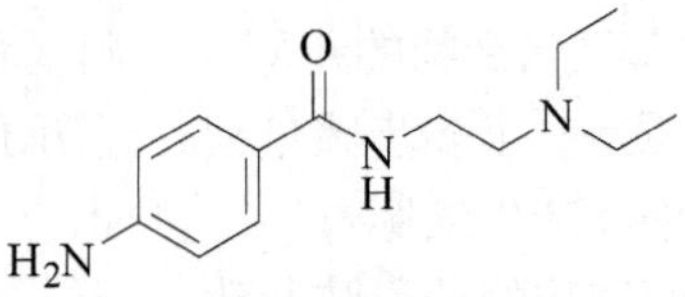　　　　　　　　　　　普鲁卡因胺

利用酯和酰胺在体内可进行水解代谢的性质，可将含有刺激作用的羧基、不稳定的酚基或醇基设计成酯作为前药，在体内经水解释放出具有治疗活性的药物。

第三节　第Ⅱ相生物转化

药物分子中或经体内代谢的官能团化反应后的代谢物中的极性基团，如羟基、氨基（仲胺或伯胺）、羧基等，可在酶的催化下与活化的内源性分子，如葡糖醛酸、硫酸、氨基酸、谷胱甘肽等结合，形成水溶性的代谢物。这一过程称为结合反应，又称第Ⅱ相代谢（phase Ⅱ biotransformation）。经结合后的代谢物，均无生理活性，大都极易溶于水，易从尿中或胆汁中排出体外。该过程是药物失活的重要过程。

一、与葡糖醛酸结合

和葡糖醛酸（glucuronic acid）的轭合反应是药物代谢中最普遍的轭合反应，轭合产物含有可解离的羧基和多个羟基，无生物活性，易溶于水和排出体外。葡糖醛酸能与含羟基、羧基、氨基、巯基的小分子结合，形成 O-葡糖醛酸苷、N-葡糖醛酸苷、S-葡糖醛酸苷结合物。

含有羟基的药物如吗啡、氯霉素形成醚型的 O-葡糖醛酸苷；含羧酸的药物如吲哚美辛（indomethacin），可生成酯型葡糖醛酸苷。

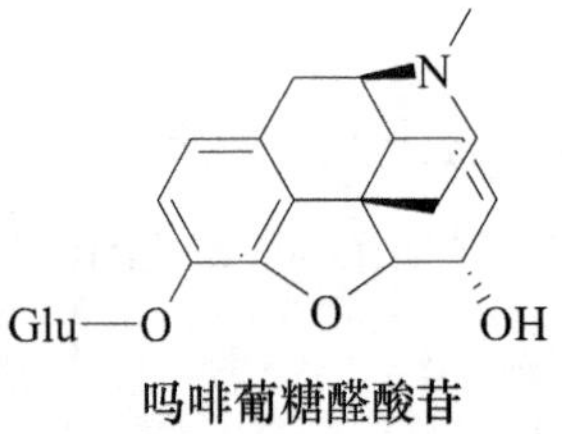

吗啡葡糖醛酸苷 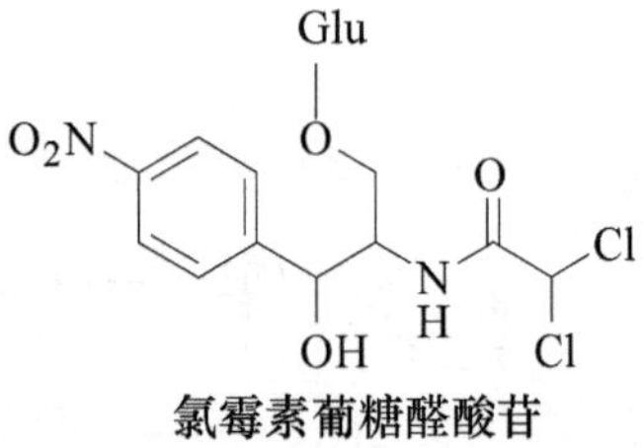　　　　　　　　氯霉素葡糖醛酸苷

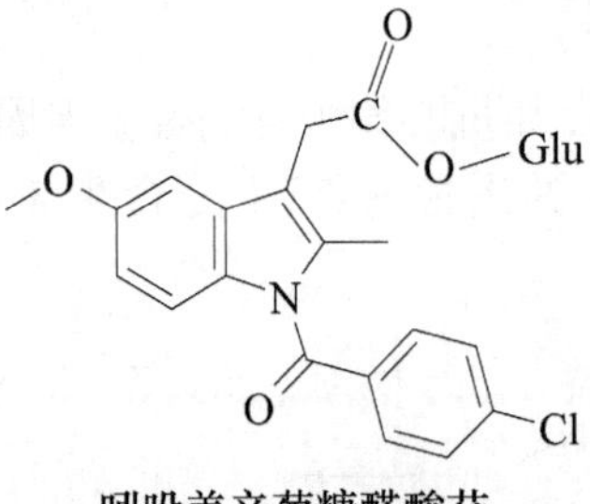

吲哚美辛葡糖醛酸苷

由于含羟基、羧基的药物及可通过官能团代谢得到含羟基和羧基的代谢产物的药物较多，且体内的葡糖醛酸的来源丰富，因此与葡糖醛酸结合形成 O-葡糖醛酸苷结合物是

这些药物主要的代谢途径。

　　含氨基、巯基的药物也可与葡糖醛酸结合形成 N-葡糖醛酸苷和 S-葡糖醛酸苷，如磺胺(sulfonamide)和丙基硫氧嘧啶(propylthiouracil)。

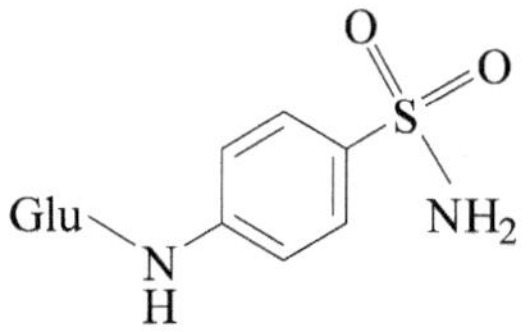

磺胺-N-葡糖醛酸苷 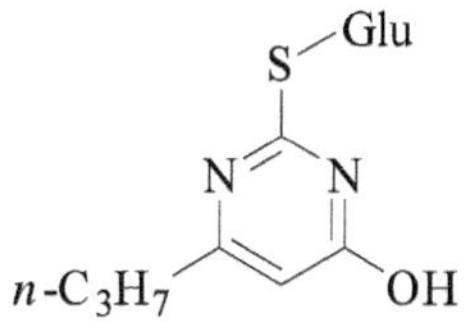　　　　　丙基硫氧嘧啶-S-葡糖醛酸苷

　　由于 N-葡糖醛酸苷及 S-葡糖醛酸苷结合物的稳定性差，且含胺类药物较容易进行氧化和乙酰化代谢转化，因此这些药物的主要代谢途径不是与葡糖醛酸结合。

二、与硫酸结合

　　与硫酸结合是一些含酚羟基的内源性化合物如甾类激素、儿茶酚、甲状腺素等的一个重要的代谢途径。含有酚羟基、醇羟基、N-羟基及芳香胺的药物或代谢物可与硫酸结合。但因机体的硫酸源较少，且硫酸酯酶的活性强，形成的硫酸结合物易分解，故药物与硫酸结合不如与葡糖醛酸结合那样普遍。但一些结构类似甾类和儿茶酚类的药物与硫酸结合是其代谢的主要途径，如沙丁胺醇(salbutamol)和异丙肾上腺素(isoproterenol)。

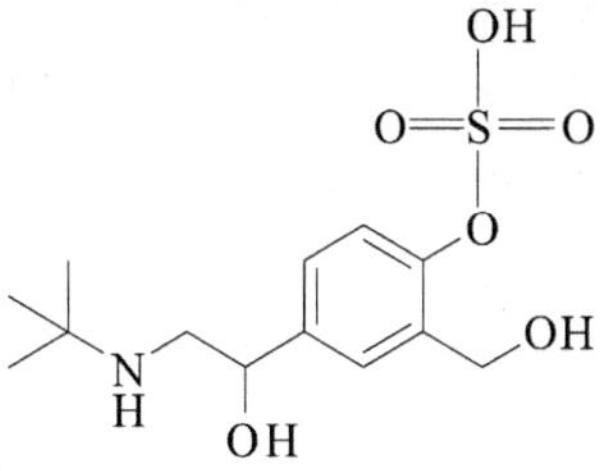

沙丁胺醇硫酸酯 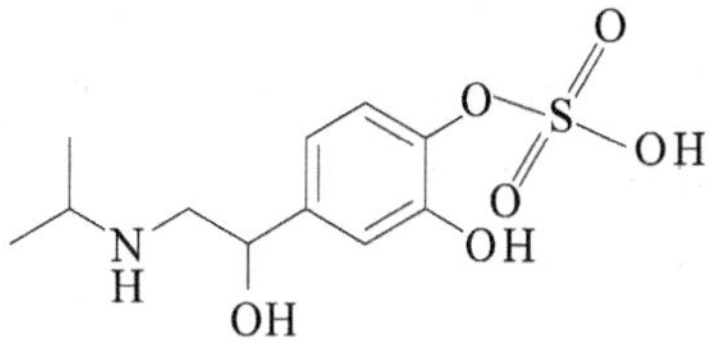　　　　　异丙肾上腺素硫酸酯

三、乙酰化结合

　　芳伯胺药物在代谢时大都被乙酰化结合。酰胺类药物在水解后，芳硝基类药物在还原后形成的氨基，都可能进行乙酰化结合。

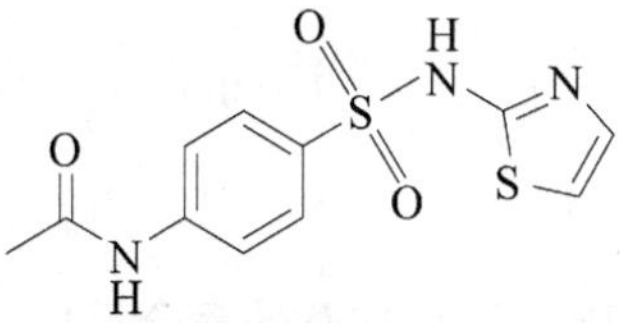

乙酰化磺胺噻唑 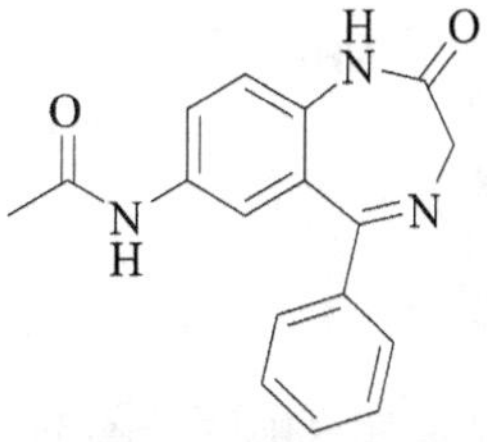　　　　　硝西泮还原产物的乙酰化结合物

药物经 *N*-乙酰化代谢后，生成无活性或毒性较小的产物，是一条有效的解毒途径。但与前几类结合反应不同，*N*-乙酰化的代谢物对水溶性的作用不大，不能促进药物的排泄作用。

四、甲基化结合

甲基化结合反应对一些内源性的活性物质如儿茶酚胺的生成和灭活起着重要的作用。该结合在药物的代谢中较为少见。除与叔胺结合后生成季铵盐的代谢物可增大水溶性外，甲基化结合代谢物的极性都减小，不能促进药物的排泄作用。药物分子中含氮、氧、硫的基团都能进行甲基化反应。

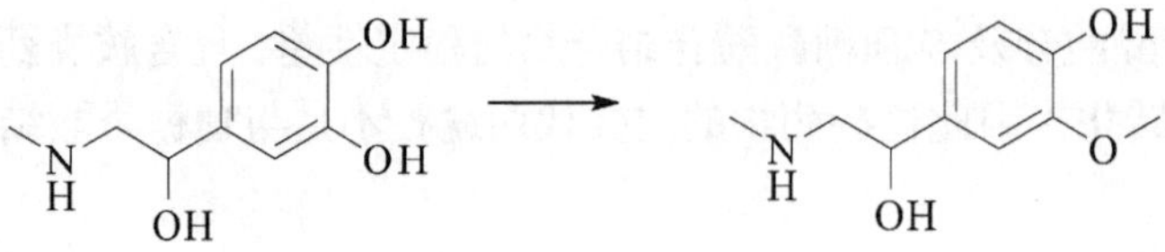

肾上腺素

五、与氨基酸结合

氨基酸结合反应是体内许多羧酸类药物和代谢物的主要轭合反应。参与反应的有芳香羧酸、芳乙酸、杂环羧酸，其中以甘氨酸的轭合反应最为常见。在氨基酸轭合反应中，主要是取代的苯甲酸参加反应，如苯甲酸和水杨酸。其他羧酸反应性较差一些。在有些情况下，羧酸和辅酶 A 形成酰化物后，才具有药理活性或成为药物发挥活性的形式。

抗组胺药溴苯那敏(brompheniramine)和抗惊厥药苯乙酰脲(phenacemide)的代谢产物可与甘氨酸结合后从肾脏排出。

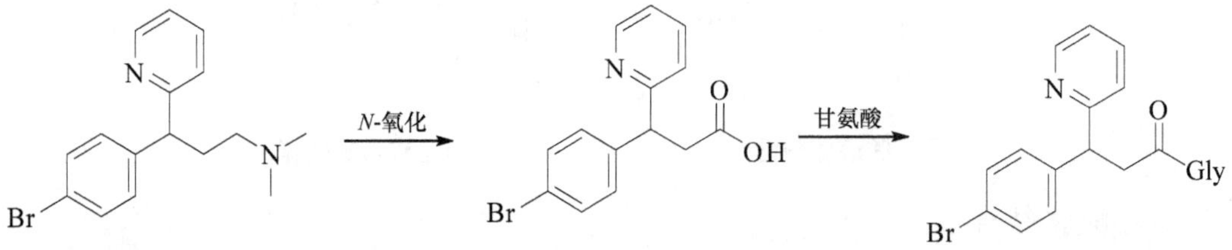

溴苯那敏

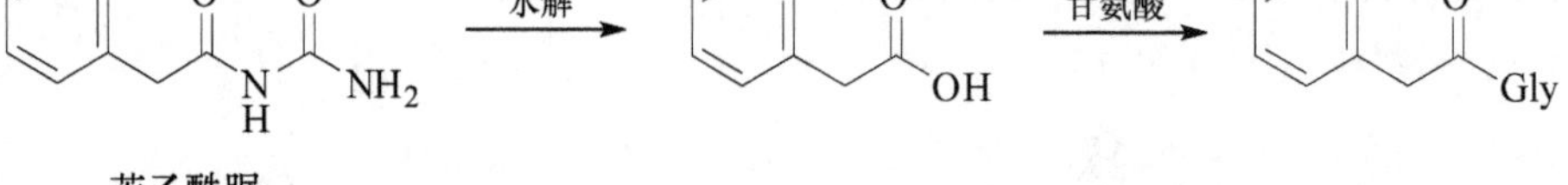

苯乙酰脲

六、与谷胱甘肽结合

谷胱甘肽(GSH)是含有硫醇基团的三肽化合物，谷胱甘肽的轭合反应大致分为亲核取代反应(SN_2)、芳香环亲核取代反应、酰化反应、Michael 加成反应及还原反应。谷胱甘肽结合物不是最终的代谢形式，通常经进一步的生物转化，最后降解成 *N*-乙酰硫醚氨酸而排出体外。谷胱甘肽和酰卤的反应是体内的解毒反应。

【知识要点】

1. 药物代谢的主要酶为细胞色素 P450 酶、还原酶、过氧化物酶和其他单加氧酶、水解酶。

2. 药物结构与第 I 相生物转化的规律。

3. 药物结构与第 II 相生物转化的规律。

【目标训练】

1. 试举两例药物经代谢后活化的例子。

2. 简要说明β-受体阻滞剂普萘洛尔的两条氧化代谢途径。

3. 写出苯妥英钠和保泰松的氧化代谢产物，并说明在临床应用中的意义。

4. 写出三环类药物氯丙嗪、卡马西平、丙咪嗪的氧化代谢产物。

5. 总结第 I 相生物转化(官能团化反应)的反应类型。

6. 总结第 II 相生物转化(轭合反应)的反应类型。

7. 从利多卡因的体内代谢出发，说明其产生中枢神经系统毒副作用的原因。

【能力训练】

1. 简要说明氯丙嗪的代谢途径。

2. 简要说明药物代谢对药物研究的作用。

3. 具酯或酰胺结构的药物是否都易水解？试各举一例说明。

（蔡　东）

第四章 神经系统药物

【学习目标】

　　1. 掌握典型药物的化学结构、理化性质、作用、代谢及合成路线；苯二氮䓬类及巴比妥类药物的构效关系；苯妥英钠的合成。

　　2. 熟悉苯二氮䓬类及巴比妥类药物的作用机制。

　　3. 了解各类药物的分类及典型药物的发现和发展。

　　作用于中枢神经系统的药物可分为两类：一类为抑制神经元的兴奋性，即中枢神经抑制药，这类药物包括全身麻醉药、镇静催眠药、抗癫痫药、抗震颤麻痹药、抗精神失常药、镇痛药等；另一类为增加神经元的兴奋性，即中枢神经兴奋药，这类药物包括兴奋大脑皮层的药物和兴奋延髓呼吸中枢的药物。本章重点介绍中枢神经抑制药。

第一节 麻 醉 药

　　麻醉药（anesthetic agent）是指通过抑制神经系统导致痛觉消失，从而起到麻醉作用的药物。根据药物作用范围的不同，麻醉药分为局部麻醉药（local anesthetic）和全身麻醉药（general anesthetic）两大类。

一、局部麻醉药

　　局部麻醉药简称局麻药，是指作用于神经末梢及神经干，局部用药时能暂时、完全和可逆性地阻断感觉神经冲动从局部向大脑传导，在意识清醒的条件下，使局部的痛觉和感觉消失的一类药物。局麻药不会导致意识丧失，不损害中枢功能。局麻药通过稳定细胞膜，降低细胞膜对 Na^+ 的通透性，阻断 Na^+ 通道，阻滞 Na^+ 内流，阻止神经细胞动作电位的产生而抑制冲动传导，进而发挥麻醉作用。局麻药按化学结构分为苯甲酸酯类、酰胺类、氨基酮类及其他类，本章主要介绍前两类。

知识链接

　　局麻药的发现：早在 16 世纪，秘鲁人就知道咀嚼古柯树叶可以止痛。1860 年，Niemann 从古柯树叶中提取得到可卡因，1884 年，Koller 发现其局麻作用并首先用于临床，但是可卡因毒性较大、水溶液不稳定、资源有限且有成瘾性，使其临床应用受限，这促使人们对可卡因的结构进行研究和改造，以寻找更好的局麻药。在结构改造过程中，人们确定了苯甲酸酯是可卡因产生局麻作用的基本药效团，从而发现了局麻药盐酸普鲁卡因，后期陆续开发了酰胺类、氨基酮类及其他类局麻药。

（一）苯甲酸酯类

普鲁卡因属于苯甲酸酯类局麻药，从其发现和应用到现在已有一百多年的历史，因该药物没有像可卡因那样严重的局部和全身毒性，至今仍是临床应用最为经典的局部麻醉药物。

盐酸普鲁卡因(procaine hydrochioride)

【化学名】4-氨基苯甲酸-2-（二乙胺基）乙酯盐酸盐[4-aminobenzoic acid-2-(diethylamino) ethylester hydrochloride]，又名盐酸奴佛卡因(novocaine hydrochloride)。

【结构特征】母核：对氨基苯甲酸乙酯，含 N,N-二乙基胺基。

【理化性质】本品为白色结晶或结晶性粉末，无臭，味微苦，随后有麻痹感。熔点为154～157℃。易溶于水（1∶1），略溶于乙醇（1∶30），微溶于氯仿，几乎不溶于乙醚。其0.1mol/L水溶液pH=6.0，呈中性反应。本品在空气中稳定，但对光线敏感，宜避光贮存。因其具有以上结构特点，能发生如下化学反应。

1)本品含芳伯氨基，具有重氮化-偶合反应（芳香第一胺类反应）。在稀盐酸中与亚硝酸钠反应生成重氮盐，加碱性β-萘酚生成红色偶氮物沉淀，可用于鉴别。

2)本品含芳伯氨基，易氧化变色，pH增加或温度升高及光照、氧、金属离子均可加速催化。故制备注射剂时，要控制最稳定的pH和温度，还需通入惰性气体，加抗氧剂、稳定剂，加入金属离子掩蔽剂或去除金属离子。

3)本品为盐，向其水溶液中加入氢氧化钠溶液析出油状游离碱即普鲁卡因，放置后析出结晶。

4)本品具有叔胺结构，有生物碱样性质，其水溶液遇碘试液、碘化汞钾试液或苦味酸试液产生沉淀。

5)本品含酯键，水解导致不稳定。水溶液稳定性受温度、pH影响较大。

【代谢】普鲁卡因的体内代谢主要途径是被酯酶水解，生成对氨基苯甲酸和二乙胺基乙醇而失活。前者约80%随尿排出，或与葡糖醛酸等结合后排泄。后者约30%随尿排出，余下部分可进一步转化，发生脱氨、脱羟和氧化等后排出。其中，对氨基苯甲酸是产生过敏的主要原因。

【合成】以对硝基甲苯为原料，经氧化、酯化得硝基卡因，再经还原、成盐制得盐酸普鲁卡因。

【作用】普鲁卡因为临床广泛使用的局部麻醉药，作用较强，毒性低，时效较短，无成瘾性，主要用于局部浸润麻醉、蛛网膜下腔阻滞、腰麻、表面麻醉和局部封闭疗法。因其穿透力较差，一般不用于表面麻醉。

（二）酰胺类

盐酸利多卡因(lidocaine hydrochloride)

【化学名】N-（2,6-二甲苯基）-2-（二乙氨基）乙酰胺盐酸盐一水合物[2-（diethylamino）-N-（2,6-dimethylphenyl）acetamide hydrochloride monohydrate]。

【结构特征】母核：2,6-二甲苯胺，含乙酰胺，二乙氨基。

【理化性质】本品为白色结晶性粉末；无臭，味苦，继有麻木感，熔点为 75～79℃。

利多卡因含碱性叔胺结构，与三硝基苯酚试液生成黄色沉淀。利多卡因可与一些金属离子生成有色络合物，如与二氯化钴试液生成蓝绿色沉淀，与硫酸铜试液形成蓝紫色物质，加三氯甲烷振摇后放置，三氯甲烷层显黄色。

苯环上酰胺键两侧邻位有甲基，具有空间位阻，使利多卡因在酸性和碱性条件下均较稳定，不易被水解。

【代谢】本品大部分在肝脏代谢，主要为 N-脱乙基化反应，生成单乙基甘氨酰二甲苯胺，单乙基甘氨酰二甲苯胺可以进一步脱乙基化生成甘氨酰二甲苯胺，也可以发生酰胺键水解反应生成二甲苯胺。其代谢产物是产生毒性的主要原因，单乙基甘氨酰二甲苯胺可以引起中枢神经系统副作用。少部分利多卡因发生苯环羟基化，生成 3-羟基利多卡因。未代谢的原药约 5%由尿排出。

【合成】用间二甲苯为原料，经硝化、还原成二甲基苯胺，再经酰化、缩合、成盐即得。

【作用】本品麻醉作用较强，为普鲁卡因的 2 倍，穿透力强，起效快，用于各种麻醉，还用于治疗心律失常。

【构效关系】根据大部分临床应用的局部麻醉药，概括出局麻药的化学结构通常包括三部分：①亲脂性部分；②中间连接链部分；③亲水性部分。根据其中间连接链部分为酯链或酰胺键则可将局部麻醉药分为酯类和酰胺类，但也有少数局部麻醉药例外。

1）亲脂性部分可以改变的范围较大，可为芳烃及芳杂烃，但以苯环作用最强。苯环对位上引入供电子的氨基、羟基时，局麻作用均比未取代的强，而引入吸电子取代基则作用减弱，主要是由于供电基与苯环酯羰基形成共轭体系，使羰基极性增强，作用也增强。苯环其他部位引入取代基，由于位阻使酯的水解延缓因而延长作用时间。在苯环与羰基之间引入亚甲基或氧等基团，由于破坏了共轭体系，局麻作用消失，而引入双键等基团保持共轭体系，则局麻作用保持。

2）中间连接链部分与麻醉作用持效时间及作用有关。当 Z 以电子等排体—CH_2—、—S—、—NH—、—O—等取代时形成不同的结构类型。作用时间随着对水解脂酶稳定性降低而缩短。麻醉强度为：—S—>—O—>—CH_2—>—NH—，如硫卡因局麻作用比普鲁卡因强 2 倍，而普鲁卡因胺的局麻作用仅为普鲁卡因的 1%。通常 n 为 2～3 个碳原子最好，当 $n=3$ 时麻醉作用最强。酯键的 α 位插入烷基产生空间位阻，使酯键难以水解，局麻作用增强，但毒性也同时增大。

3）亲水性部分通常为叔胺，仲胺的刺激性较大，季铵由于有箭毒性作用而少用。

二、全身麻醉药

全身麻醉药简称全麻药，是一类作用于中枢神经系统，使其受到可逆性抑制，使意识、感觉特别是痛觉消失和骨骼肌松弛的药物。关于全麻药作用机制的学说很多，但较多研究结果认为全麻药通过与γ-氨基丁酸（GABA）受体复合物发生相互作用，增强 GABA 对 Cl⁻通道的门控调节作用而产生中枢抑制作用。

根据给药途径不同，全麻药可分为吸入性麻醉药（inhalation anesthetic）和静脉麻醉药（intravenous anesthetic）。

（一）吸入性麻醉药

吸入性麻醉药，又称为挥发性麻醉药（volatile anesthetic），通常是一类化学性质不活泼的气体或易挥发的液体，脂溶性较大。其化学结构类型有脂肪烃类、卤代烃类、醚类及无机化合物等。使用时与一定比例的空气或氧气混合后，随呼吸进入肺部，通过肺泡扩散进入血液，借分子的弥散作用分布至神经组织，发挥全身麻醉作用。

知识链接

吸入性麻醉药的发展：最早应用于外科手术的全麻药有乙醚（ether，1842 年）、氧化亚氮（nitrous oxide）和氯仿（chloroform）。氯仿因毒性大，已被淘汰。乙醚因易燃易爆，气味难闻，刺激呼吸道使腺体分泌增加，易发生意外事故等缺点，现已少用。氧化亚氮是唯一一个气态吸入性麻醉药，具有良好的镇痛镇静作用，且毒性低，但是麻醉作用较弱，通常与其他全麻药配合使用，可减少其他全麻药用量。

在烃类及醚类分子中引入卤原子可降低易燃性，增强麻醉作用，但毒性也随之增大。后来发现引入氟原子的毒性比引入其他卤原子小，从而开发了氟代烃类及氟代醚类全麻药，如氟烷、甲氧氟烷、恩氟烷、异氟烷、七氟烷及地氟烷等。

恩氟烷(enflurane)

$$F_2HC\!-\!\!O\!-\!\overset{F_2}{\underset{}{C}}\!-\!CHFCl$$

【**化学名**】2-氯-1-(二氟甲氧基)-1,1,2-三氟乙烷[2-chloro-1-(difluoromethoxy)-1,1,2-trifluoroethane]，又名安氟醚。

【**理化性质**】本品为无色透明易流动液体，不燃，不爆，易溶于水。具有特殊臭味。熔点为 55.5～57.5℃。

本品性质稳定，遇紫外线、强碱或碱石灰均不分解，对铜、铁、铝无腐蚀作用。经有机破坏后可显氟离子的特殊反应。

【**作用**】本品麻醉作用较强，起效快，肌肉松弛作用良好，无黏膜刺激作用，毒副作用较小，一般用于复合全身麻醉，是目前国内应用较为广泛的一种吸入性麻醉药。

(二)静脉麻醉药

静脉麻醉药(intravenous anesthetic)又称非吸入性全身麻醉药(non-inhalation anesthetic)，使用时由静脉给药，麻醉作用迅速，对呼吸道无刺激作用，不良反应少。静脉麻醉药种类很多，有巴比妥类、苯二氮䓬类、镇痛药及其他类。

巴比妥类药物中，常用的超短时作用静脉麻醉药有硫喷妥钠(sodium thiopental)、海索比妥钠(sodium hexobarbital)、硫戊比妥钠(sodium thiamylal)和美索比托钠(sodium methohexital)等。硫代巴比妥类由于脂溶性较大，极易通过血脑屏障到达脑组织，吸收分布迅速，很快产生麻醉作用。麻醉作用时间短，一般仅能维持数分钟，临床上主要用于诱导麻醉、基础麻醉及复合麻醉。

苯二氮䓬类药物在大剂量时可产生全身麻醉作用，如咪达唑仑(midazolam)，用于术前准备和诱导麻醉。

镇痛药芬太尼(fentanyl)、舒芬太尼(sufentanyl)和阿芬太尼(alfentanyl)为强效麻醉性镇痛药，镇痛作用强，作用时间短，配合吸入麻醉药，用于麻醉前给药和维持麻醉。伊诺伐(innovar)为芬太尼与抗精神病药氟哌利多(droperidol)按 1：50 的比例组成的制剂，临床用于诱导麻醉。

其他类静脉麻醉药有依托咪酯(etomidate)、丙泊酚(propofol)、氯胺酮(ketamine)、羟丁酸钠(sodium oxybate)、丙泮尼地(propanidid)等。

盐酸氯胺酮(ketamine hydrochloride)

【化学名】2-(2-氯苯基)-2-(甲氨基)-环己酮盐酸盐[2-(2-chlorophenyl)-2-(methyl-amino)cyclohexanone hydrochloride]，又名凯他敏。

【结构特征】母核：环己酮。含氯苯、甲氨基。

【理化性质】本品为白色结晶性粉末，熔点为 259~263℃，无臭；易溶于水，可溶于热乙醇，不溶于乙醚；其 10%的水溶液 pH 约 3.5，本品加碱后可得到游离氯胺酮，熔点为 92~93℃。

【代谢】氯胺酮主要经肝微粒体酶转化为 N-去甲氯胺酮，后者也有药理活性，其麻醉效价相当于氯胺酮的 1/5~1/3，其消除半衰期更长，因此氯胺酮麻醉苏醒后仍有一定的镇痛作用。去甲氯胺酮进一步转化成羟基代谢物，最后与葡糖醛酸结合成为无药理活性的水溶性代谢物，由肾排出。以原型经肾排出的不到 4%，其消除半衰期为 1~2h。

【作用】本品为静脉麻醉药，也可肌内注射。用于休克患者的手术，由于麻醉作用时间短，因此用于门诊患者和儿童及烧伤患者换药。由于本品易产生幻觉，被当作毒品(俗称 K 粉)滥用，属于Ⅱ类精神药品，需按照国家规定进行管理和使用。

第二节 镇静催眠药和抗癫痫药

一、镇静催眠药

镇静催眠药(sedative hypnotic)是一类对中枢神经系统有广泛抑制作用的药物，主要用于治疗神经活动的某些轻度病态兴奋症状，使患者的紧张、焦虑和失眠等精神过度兴奋状态受到抑制，从而平静、安宁地进入睡眠状态。目前临床常用的镇静催眠药主要为苯二氮䓬类和新型非苯二氮䓬类。

知识链接

镇静催眠药的发展：早期人们曾采用溴化钾、水合氯醛等作为镇静催眠药，因其副作用大未能广泛使用。1903 年，Fischer 等发现 5,5-二取代的巴比妥酸衍生物具有镇静催眠作用，相继开发出一系列巴比妥类镇静催眠药，称为第一代镇静催眠药。20 世纪60年代上市的苯二氮䓬类药物为第二代镇静催眠药，因毒副作用小、成瘾性小而取代了巴比妥类，目前巴比妥类药物主要用于抗癫痫、抗惊厥和麻醉及麻醉前给药，不用于治疗失眠症。20世纪80年代上市的佐匹克隆及90年代上市的唑吡坦等新一代的非苯二氮䓬类催眠药逐渐成为欧美国家的主流品种并得到广泛使用。

(一)苯二氮䓬类药物

苯二氮䓬类药物(benzodiazepines)是20世纪60年代初发展起来的一类镇静、催眠、抗焦虑药，同时具有中枢性肌松、抗惊厥等作用。由于作用强、毒副作用小，目前已取代了第一代巴比妥类药物，成为镇静、催眠、抗焦虑的首选药物，被称为第二代镇静催眠药。这类药物起效快、耐受性好，缺点是有较强的依赖性并伴有较严重的停药反应或失眠反跳现象。

临床上使用的苯二氮䓬类镇静催眠药可以分为西泮和唑仑两大类，见表4-1。

表4-1　西泮类和唑仑类镇静催眠药

夸西泮
(quazepam)

氟托西泮
(flutoprazepam)

劳拉西泮
(lorazepam)

卤沙唑仑
(haloxazolam)

氯噁唑仑
(cloxazolam)

美沙唑仑
(mexazolam)

氟他唑仑
(flutazolam)

【发现与发展】氯氮䓬(chlordiazepoxide)是20世纪60年代初发现并首先用于临床的苯二氮䓬类药物。对它进行结构改造得到活性较强的同类型药物地西泮(diazepam，安定)成为目前临床上常用药。在对地西泮的代谢研究中发现，其代谢产物奥沙西泮(oxazepam，去甲羟安定)和替马西泮(temazepam，羟安定)具有很好的镇静催眠活性，而且毒副作用较小，从而开发为临床用药。

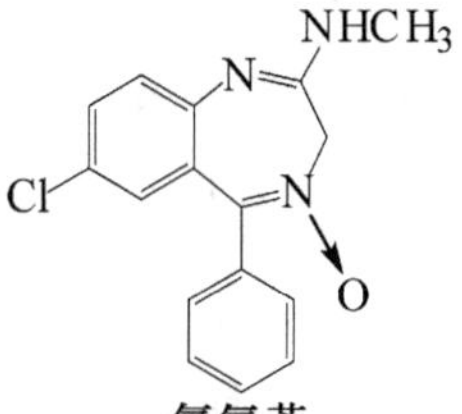

氯氮䓬 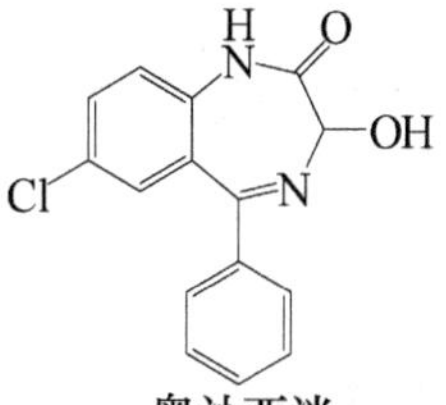　　　　　奥沙西泮 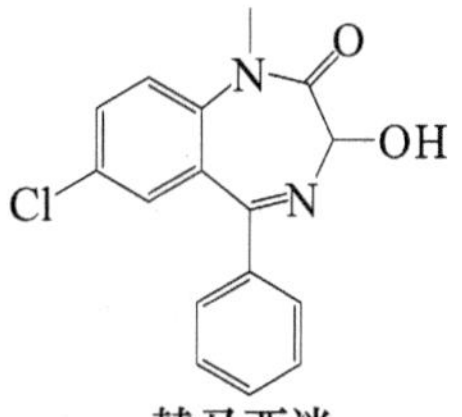　　　　　替马西泮

对地西泮进行结构改进，合成许多同型物和类似物，得到一系列临床用药，如硝西泮（nitrazepam）、氯硝西泮（clonazepam）、氟西泮（flurazepam）等。

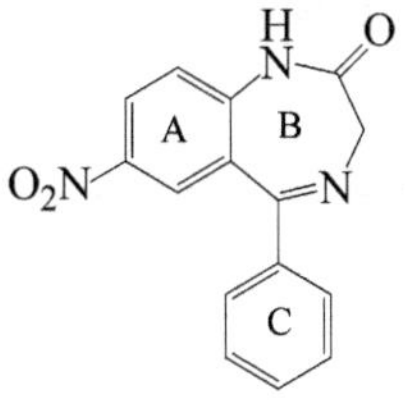

硝西泮 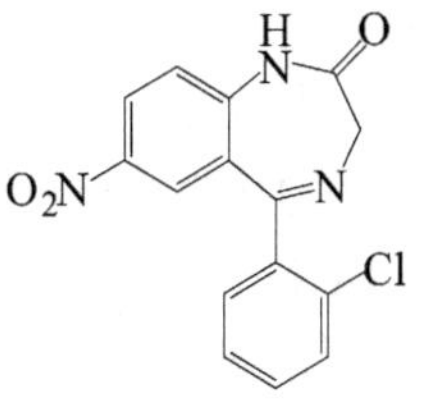　　　　　氯硝西泮 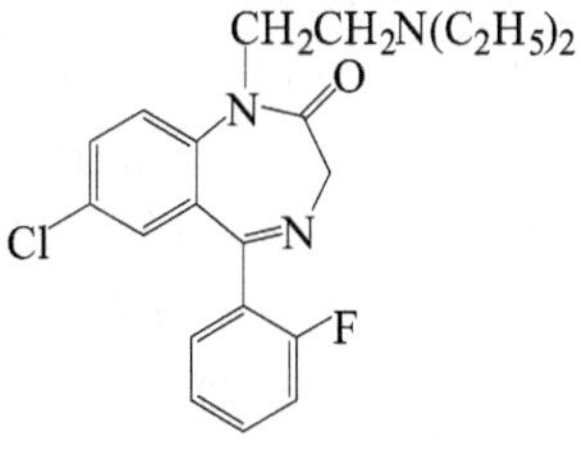　　　　　氟西泮

在苯二氮䓬环的 1,2 位骈上五元含氮杂环如三氮唑环和咪唑环，或 4,5 位骈上四氢噁唑环，得到以"唑仑"为后缀的药物。因为代谢稳定，且提高了药物与受体的亲和力，所以镇静催眠和抗焦虑作用明显增加。含有三氮唑稠环的药物有艾司唑仑（estazolam）、阿普唑仑（alprazolam）和三唑仑（triazolam）等，含有咪唑环的药物有咪达唑仑（midazolam）和氯普唑仑（loprazolam），含有四氢噁唑环的药物有卤沙唑仑（haloxazolam）、氯噁唑仑（cloxazolam）和美沙唑仑（mexazolam）等，这些药物均已成为临床常用的有效镇静、催眠和抗焦虑药。

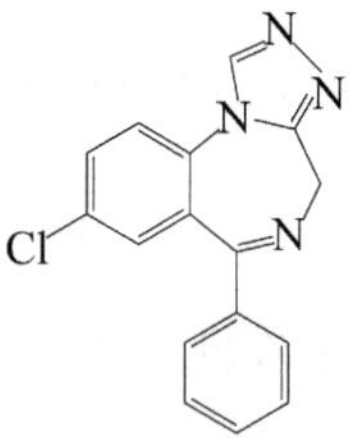

艾司唑仑 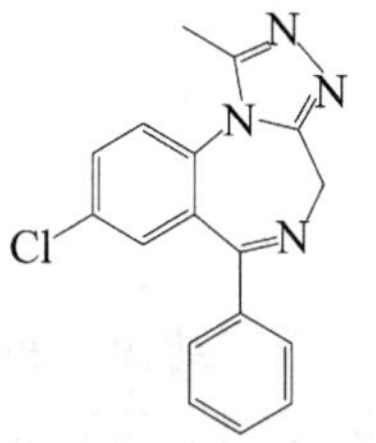　　　　　阿普唑仑 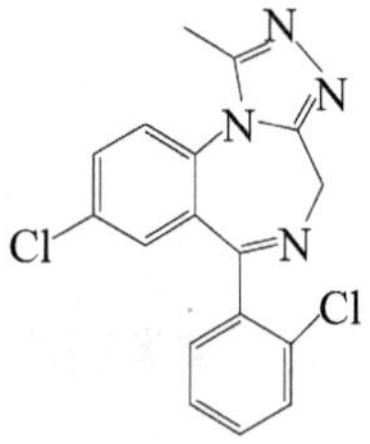　　　　　三唑仑

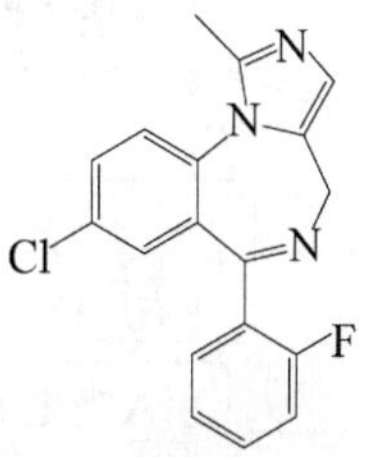

咪达唑仑 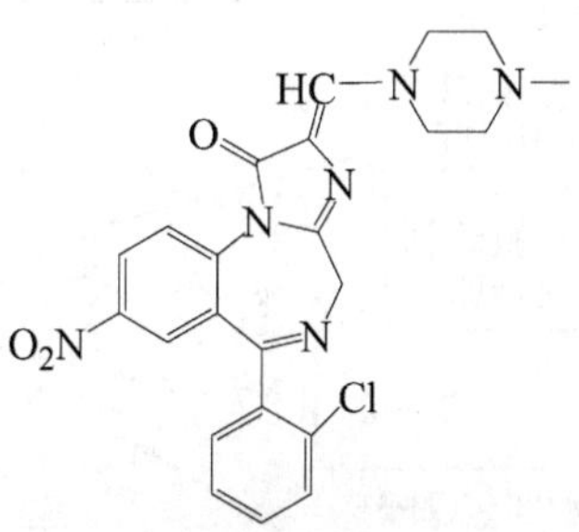　　　　　氯普唑仑

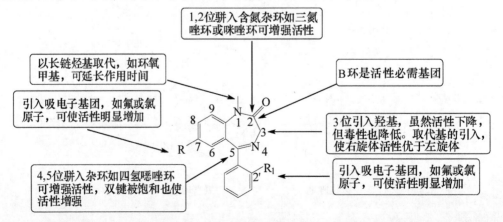

卤沙唑仑　　　　氯噁唑仑　　　　美沙唑仑

【结构特征】西泮类苯二氮䓬类药物的结构特征：具有一个由苯环（A 环）和七元亚胺内酰胺环（B 环）骈合而成的 1,4-苯二氮䓬母核，母核的 5 位上有一个苯环（C 环）。

唑仑类苯二氮䓬类药物的结构特征：具有西泮类的基本结构，同时在苯二氮䓬环的 1,2 位骈上五元含氮杂环如三氮唑和咪唑环，或 4,5 位骈上四氢噁唑环。

【理化性质】西泮类苯二氮䓬类药物，因 B 环有内酰胺和亚胺结构，在酸性或碱性溶液中受热易水解开环，生成二苯甲酮衍生物和甘氨酸。水解开环发生在 1,2 位和 4,5 位，平行进行。其中 4,5 位开环为可逆性反应，在中性或碱性条件下脱水闭环。口服本品后，在胃酸作用下，水解反应几乎都在 4,5 位上进行，开环化合物进入碱性的肠道后重新闭环形成原药，故不影响生物利用度，具体反应如下。

【构效关系】苯二氮䓬类药物的药理作用与结构之间的关系总结如下。

地西泮(diazepam)

【**化学名**】1-甲基-5-苯基-7-氯-1,3-二氢-2H-1,4-苯并二氮䓬-2-酮(1-methyl-5-phenyl-7-chloro-1,3-dihydro-2H-1,4-benzodiazepin-2-one)，又名安定。

【**结构特征**】母核：1,4 苯二氮䓬环，含苯环，含氯及酮羰基。

【**理化性质**】本品为白色或类白色结晶性粉末，无臭，味微苦。在水中几乎不溶，溶于乙醇，易溶于氯仿和丙酮。

本品分子结构中存在酰胺及烯胺结构，其水溶液不稳定，遇酸或碱易水解开环，生成 2-甲氨基-5-氯-二苯甲酮和甘氨酸。1,2 位和 4,5 位的水解开环同时发生。其中 4,5 位开环为可逆性反应，在中性或碱性条件下脱水闭环。口服本品后，在胃酸作用下，水解反应几乎都在 4,5 位上进行，但开环化合物进入碱性的肠道后重新闭环形成原药，故 4,5 位开环不影响生物利用度。

本品可进行生物碱反应，溶于盐酸，与碘化铋钾试液生成橘红色沉淀，放置后颜色变深。另本品加硫酸，振摇使溶解，在紫外线灯(365nm)下检识，显黄绿色荧光，均可用于鉴别。

【**代谢**】本品的代谢主要在肝脏中进行，其代谢途径包括 N_1 位去甲基、C_3 位羟基化、苯环羟基化、氮氧化合物还原等。其中 N_1 位去甲基得到去甲西泮，进一步 C_3 位羟基化得到奥沙西泮，两者均为活性代谢产物，已用于临床。

【合成】 以对氯硝基苯和苄腈为原料，在氢氧化钾-甲醇溶液中缩合得 3-苯-5-氯噁呢，然后与硫酸二甲酯在甲苯中发生甲基化反应生成 1-甲基-3-苯基-5-氯噁呢甲磺酸盐，用铁粉还原得 2-甲氨基-5-氯二苯甲酮，与氯乙酰氯酰化，生成 2-(*N*-甲基-氯乙酰氨基)-5-氯二苯甲酮，与盐酸乌洛托品作用即得。

【作用】 本品用于治疗焦虑症、一般性失眠和神经官能症，还可用于抗惊厥和抗癫痫。

艾司唑仑(estazolam)

【化学名】 8-氯-6-苯基-4*H*-[1,2,4]-三氮唑并[4,3-a][1,4]苯并二氮杂䓬(8-chloro-6-phenyl-4*H*-[1,2,4]-triazole[4,3-a] [1,4]benzodiazepine)，又名舒乐安。

【结构特征】 母核：1,4 苯并二氮䓬环，1,2 位骈合一个五元三氮唑环。含苯环，含氯。

【理化性质】 本品为白色或类白色结晶性粉末，无臭，味微苦，熔点为 229~232℃。易溶于氯仿或乙酸酐，略溶于乙醇或乙酸乙酯，几乎不溶于水。

本品是在 1,2 位骈入三唑环，增加了药物与受体的亲和力及代谢稳定性，因此也增强了镇静催眠作用。但结构中的亚胺键(5,6 位)比一般苯二氮䓬类药物更易发生可逆性水解。在酸性条件下，室温即可水解开环，在碱性条件下，可逆性闭环，不影响药物的生物利用度。

本品在酸性溶液中加热 5min，三唑环可开环得到 2-氨基-5-氯二苯甲酮的水解产物，该水解产物结构具有芳伯氨基，会发生芳香伯胺的特征性反应，即重氮化-偶合反应。

本品具有硫酸-荧光反应，溶于硫酸后，置紫外线灯(365nm)下检识，呈天蓝色荧光。

【合成】常用的两种路线均以 2-氨基-5-氯二苯甲酮为原料。第一条路线 2-氨基-5-氯二苯甲酮与氨基乙腈环合，再用肼取代 2 位的氨基，经甲酸处理形成三唑环，得到艾司唑仑；第二条路线 2-氨基-5-氯二苯甲酮与甘氨酸乙酯盐酸盐反应形成七元的苯二氮䓬2-酮，与 P_4S_{10}(phosphorus pentasulfide)生成硫代苯二氮䓬2-酮，经与第一条路线相同过程得到艾司唑仑。

【作用】本品为新型高效的镇静催眠、抗焦虑、抗惊厥药，而且具有广谱抗癫痫作用，毒副作用较小，偶见疲劳、嗜睡和头昏等。长期应用后停药，可能发生停药综合征。

(二)新型非苯二氮䓬类镇静催眠药物

20 世纪 80 年代上市的佐匹克隆(zopiclone)，90 年代上市的唑吡坦(zolpidem)、阿吡坦(alpidem)等一些安全性更高的非苯二氮䓬类镇静催眠药已成为目前主要的镇静催眠药物，尤其在欧美国家，这些药物为主流产品且被广泛使用。其作用机制属于非苯二氮䓬类 GABA$_A$ 受体激动剂，主要为吡咯酮类和咪唑并吡啶类。

1. 吡咯酮类 吡咯酮类药物佐匹克隆是第一个非苯二氮䓬类 GABA$_A$ 受体激动剂，于 1987 年上市，为 ω_1 受体亚型的选择性激动剂，它催眠作用迅速，在提高睡眠质量方面较苯二氮䓬类药物更理想，无成瘾性和耐受性，滥用的可能性小，被称为第三代催眠药。

佐匹克隆(zopiclone)

【化学名】4-甲基-1-哌嗪甲酸-6-(5-氯-2-吡啶基)-6,7-二氢-7-氧代-5H-吡咯并[3,4-b]吡嗪-5-基酯[4-methyl-1-piperazinecarboxylic acid-6-(5-chloro-2-pyridinyl)-6,7-dihydro-7-oxo-5H-pyrrolo[3,4-b]pyrazine-5-yl ester]，又名唑吡酮。

【结构特征】母核：吡咯并吡嗪，含吡啶环、哌嗪环、酯基。

【理化性质】本品为白色至淡黄色结晶或结晶性粉末，无臭，味苦，熔点为 178.0℃。易溶于氯仿或二甲基亚砜，较易溶于冰醋酸或无水乙酸，难溶于甲醇、丙酮或乙腈，极难溶于乙醚或异丙醇，几乎不溶于水。

【代谢】本品主要在肝脏代谢，其主要代谢物为无活性的 N-去甲基物及有活性的 N-氧化物，随尿排出体外。

【作用】本品选择性作用于苯二氮䓬的 ω_1 受体亚型，为 ω_1 受体亚型的完全激动剂，具有很高的内在活性。它的催眠作用迅速，且具有抗焦虑和抗惊厥作用，其毒性和副作用比苯二氮䓬类小，但长期用药后突然停药会产生戒断症状。

佐匹克隆分子结构有一个手性碳，具有两个光学异构体，其中 S(+)-佐匹克隆具有很好的短效催眠作用，而 R(−)-佐匹克隆则是引起毒副作用的主要原因。美国 Sepracor 公司开发了 S(+)-佐匹克隆，又称为艾司佐匹克隆。

2. 咪唑并吡啶类 与佐匹克隆类似的另一个药物唑吡坦(zolpidem)为咪唑并吡啶类，于 20 世纪 90 年代上市，也是一个 ω_1 受体亚型的选择性激动剂，对 ω_2、ω_3 受体亚型的亲和力很低，对外周苯二氮䓬受体亚型无亲和力，因而具有高度选择性，临床用其酒石酸盐。

酒石酸唑吡坦(zolpidem tartrate)

【化学名】 *N*,*N*,6-三甲基-2-(4-甲基苯基)咪唑并[1,2-a]吡啶-3-乙酰胺半酒石酸盐[*N*,*N*,6-trimethyl-2-(4-methylphenyl)imidazo[1,2-a]pyridine-3-acetamide hemitartrate]。

【结构特征】 母核：咪唑并吡啶，含乙酰胺基、苯环。

【理化性质】 本品为白色结晶，溶于水，熔点为 193～197℃。本品的固体对光和热均稳定，其水溶液在 pH 1.5～7.4 稳定。

【代谢】 本品口服吸收快，在肝脏进行首过代谢，生物利用度为 70%，半衰期为 2h。主要代谢途径有苯环的甲基及吡啶环上的甲基氧化成羧基、吡啶环上引入羟基的氧化代谢。

【作用】 唑吡坦为新型非苯二氮䓬类镇静催眠药，为苯二氮䓬受体的 ω_1 受体亚型的选择性激动剂，对 ω_2、ω_3 受体亚型的亲和力很低，对外周苯二氮䓬受体亚型无亲和力，因而具有高度选择性，故镇静催眠作用强，副作用小，对呼吸无抑制作用，自 20 世纪 90 年代以来成为欧美国家主要的镇静催眠药。

二、抗癫痫药物

癫痫是一种由多种原因引起的大脑功能失调综合征，有些机制还不清楚。一般认为，癫痫是由于大脑局部病灶神经元兴奋性过高，反复发生阵发性放电而引起的大脑功能异常，具有突发性、暂时性和反复性三大特点。抗癫痫药(antiepileptic)可以抑制大脑神经的兴奋性，用于防止和控制癫痫的发作。根据化学结构的差异，抗癫痫药可分为巴比妥类、乙内酰脲类、二苯并氮杂䓬类、噁唑烷酮类、氢化嘧啶二酮类、苯二氮䓬类、丁二酰亚胺类、脂肪羧酸类等。这里主要介绍巴比妥类、乙内酰脲类和二苯并氮杂䓬类。

(一)巴比妥类

1. 巴比妥类药物的结构特点 巴比妥类药物(barbiturate)是巴比妥酸(barbituric acid)的衍生物，是由取代的丙二酸酯与脲缩合而成的环状酰脲，故又称环丙二酰脲类。

巴比妥酸本身并无治疗作用，只有其 5,5-二取代巴比妥酸衍生物才呈现活性。不同的取代基起效快慢和作用时间不同，通常按作用时间将其分为长时、中时、短时和超短时 4 类，如表 4-2 所示。本类药物属于第一代镇静催眠药，有很强的中枢神经抑制作用并可延伸至呼吸中枢，且易产生耐受性和依赖性，突然停药还会产生戒断症状，属于国家特殊管理的二类精神药品。目前在临床上已逐渐被其他结构类型的药物所取代。在合成巴比妥类药物的过程中，合成的美解眠（megimide，贝格美）为中枢兴奋剂，可作为巴比妥类药物中毒的解毒药。

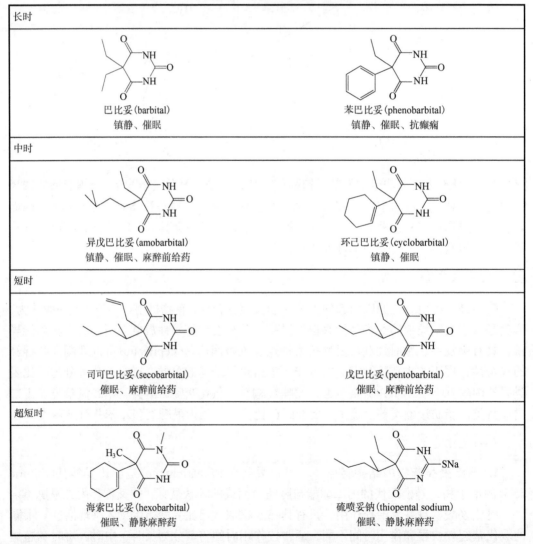

丙二酰脲　　　　巴比妥类药物结构通式　　　　美解眠

表 4-2　常见的巴比妥类镇静催眠药物

长时	
巴比妥（barbital） 镇静、催眠	苯巴比妥（phenobarbital） 镇静、催眠、抗癫痫
中时	
异戊巴比妥（amobarbital） 镇静、催眠、麻醉前给药	环己巴比妥（cyclobarbital） 镇静、催眠
短时	
司可巴比妥（secobarbital） 催眠、麻醉前给药	戊巴比妥（pentobarbital） 催眠、麻醉前给药
超短时	
海索巴比妥（hexobarbital） 催眠、静脉麻醉药	硫喷妥钠（thiopental sodium） 催眠、静脉麻醉药

2. 巴比妥类药物的作用机制　　目前新的研究认为，巴比妥类药物可作用于γ-氨基丁酸(GABA)系统，与 GABA 受体-Cl⁻通道大分子表面的特殊受点作用，形成复合物，构象发生改变，影响与 GABA 偶联的 Cl⁻通道的传导，延长 Cl⁻通道的开放时间，延长了 GABA 的作用。而对 GABA 的释放、代谢或重摄取不能产生影响。

3. 影响巴比妥类药物活性的因素　　巴比妥类药物属于结构非特异性药物，其药物活性的强弱主要与药物的酸性解离常数有关，起效快慢主要与药物的脂水分配系数有关，体内作用时间长短与药物的代谢难易有关。

(1)酸性解离常数 pK_a 对药效的影响　　影响巴比妥类药物活性的一个重要因素是药物的酸性，酸性与药物的解离状态密切相关(表 4-3)。通常，药物以分子的形式透过细胞膜和血脑屏障，以离子的形式发挥药理作用，因此要求药物具有适宜的解离度。若药物 pK_a 太小，在生理条件(pH 7.4)下，几乎全部电离，无法通过细胞膜导致不吸收，无活性。巴比妥酸和 5 位单取代巴比妥类在正常生理 pH 条件下，几乎全部电离成离子形态，不能透过血脑屏障，故无镇静催眠作用。5,5-二取代或 1,5,5-三取代巴比妥类分子中存在内酰胺-内酰亚胺互变异构体，酸性减弱(pK_a=7~8)，在生理条件下为具有分子态和离子态的药物，易透过血脑屏障进入脑中发挥作用。

表 4-3　常用巴比妥类药物的 pK_a 和未解离百分率

常用巴比妥类药物	巴比妥酸	苯巴比妥酸	苯巴比妥	司可巴比妥	异戊巴比妥	戊巴比妥	海索巴比妥
pK_a	4.12	3.75	7.40	7.70	7.90	8.00	8.40
未解离百分率/%	0.05	0.02	50.00	66.61	75.97	79.92	90.91

(2)脂水分配系数对药效的影响　　药物具有亲水性才能在体液中传输，具有亲脂性才能透过血脑屏障，到达作用部位，发挥镇静催眠、抗癫痫作用。因此药物必须有适宜的脂水分配系数。分子中 5 位上应有两个取代基，两个取代基的碳原子总数的增加会使药物的脂溶性增加。研究发现，5 位上的两个取代基的碳原子总数以 4~8 为最好，是临床常用的药物；大于 8 时作用下降甚至出现惊厥。5,5-二取代巴比妥酸的氮原子上若引入甲基，可降低酸性和增加脂溶度，起效快、作用时间短。若在两个氮原子上都引入甲基，可产生惊厥作用。5,5-二取代巴比妥酸的 2 位碳上的氧原子若以 S 原子取代，如硫喷妥钠，脂溶性增大，起效快；易代谢，持续时间短。

(3)药物的体内代谢对作用时间的影响　　巴比妥类药物主要通过肝脏代谢，包括 5 位取代基的氧化、N 上脱烷基、2 位脱硫、内酰胺环的水解开环等。代谢结果使药物脂溶性下降，脑内浓度降低，失去镇静催眠、抗癫痫活性。巴比妥类药物的作用时间与体内代谢过程有关。5 位上的取代基为芳烃或饱和直链烷烃时不易被氧化，作用时间长，这类药物属于长效催眠药，如苯巴比妥。5 位上的取代基为支链烷烃或不饱和烃时，在体内易被氧化，作用时间短，这类药物属于中、短效催眠药，如戊巴比妥、司可巴比妥等。

4. 巴比妥类药物的构效关系

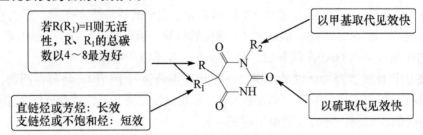

苯巴比妥(phenobarbital)

【化学名】5-乙基-5-苯基-2,4,6-(1*H*,3*H*,5*H*)嘧啶三酮 [5-ethyl-5-phenyl-2,4,6-(1*H*,3*H*,5*H*) pyrimidinetrione]，商品名鲁米那(luminal)。

【结构特征】母核：环丙二酰脲(巴比妥酸)，含苯基、乙基。属于丙二酰脲类。

【理化性质】本品为白色结晶或白色结晶性粉末，无臭，味微苦，熔点为 174.5～178℃。在空气中较稳定，难溶于水，能溶于乙醇、乙醚，在氯仿中略溶。

本品具有弱酸性，可与氢氧化钠或碳酸钠生成苯巴比妥钠。其钠盐水溶液与酸性物质接触或吸收空气中 CO_2，会析出苯巴比妥沉淀。

本品钠盐水溶液放置过久易水解生成苯基丁酰脲沉淀而失去活性。为避免水解，苯巴比妥钠应先制成粉针剂，现用现配制。

本品具有双缩脲的特征反应。其钠盐可与硝酸银或硝酸汞作用生成白色沉淀。可溶于碳酸钠或氨水。与吡啶和硫酸铜作用生成紫色沉淀。

钠盐水溶液与硝酸银作用生成白色沉淀，沉淀溶于碳酸钠或氨水。

【合成】巴比妥类药物常用的合成法是丙二酸二乙酯法，即用丙二酸二乙酯与相应的卤代烃在醇钠的催化下引入取代基，再与脲在醇钠催化下缩合得到。对于 5 位的两个不同取代基在引入时，一般先引入体积大的基团，再引入体积小的基团，以控制生成的中间体质量。

以苯乙酸乙酯为原料，与草酸二乙酯在醇钠催化下缩合，加热脱羧，制得 2-苯基丙二酸二乙酯，再用溴乙烷进行乙基化，最后与脲缩合酸化即得。

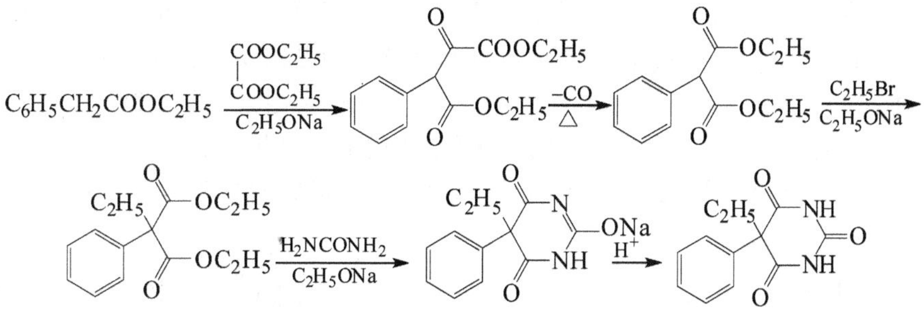

【作用】苯巴比妥是最早用于抗癫痫的有机合成药。目前仍广泛用于控制癫痫的大发作及局限性发作。本品具有镇静、催眠、抗惊厥作用，临床用于治疗失眠、惊厥和癫痫大发作。

(二) 乙内酰脲类

乙内酰脲本身无抗癫痫作用，当 5 位两个氢被烷基取代后具有抗惊厥、抗癫痫作用，如苯妥英，抗惊厥作用强，毒性大，有致畸作用，主要用于控制大发作。将乙内酰脲结构中—NH—以其电子等排体—O—或—CH$_2$—代替，分别得噁唑烷酮类和丁二酰亚胺类。噁唑烷酮类有三甲双酮(trimethadione)，由于其对造血系统毒性大、疗效差，现已少用。丁二酰亚胺类药物乙琥胺(ethosuximide)，生物利用度约 100%，为失神性发作的首选药物。

苯妥英钠(phenytoin sodium)

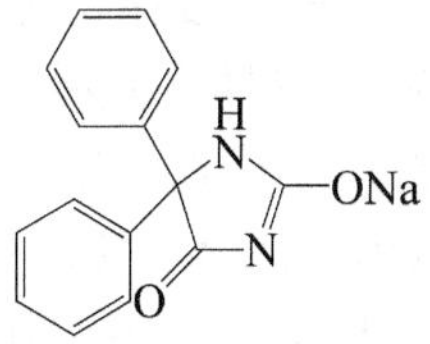

【化学名】5,5-二苯基-2,4-咪唑烷二酮钠盐(5,5-diphenyl-2,4-imidazolidinedione sodium salt)，又名大伦丁钠(dilantin sodium)。

【结构特征】母核：乙内酰脲，含两个苯基。

【理化性质】本品为白色粉末，无臭、味苦，微有引湿性。本品易溶于水和乙醇，几乎不溶于氯仿和乙醚。

本品水溶液呈碱性，露置于空气中可吸收 CO$_2$，析出游离的苯妥英而出现浑浊，游离的苯妥英与氨液生成铵盐可溶解。因此，应密闭保存或新鲜配制。

本品水溶液与碱加热可水解开环，最后生成二苯基氨基乙酸和氨气。

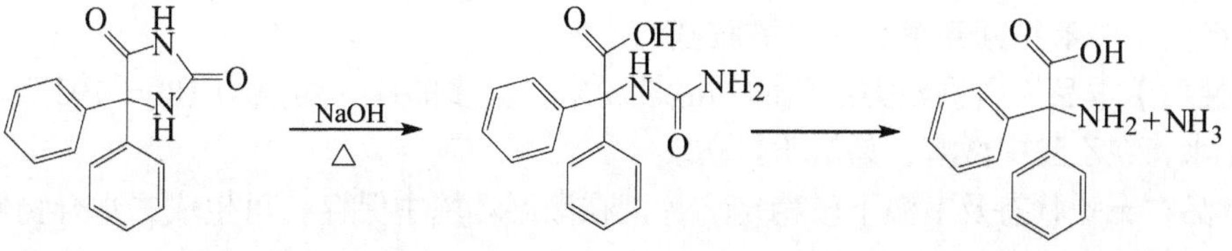

本品水溶液与硝酸银或硝酸汞试液反应生成不溶于氨的白色沉淀。本品与吡啶硫酸铜试液反应显蓝色。这两种反应可用来鉴别苯妥英钠和巴比妥类药物。

【合成】本品的合成以苯甲醛为原料，在氰化钠（氰化钠毒性大，可用维生素 B_1 替代）存在的条件下发生安息香缩合反应，得到安息香，用硝酸等氧化剂氧化为二苯乙二酮（联苯甲酰），在碱性醇液中与脲发生二苯羟乙酸重排反应，最后缩合即得苯妥英钠。

【代谢】本品主要在肝脏由肝微粒体酶代谢，主要代谢产物为无活性的 5-(4-羟基苯基)-5-苯乙内酰脲，它与葡糖醛酸结合排出体外。本品具有"饱和代谢动力学"特点，即用量过大或短时反复给药，可使代谢酶饱和，血药浓度呈非线性急剧增加，有蓄积中毒的危险。故使用本品时需要进行血药浓度的检测，以决定患者每日的给药次数和用量。

【应用】本品是治疗癫痫大发作的首选药，可对部分性发作及持续状态有效，对小发作无效。本品还可治疗心律失常、高血压、三叉神经痛等。本品为肝酶诱导剂，能加速与其合用的药物代谢，可降低这些药物的疗效。

(三)二苯并氮杂䓬类

二苯并氮杂䓬类药物的代表药物有卡马西平（carbamazepine）和奥卡西平（oxcarbazepine）。卡马西平最初用于治疗三叉神经痛，现主要用于控制精神运动性发作及苯妥英钠等其他药物难以控制的大发作、复杂部分性发作或其他全身性发作，对失神性发作无效。其作用机制为对苯二氮䓬受体有激活作用，阻断 Na^+ 通道以防止病灶神经元的放电扩散。毒性比苯妥英小。奥卡西平是卡马西平的 13-酮基衍生物，药理作用与卡马西平相同。其在体内几乎完全代谢为有活性的 10,11-二氢-13-羟基卡马西平和少量无活性的反式 10,11-二羟基卡马西平。由于不产生 10,11-环氧化合物，因此奥卡西平毒性小，不良反应低。

卡马西平(carbamazepine)

【化学名】5H-二苯并[b,f]氮杂䓬-5-甲酰胺（5H-dibenz[b,f]azepine-5-carboxamide），又名酰胺咪嗪、卡巴咪嗪。

【结构特征】二苯并氮杂䓬，含甲酰胺基。

【理化性质】本品为白色或类白色的结晶性粉末，具多晶性，熔点为 189～193℃。几乎不溶于水，在乙醇中微溶，易溶于氯仿。

本品在干燥状态及室温下较稳定。片剂在潮湿环境中保存，可生成二水合物使片剂硬化，导致溶解和吸收变差，使药效降至原来的 1/3。长时间光照，固体表面由白色变橙黄色，部分环化形成二聚体和氧化成 10,11-环氧化物，故本品需避光保存。

本品加硝酸加热数分钟后，显橙红色。

【合成】以邻硝基甲苯为原料，在甲醇钠的作用下偶联，然后在盐酸的存在下用铁粉还原，硝基被还原为氨基，得到亚氨基联苄，加热，分子内缩合得到 5H-10,11-二氢二苯并[b,f]氮杂䓬，经 5 位氯甲酰化，10 位溴代，消除，胺化制得本品。

【代谢】本品口服后在胃肠道吸收，由于水溶性差，因此吸收慢且不规则。本品经肝脏代谢,半衰期大于 14h，主要代谢产物为 10,11-环氧卡马西平和 10,11-二羟基卡马西平，后者与葡糖醛酸结合，经肾脏排出体外。10,11-环氧卡马西平也具有抗癫痫作用。在卡马西平的 10 位引入羰基，得到有抗癫痫活性的奥卡西平(oxcarbazepine)。与卡马西平相比，奥卡西平耐受性更好。

【作用】本品有抗癫痫作用，对精神运动性发作最有效，对大发作、局限性发作和混合型癫痫也有效，减轻精神异常，对伴有精神症状的癫痫尤为适宜。还可用于治疗外周神经痛。毒性比苯妥英钠小，常见的副反应有嗜睡、复视及精神紊乱，少数患者出现骨髓抑制。

第三节　精神疾病治疗药

精神失常是由多种原因引起的，主要表现为各种精神分裂症、焦虑、抑郁、躁狂等。根据临床应用，把抗精神失常药分成四类：抗精神病药、抗抑郁药、抗焦虑药和抗躁狂药。

精神失常是指人的认识、情感、意志或行为等精神活动异常的一类疾病。对精神失常有治疗作用的药物称为抗精神失常药。

一、抗精神病药

抗精神病药(antipsychotics)又称强安定药或抗精神分裂症药,主要用于治疗精神分裂症,减轻患者的激动、敏感和好斗情绪,消除患者幻觉、妄想,减轻精神过度激动或激发精神过度消沉。

根据抗精神病药的药效学和副作用的差异,可将其分为经典抗精神病药(classical antipsychotics)和非经典抗精神病药(atypical antipsychotics)两大类。经典抗精神病药主要是阻断多巴胺受体,从而发挥抗精神病作用。同时,也产生锥体外系的副反应。非经典抗精神病药作用机制不同于经典抗精神病药物,较少产生锥体外系的副反应和迟发性运动障碍。

(一)经典抗精神病药

经典抗精神病药根据化学结构分为吩噻嗪类、硫杂蒽类(噻吨类)、二苯并二氮䓬类、丁酰苯类、苯酰胺类等。其中,吩噻嗪类、硫杂蒽类(噻吨类)和二苯并二氮䓬类统称为三环类。

1. 吩噻嗪类药物

(1)吩噻嗪类药物的发展　20世纪50年代初,临床医生在使用吩噻嗪类抗组胺药异丙嗪时,发现异丙嗪有较强的抑制中枢神经的作用,这一发现促进了在异丙嗪衍生物中寻找抗精神病药的研究。研究发现将异丙嗪的吩噻嗪环与侧链氨基之间碳链改为直链,得到丙嗪,抗组胺作用减弱而安定作用加强;进一步在环上2位引入氯原子,得到氯丙嗪,具有抗精神病活性,成为第一个抗精神病药物,开创了精神病药物治疗的新纪元。随后以氯丙嗪为先导化合物,对其取代基及母核上的S原子及N原子进行改造,开发了一系列吩噻嗪类抗精神病药,如三氟丙嗪(triflupromazine)、奋乃静(perphenazine)、哌泊噻嗪(pipotiazine)和美索哒嗪(mesoridazine)等,以及其他三环类药物,包括噻吨类及二苯并二氮杂䓬类抗精神病药,还得到了二苯并氮杂䓬类抗抑郁药。常用的吩噻嗪类药物见表4-4。

表 4-4　常用的吩噻嗪类药物

药物名称	取代基	
	R	R′
异丙嗪 (promethazine)	H	—$CH_2CH(CH_3)N(CH_3)_2$
乙酰丙嗪 (acepromazine)	—$COCH_3$	—$CH_2CH_2CH_2N(CH_3)_2$

续表

药物名称	取代基	
	R	R′
奋乃静 (perphenazine)	—Cl	—CH₂CH₂CH₂—N◯N—CH₂CH₂OH
氟奋乃静 (fluphenazine)	—CF₃	—CH₂CH₂CH₂—N◯N—CH₂CH₂OH
三氟拉嗪 (trifluoperazine)	—CF₃	—CH₂CH₂CH₂—N◯N—
哌泊噻嗪 (pipotiazine)	—SO₂N(CH₃)₂	—CH₂CH₂CH₂—N◯N—CH₂CH₂OH
美索达嗪 (mesoridazine)	$\overset{O}{\underset{\parallel}{—S—}}$	—CH₂CH₂—

(2) 吩噻嗪类药物的构效关系

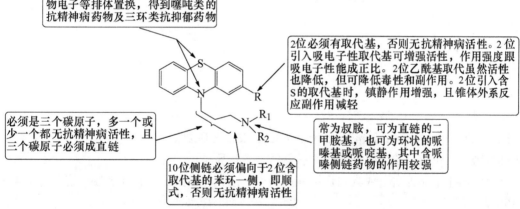

5位S原子和10位N原子可被其他生物电子等排体置换，得到噻吨类的抗精神病药物及三环类抗抑郁药物

2位必须有取代基，否则无抗精神病活性。2位引入吸电子性取代基可增强活性，作用强度跟吸电子性能成正比。2位乙酰基取代虽然活性也降低，但可降低毒性和副作用。2位引入含S的取代基时，镇静作用增强，且锥体外系反应副作用减轻

必须是三个碳原子，多一个或少一个都无抗精神病活性，且三个碳原子必须成直链

常为叔胺，可为直链的二甲胺基，也可为环状的哌嗪基或哌啶基，其中含哌嗪侧链药物的作用较强

10位侧链必须偏向于2位含取代基的苯环一侧，即顺式，否则无抗精神病活性

(3) 吩噻嗪类药物与受体的作用方式　　吩噻嗪类药物的作用靶点是多巴胺受体。按照药物的作用方式，把多巴胺受体分为 A、B、C 三个部分，吩噻嗪类药物与受体之间相互作用也有 A、B、C 三个部分。

其中，B 部分(10 位 N 上的三个碳的侧链部分)的立体专属性最高，C 部分(吩噻嗪环部分)次之，A 部分(10 位 N 上的侧链末端叔胺部分)的立体专属性最小。

B 部分必须由三个成直链的碳原子组成。若将直链变成支链或将 3 碳链缩短为 2 碳，则与多巴胺受体的 B 部分不匹配，导致抗精神病活性明显下降。这种支链结构可能和组胺 H_1 亲和力较大，使抗组胺作用增强。

C 部分是和受体表面作用的重要部分。X 射线衍射研究表明，吩噻嗪环不是平面环，而是沿 N—S 轴以一定角度折叠，由于分子沿 N—S 轴与受体发生相互作用，苯环上取代基远离受体表面，立体因素影响小，但苯环上取代基可影响环系的电子云密度，当取代基为吸电子基团时，可使氮原子和硫原子的电子密度降低而有利于和受体的相互作用，增强活性，当取代基为供电子基团如—OCH_3—或—OH 时，活性下降。只有 2 位取代活性增强，3、4 位取代活性下降。

A 部分的立体专属性不高，但要求分子侧链末端的碱性基团与受体较窄的凹槽相对应。因此碱性基团为二乙氨基时体积较大而作用弱，而乙基成为环的一部分如哌嗪环时，由于分子较窄而作用强。

盐酸氯丙嗪(chlorpromazine hydrochloride)

【化学名】N,N-二甲基-2-氯-10H-吩噻嗪-13-丙胺盐酸盐 (2-chloro-N,N-dimethyl-10H-phenothiazine-10-propanamine hydrochloride)，又名冬眠灵。

【结构特征】母核：吩噻嗪环，含丙胺侧链，含氯原子。

【理化性质】本品为白色或乳白色结晶性粉末，微臭，味极苦，有吸湿性。熔点为 194～198℃。

本品易氧化，在空气或日光中放置，渐变为红棕色。日光及重金属离子对氧化有催化作用。遇氧化剂则被破坏，如本品加硝酸呈红色，稍经放置，红色加深；加热则变为无色。本品与三氯化铁或过氧化氢试液作用显稳定红色。故其注射剂中必须加入抗氧剂，如对氢醌、连二亚硫酸钠、亚硫酸氢钠或维生素 C 等，可阻止其氧化变色。

部分患者使用吩噻嗪类药物后，在强烈阳光照射下会发生严重的光化毒反应，起红疹。这是因为药物遇光分解生成的自由基与体内蛋白质作用，发生过敏反应。因此，服用此类药物应避免日光强烈照射。

本品水溶液显酸性，遇碱可生成游离氯丙嗪沉淀，故本品忌与碱性药物配伍使用。

【代谢】 本品可口服吸收，但个体差异较大。本品主要在肝脏代谢，代谢过程非常复杂，在尿中存在 20 多种代谢产物。主要代谢途径有 N 氧化、S 氧化成亚砜或砜、*N*-去甲基(有活性)、7 位引入羟基(有活性)、侧链 N 氧化(N 原子上引入羟基、氨基或氧化成羧基)等。

【合成】 以邻氯苯甲酸和间氯苯胺为原料，以铜粉为催化剂加热，进行 Ullman(乌尔曼)反应，缩合得 2-羧基-3′-氯二苯胺，加热脱羧得间氯二苯胺，再与硫熔融得 2-氯吩噻嗪及少量 4-氯吩噻嗪。2-氯吩噻嗪与 1-氯-3-二甲氨基丙烷缩合得氯丙嗪，最后与饱和盐酸溶液成盐即得。

【作用】氯丙嗪不仅作用于多巴胺受体，它还作用于中枢胆碱受体、肾上腺素受体、组胺受体及 5-羟色胺受体，对上述受体有一定的拮抗作用，故氯丙嗪具有多种药理作用。本品用于治疗精神分裂症和躁狂症的兴奋躁动，神经官能症的焦虑、紧张状态，也可用于镇吐、低温麻醉、人工冬眠等。本品的主要副作用有口干、乏力、嗜睡、便秘等。对产生光化毒反应的患者，在服药期间应避免阳光的过度照射。

2. 噻吨类药物 将吩噻嗪类环上的氮原子换成碳原子，并通过侧链与双键相连，即得噻吨类药物(thioxanthenes)，又称硫杂蒽类药物。目前，临床应用的此类药物主要有氯普噻吨 (chlorprothixene，又名泰尔登)、珠氯噻醇(zuclopenthixol)、氟哌噻吨(flupenthixol)等(表 4-5)。

表 4-5 噻吨类抗精神病药物

结构式	药物名称	X	R
	氯普噻吨 (chlorprothixene)	—Cl	—N(CH₃)₂
	珠氯噻醇 (zuclopenthixol)	—Cl	
	氟哌噻吨 (flupenthixol)	—CF₃	

3. 丁酰苯类药物

(1)丁酰苯类药物的研究进展 丁酰苯类药物(butyrophenone)是在研究镇痛药哌替啶结构改造过程中发展起来的一类作用很强的抗精神病药物。虽然丁酰苯类药物的化学结构与吩噻嗪类不同，但其抗精神病作用非常相似，且作用强度大。氟哌啶醇(haloperidol)在 1958 年用于临床，作用比氯丙嗪强 50 倍，现已广泛用于治疗急、慢性精神分裂症及躁狂症。后来又陆续发现了作用更强的三氟哌多(trifluperidol)等。

在进一步改造丁酰苯类结构的过程中，用 4-氟苯甲基取代丁酰苯的酮基，发现了一类二苯丁基哌啶类抗精神病药，如匹莫齐特(pimozide)、五氟利多(penfluridol)、氟司必林(fluspirilene)等，为新的口服长效抗精神病药物，可有效治疗急、慢性精神分裂症，副反应少。

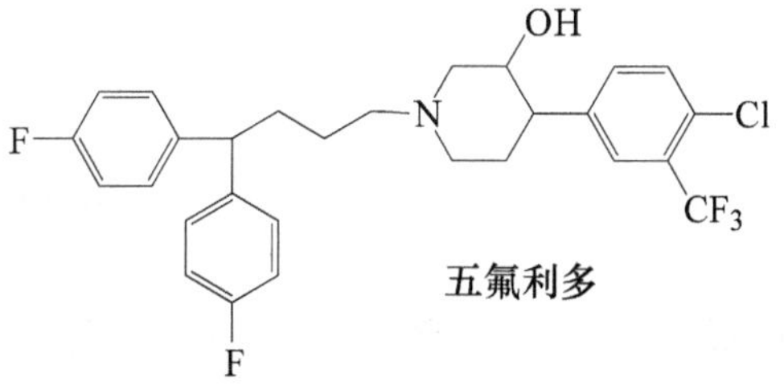

五氟利多

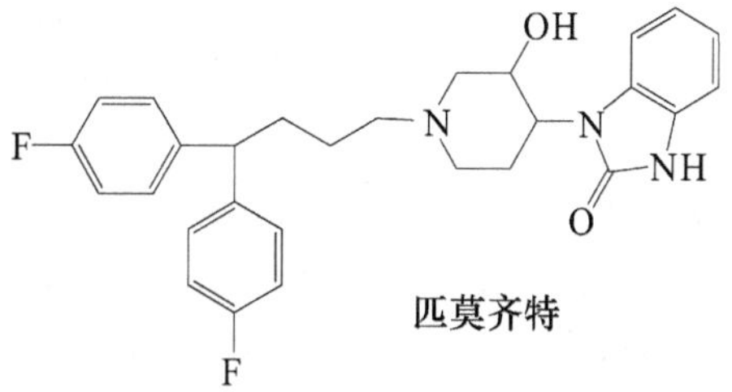

匹莫齐特

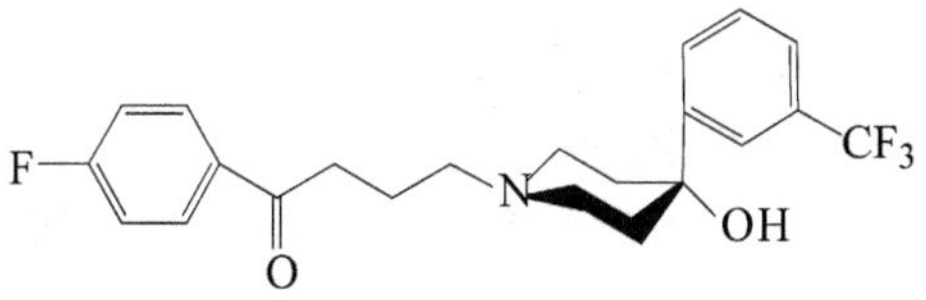

三氟哌多

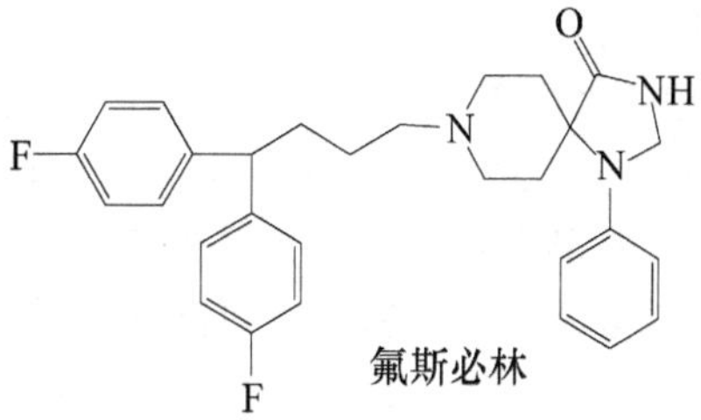

氟斯必林

(2) 丁酰苯类药物的构效关系

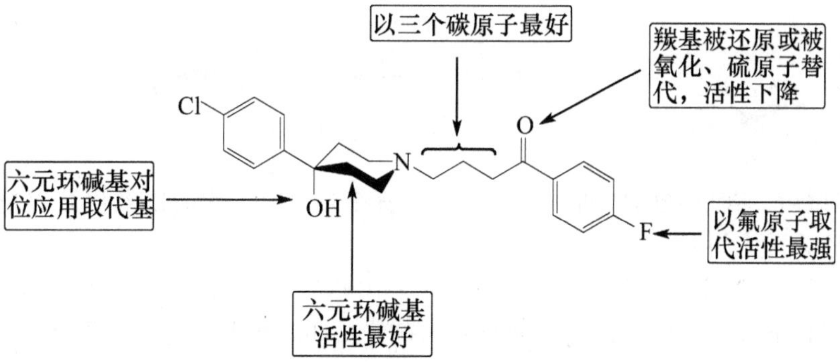

以三个碳原子最好

羰基被还原或被氧化、硫原子替代，活性下降

六元环碱基对位应用取代基

以氟原子取代活性最强

六元环碱基活性最好

4. 苯甲酰胺类药物 苯甲酰胺类药物(benzamide)具有和氯丙嗪相似的抗精神病作用，此外还有止吐作用。在对局麻药普鲁卡因的结构改造过程中，发现甲氧氯普胺有很强的止吐作用和轻微的镇静作用，进而发现了苯甲酰胺类药物。经过研究发现其与拮抗多巴胺受体有关，由此得到苯酰胺类抗精神病药物。现临床上主要有舒必利(sulpiride)、奈莫必利(nemonapride)等。

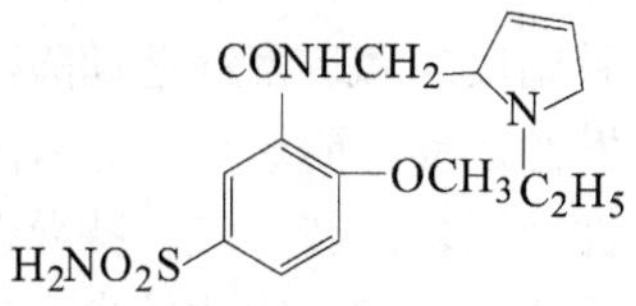

舒必利

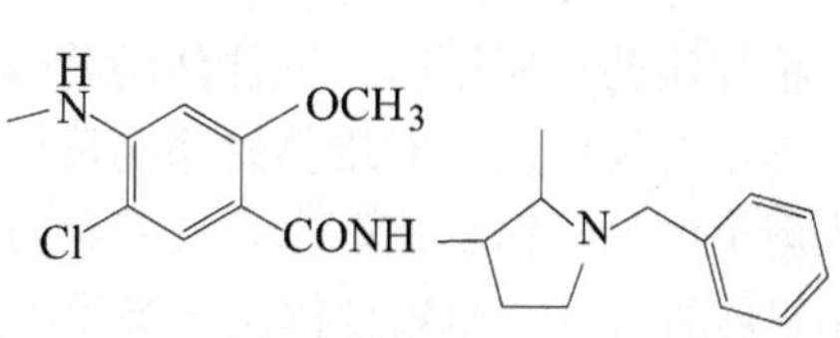

奈莫必利

氟哌啶醇(haloperidol)

【化学名】1-(4-氟苯基)-4-[4-(4-氯苯基)-4-羟基-1-哌啶基]-1-丁酮[4-[4-(4-chlorophenyl)-4-hydroxy-1-piperidinyl]-l-(4-fluorophenyl)-l-butanone]。

【结构特征】具有 4 苯基哌啶环、丁酰苯基、氟原子、氯原子、羟基。属于丁酰苯类抗精神病药物。

【理化性质】本品为白色或类白色的结晶性粉末，无多晶现象；无臭无味，熔点为 149～153℃。几乎不溶于水，可溶于氯仿，微溶于乙醇、乙醚。

本品在室温、避光条件下稳定，但受自然光照射后颜色变深。在 105℃干燥时，发生部分降解，降解产物可能是哌啶环上的脱水产物。

【合成】本品的合成以氟-γ-氯代丁酰苯为原料，与 4-(4-氯苯基)-4-哌啶醇在碘化钾存在下加热缩合而成。

【代谢】口服后，在肝脏内代谢，肾脏消除，有首过效应。代谢以氧化性 N-脱烷基反应和酮基的还原反应为主。

【作用】临床用于治疗精神分裂症、躁狂症及焦虑性神经官能症，也有止吐作用。本品的副作用主要是锥体外系反应，高达 80%；大剂量长期服用可引起心律失常、心肌损伤，降低剂量或停用后可恢复正常。

本品作用的时效相对较短，肌注需 2～3 次/日。利用其分子结构中的醇羟基，与癸酸反应生成相应的酯得到长效作用的前药癸氟哌啶醇，在肌肉组织中逐渐释放，经酶水解产生氟哌啶醇进入血液，可每月注射一次。

(二)非经典抗精神病药

经典抗精神病药在使用时，往往伴随着锥体外系副反应和迟发性运动障碍。近年来随着神经药理学的发展，针对锥体外系副反应和迟发性运动障碍进行了深入的研究，发现了一系列新类型的抗精神病药，这类药物可选择性抑制多巴胺神经，特异性作用于中脑皮层的多巴胺神经元，而较少作用于黑质-纹状体多巴胺通路，因此较少产生锥体外系副反应，基本不发生迟发性运动障碍，这类药物称为非经典抗精神病药。

氯氮平是二苯并氮䓬类抗精神病药，被认为是非经典型抗精神病药(atypical antipsychotic agent)的代表，也是第一个非经典抗精神病药物。受氯氮平的启发，又开发了一些非经典抗精神病药物如利培酮(risperidone)、奥氮平(olanzapine)、齐拉西酮(ziprasidone)、阿立哌唑(aripiprazole)等。与经典的抗精神病药物比较，它们对 5-HT$_2$(5-羟色胺 2)受体、DA$_2$(多巴胺 2)受体均有拮抗活性，锥体外系副作用及发性运动障碍均较少，可用于治疗多种类型的精神分裂症。

氯氮平(clozapine)

【化学名】8-氯-11-(4-甲基-1-哌嗪基)-5H-二苯并[b,e][1,4]二氮杂䓬[8-chloro-11-(4-methyl-1-piperazinyl)-5H-dibenzo[b, e][1, 4] diazepine]，又名氯扎平。

【结构特征】母核：二苯并 1,4 二氮杂䓬。含哌嗪环、氯原子。

【理化性质】本品为淡黄色结晶性粉末，无臭无味。熔点为 181～185℃。本品几乎不溶于水，易溶于氯仿，能溶于乙醇。

【合成】8-氯-10,11-二氢-5H-二苯并[b,e][1,4]二氮䓬-11-酮和五硫化二磷在吡啶中回流反应，产物在叔丁醇钾存在下与对硝基苄氯缩合，得 8-氯-11-(对硝基苄基硫)-5H-二苯并[b,e][1,4]二氮䓬，最后与 4-甲基哌嗪缩合即得。

【代谢】本品口服吸收较好，但有肝脏的首过效应，生物利用度约 50%，体内几乎全部代谢，包括 N-去甲基和 N-氧化。

【作用机制】本品阻断多巴胺受体的作用较经典抗精神病药弱，但本品具有拮抗肾上腺素α-受体、N-胆碱受体、组胺受体和 5-HT 受体的作用。其作用机制与经典抗精神病药物不同，有人认为是产生多巴胺和 5-HT 受体的双相调节作用。

【作用】本品不仅对精神病阳性症状有效，对阴性症状也有一定效果。适用于急性与慢性精神分裂症的各个亚型，对幻觉妄想型、青春型精神分裂症效果好。也可以减轻与精神分裂症有关的情感症状如抑郁、负罪感、焦虑。本品也用于治疗躁狂症或其他精神病性障碍的兴奋躁动和幻觉妄想。氯氮平的典型副作用为粒性白细胞减少，一般不宜作为首选药，仅用于对其他药物无效的精神病患者。

【发现】对吩噻嗪的噻嗪环进行结构改造，将六元环扩为二氮䓬环得到氯氮平。

二、抗抑郁药

临床上的抗抑郁药(antidepressant)按其作用机制可分为五类：去甲肾上腺素(norepinephrine, NE)再摄取抑制剂（三环类抗抑郁药）、选择性 5-羟色胺(5-hydroxytryptamine, 5-HT)再摄取抑制剂、单胺氧化酶(monoamine oxidase, MAO)抑制剂、5-羟色胺和去甲肾上腺素再摄取双重抑制剂及其他类，各类常见药物见表4-6。另外，三重再摄取抑制剂、作用于神经肽系统的药物、褪黑激素激动剂及谷氨酸受体拮抗剂等的研究也在进行中。

表 4-6　常见的抗抑郁类药物

续表

	5-HT 和 NE 再摄取双重抑制剂		
5-HT 和 NE 再摄取双重抑制剂	文拉法辛 (venlafaxine)	度洛西汀 (duloxetine)	米那普仑 (milnacipran)
其他类	安非他酮 (amfebutamone)	曲唑酮 (trazodone)	

（一）NE 再摄取抑制剂（NRI）

本类药物多为三环类化合物，主要是通过抑制中枢神经突触前膜对去甲肾上腺素的再摄取，增强中枢神经系统去甲肾上腺素的功能，从而起到抗抑郁的作用。丙咪嗪（imipramine）是最早用于治疗抑郁症的三环类药物。

盐酸丙咪嗪(imipramine hydrochloride)

【化学名】 N,N-二甲基-10,11-二氢-5H-二苯并[b,f]氮杂䓬-5-丙胺盐酸盐（N,N-dimethyl-10,11-dihydro-5H-dibenzo[b,f]azepine-5-propanamide hydrochloride）。

【结构特征】 母核：二苯并氮杂䓬环。含丙胺侧链。

【理化性质】 本品为白色或类白色结晶性粉末，无臭或几乎无臭，遇光渐变色，熔点为170～175℃。本品易溶于水、乙醇或氯仿，几乎不溶于乙醚。

本品在通常情况下是稳定的，在稳定性的加速试验中发生降解。降解的方式与其他类似的二苯氮杂䓬类化合物相似。本品加硝酸显深蓝色，可用于鉴别。

【合成】 本品以亚氨基联苄为原料，经烷基化成盐等过程而得。

【**代谢**】本品在肝脏代谢，大部分生成活性代谢物去甲丙咪嗪，即地昔帕明（desipramine），也是一个临床药物。丙咪嗪和地昔帕明经 2-羟基化失活，大部分与葡糖醛酸结合，经尿排出体外。

【**作用**】本品用于治疗内源性抑郁症、反应性抑郁症及更年期抑郁症，也可用于小儿遗尿。但该药可造成心肌损害，引起低血压、白细胞减少及便秘、腹泻等不良反应，目前临床较少使用。其作用机制是抑制 NE 的重摄取。

【**发现**】本品是在 20 世纪 40 年代后期合成的一系列二苄亚胺化合物中的一个。与吩噻嗪的结构比较，中间的一个环可看成用生物电子等排体乙撑基替代了吩噻嗪的硫原子，成为含氮的七元环。

盐酸阿米替林(amitriptyline hydrochloride)

【**化学名**】*N,N*-二甲基-3-（10,11-二氢-5*H*-二苯并[a,d]环庚二烯-5-亚基）-1-丙胺盐酸盐[3-（10,11-dihydro-5*H*-dibenzo[a,d]cycloheptene-5-ylidene）-*N,N*-dimethyl propanamine hydrochloride]。

【**结构特征**】母核：二苯并环庚二烯，含丙氨基。属于三环类抗抑郁药。

【**理化性质**】本品为无色结晶，味苦、无臭，熔点 196～197℃。易溶于水和乙醇，几乎不溶于乙醚。

本品具有双苯并稠环共轭体系，并且侧链含有脂肪族叔胺结构，对日光较敏感，易被氧化，故需避光保存。

本品水溶液不稳定，其水溶液或磷酸缓冲液在过量氧存在下，在115～116℃环境中持续30min，发生分解，产生三个降解产物 A、B、C。

| 降解产物A | 降解产物B | 降解产物C |

【合成】 本品合成以酞酐为原料，与苯乙酸缩合后加热脱羧得亚苄基酞。用氢氧化钠水解得邻苯乙酰苯甲酸钠，氢化得邻 β-苯乙基苯甲酸钠，酸化后用五氧化磷-磷酸环合，再经 Grignard 反应得 5-羟基-5-(3-二甲氨基丙基)二苯并[a,d]环庚二烯，脱水成盐即得。

【代谢】 本品在体内主要在肝脏中代谢。代谢反应主要有 N-去甲基、氮氧化及羟基化。

【作用】本品抑制 NE 和 5-HT 的重摄取，适用于各类抑郁症的治疗，可明显改善抑郁症状，有较强的镇静催眠作用，对功能性遗尿有一定疗效。

(二)选择性 5-HT 再摄取抑制剂(SSRI)

本类药物于 20 世纪 80 年代开始研制，可选择性地抑制中枢神经突触前膜对 5-羟色胺的再摄取，提高突触间隙中 5-羟色胺的浓度，从而起到抗抑郁的作用。该类药物具有口服吸收良好，生物利用度高，耐受性好，疗效与三环类相当，不良反应较三环类少等优点，现已成为临床主要应用的抗抑郁药物。

盐酸氟西汀(fluoxetine hydrochloride)

【化学名】N-甲基-3-苯基-3-(4-三氟甲基苯氧基)丙胺盐酸盐(N-methyl-γ-[4-(trifluoromethyl)phenoxy]benzene propylamine hydrochloride)，又名百优解。

【结构特征】属于苯氧丙胺类，含三氟甲基。

【理化性质】本品为白色或类白色结晶性粉末，微溶于水，易溶于甲醇。

本品有一个手性碳原子，其中 S 异构体的活性较强，临床使用外消旋体。

本品在胃肠道吸收，在肝脏代谢成有活性的去甲氟西汀，在肾脏消除。在体内 S 异构体的代谢消除较慢。

【合成】以 3-氯-苯丙基-1-酮为原料，经硼氢化钠还原得到 3-氯-1-苯基丙醇，再与甲胺缩合得到 N-甲基-3-羟基-3-苯丙胺，在氢氧化钾和聚乙二醇(PEG)的作用下与 1-氯-4-三氟甲基苯缩合即得。

【代谢】氟西汀在肝脏中代谢，主要代谢产物为活性代谢物 N-去甲氟西汀。

【作用】本品选择性抑制中枢神经对 5-羟色胺的再摄取，是口服抗抑郁药，用于治疗抑郁症和伴随的焦虑，以及强迫症和暴食症。与三环类抗抑郁药相比，疗效相当，但较少抗 M 胆碱受体的副作用和较少心脏毒性。

【发现与发展】早期研究发现，苯海拉明和其他抗组胺药可增强对单胺类神经递质再摄取的抑制，于是合成了一系列的芳氧苯丙胺类化合物，研究它们在体外对 5-羟色胺(5-HT)、去甲肾上腺素(NE)和多巴胺(DA)再摄取的抑制强度，发现氟西汀是其中强度最大和选择性最高的 5-HT 再摄取抑制剂。

(三)单胺氧化酶抑制剂(MAOI)

单胺氧化酶(MAO)是一种催化体内单胺类递质代谢失活的酶，使单胺类递质因氧化脱氨代谢而失活，因此单胺氧化酶抑制剂可以通过抑制肾上腺素、NE、5-HT 等的代谢失活，使脑内受体部位神经递质 5-HT 或 NE 的浓度增加，利于突触的神经传递而达到抗抑郁的目的。20 世纪 80 年代生化研究发现，脑内单胺氧化酶有两种亚型，分别是单胺氧化酶-A(MAO-A)和单胺氧化酶-B(MAO-B)。MAO-A 与 NE 和 5-HT 的代谢脱氨有关，是抗抑郁药的主要靶酶。吗氯贝胺(moclobemide)为特异性 MAO-A 的可逆性抑制剂，具有抑酶作用快、停药后单胺氧化酶活性恢复快的特点，无不可逆单胺氧化酶抑制剂的"奶酪反应"，不良反应轻。临床上适用于轻度慢性抑郁症、内源性抑郁症、精神性或反应性抑郁症的长期治疗，可提高情绪、改善抑郁症。托洛沙酮(toloxatone)与吗氯贝胺作用机制相同，也是一种新型的可逆性 MAO-A 抑制剂。

托洛沙酮

(四)5-HT 和 NE 再摄取双重抑制剂(SNRI)

SSRI 较三环类在安全性上有显著改善，但在疗效和起效上并无改进。如果增强一种以上单胺递质的传导，可能有助于提高抗抑郁疗效和加快起效速度。目前这类药物主要有文拉法辛(venlafaxine)、度洛西汀(duloxetine)和米那普仑(milnacipran)。其中文拉法辛是第一个用于临床的 SNRI 抗抑郁药，抗抑郁作用与三环类相似或更强，不良反应少，对中度和重度抑郁症治疗效果都较好,是抗抑郁药物中缓解焦虑状态疗效最确切的药物，已成为混合型焦虑抑郁的首选药物。它的代谢产物 *O*-去甲基文拉法辛也有抗抑郁活性。

文法拉辛

三、抗焦虑药和抗躁狂药

(一)抗焦虑药(antianxiety agent)

焦虑症是一种发作性或持续性的情绪焦虑或紧张、惊恐不安，常伴有自主神经功能障碍、震颤和运动不安等明显的躯体症状。目前临床上以苯二氮䓬类药物为首选抗焦虑药，如地西泮(diazepam)、奥沙西泮(oxazepam)、硝西泮(nitrazepam)、氯硝西泮(clonazepam)等均是常用的抗焦虑药(见本章第二节)。

1986 年在美国和英国上市的丁螺环酮(buspirone)，是一种氮杂螺环癸烷双酮类抗焦虑药，其作用机制复杂，不同于苯二氮䓬类药物。目前公认的机制为，它是特异性的突触 5-HT$_{1A}$ 受体激动剂，可加强 5-HT 系统的功能和增加 5-HT 的含量。吸收迅速，代谢快，半衰期短。丁螺环酮的优点是没有镇静催眠作用，无中枢性肌肉松弛作用，不会引起嗜睡的副作用，目前未发现有依赖性。

丁螺环酮

与丁螺环酮结构类似的 5-HT 抗焦虑药，还有 1996 年在日本上市的坦度螺酮(tandospirone)，临床常用其枸橼酸盐。其抗焦虑活性与丁螺环酮相当，但有头疼、头晕、嗜睡、心动过速和食欲减退等不良反应，无药物依赖性和停药反跳现象。

另一个新的抗焦虑药是氯美扎酮(chlormezanone)，其特点是起效快，15min 起效，除用于抗焦虑外，还可用于治疗震颤型麻痹、瘫痪及脑震荡等。

坦度螺酮　　　　　　　　　　　氯美扎酮

（二）抗躁狂药（antimanic agent）

躁狂症是一种病态的情感活动过分高涨的精神失常，过分低落则为抑郁症。目前，躁狂症的发病机制不明。

锂盐是目前临床抗躁狂的首选药。1949 年，Cade 首先用碳酸锂（Li_2CO_3）治疗躁狂症，获得了显著的效果。碳酸锂对正常人的精神活动没有影响，对躁狂症发作有特效。其作用机制可能是锂离子的作用，影响 K^+、Na^+ 的腺苷三磷酸活性，使神经元间细胞膜钠离子转换功能改善，进而使神经递质的含量降低。碳酸锂可以促进 5-HT 合成，可使情绪稳定。也有人认为碳酸锂可能抑制脑内神经突触部位的 NE 释放，并促进 NE 再摄取，而使 NE 含量降低。碳酸锂口服吸收完全，能透过血脑屏障，显效慢。碳酸锂的治疗剂量个体差异大，中毒剂量与治疗剂量接近，因此，临床使用时需监测患者锂盐血浆浓度。

抗精神病药如吩噻嗪类、氟哌啶类及抗癫痫药卡马西平等均有治疗躁狂症的作用。卡马西平对于碳酸锂治疗无效或不耐受的患者有效。临床上常将氯硝西泮、氯氮平、奥氮平或利培酮与碳酸锂合用。2003 年美国 FDA 批准奥氮平与锂剂或丙戊酸盐合用于治疗双相情感障碍的急性躁狂发作。

第四节　镇　痛　药

一、镇痛药主要类型

镇痛药按结构和来源可分为吗啡、吗啡衍生物、合成镇痛药三大类，另外，还有内源性阿片样镇痛物质。

（一）吗啡及其衍生物

吗啡是阿片中的一种生物碱。阿片又称鸦片，是罂粟（*Papaver somniferum*）的未成熟蒴果中的白色浆汁浓缩物。内含生物碱、三萜类及甾类等多种成分，其中仅生物碱有生理活性，而吗啡的含量最高（9%～17%），其他成分有可待因（0.3%～4%）和蒂巴因（0.1%～0.8%）。吗啡和可待因是临床应用的镇痛药，而蒂巴因是半合成吗啡衍生物的原料。将吗啡分子中的两个羟基酯化，得到海洛因，其镇痛作用强于吗啡，但更易成瘾，被定为禁用的毒品。

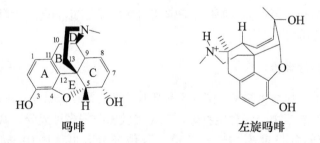

可待因　　　　　　　蒂巴因　　　　　　　海洛因

苄基吗啡　　　　　　异可待因

盐酸吗啡(morphine hydrochloride)

· HCl · 3H₂O

【**化学名**】17- 甲 基 -3- 羟 基 -4,5- 环 氧 -7,8- 二 脱 氢 吗 啡 喃 -6α- 醇 盐 酸 盐 三 水 合 物 [17-methyl-3-hydroxyl4,5-epoxy-7,8-dihydro-morphinan-6α-diol hydrochloride trihydrate]。

【**结构特征**】吗啡是由 5 个环(A、B、C、D、E)稠合而成的复杂结构，其中 A 环为苯环，含双键的环为 C 环，D 环为哌啶环，E 环为含 O 的五元环，B 环位于 A 环和 C 环之间。其中 A、B、C 三环构成部分氢化的菲环。B/C 环呈顺式，C/D 环呈反式，C/E 环呈顺式。含有 5 个手性中心(5R、6S、9R、13S、14R)。天然吗啡为左旋体，左旋吗啡在质子化状态时的立体构象呈"T"形，是有效的吗啡构型，而右旋吗啡完全没有镇痛及其他生理活性。

吗啡　　　　　　　　　左旋吗啡

【**理化性质**】本品为白色，有丝光的针状结晶或结晶性粉末，无臭，遇光易变质。在水中溶解，在乙醇中略溶，在三氯甲烷或乙醚中几乎不溶。

　　吗啡的结构中既有弱酸性的酚羟基，又有碱性的 *N*-甲基叔胺，故具有酸碱两性。可与强酸或强碱成盐以增加其在水中的溶解度。一般将吗啡的碱性基团与盐酸、硫酸、氢溴酸等成盐后使用，我国法定用其盐酸盐。

　　吗啡及其盐的性质不稳定，具有还原性，易被氧化。在光照下易与空气中的氧发生氧化反应，生成毒性大的双吗啡(dimorphine)[又称伪吗啡(pseudomorphine)]和 N-氧化吗啡及甲胺。空气中的氧、日光、紫外线或重金属离子均可促进氧化反应，因此本品应避光、密闭保存。氧化反应在中性或碱性条件下速度加快，因此配制盐酸吗啡注射液时，用酸调 pH 至 3～5，可使用中性玻璃瓶贮存并充氮气，加焦亚硫酸钠、亚硫酸氢钠等抗氧剂，使其保持稳定。

　　吗啡在盐酸或磷酸溶液中加热，可脱水并进行分子重排，生成阿扑吗啡(apomorphine)。阿扑吗啡是多巴胺(DA)受体激动剂，可用于治疗帕金森病(PD)，又因其可兴奋中枢的呕吐中枢，还可用作催吐剂。

　　阿扑吗啡具有邻苯二酚结构，可被稀硝酸氧化成邻醌而显红色，也可被碘溶液氧化。在水及醚存在下，水层为翠绿色，醚层为红色，可据此检查吗啡中是否有阿扑吗啡。

　　吗啡有多重颜色反应，可用作鉴别。盐酸吗啡水溶液遇中性三氯化铁试液呈蓝色；遇甲醛硫酸试液呈蓝紫色(Marquis 反应)；遇钼酸铵硫酸溶液显紫色，继而变蓝色，最后变为绿色(Frohde 反应)。

【代谢】吗啡口服由于首过效应生成几乎无活性的 3 位葡糖醛酸及硫酸结合物，生物利用度低。故常用皮下注射。

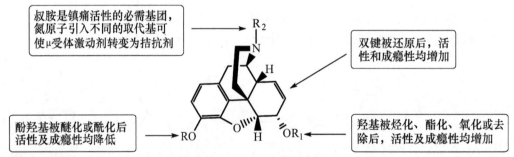

【作用】本品为阿片受体激动剂，有镇痛、镇静和镇咳作用。本品为强效镇痛药，可用于麻醉前给药。吗啡具有很强的成瘾性，以及呼吸抑制、降低血压、恶心、呕吐、便秘和排尿困难等一系列副作用。

【构效关系】吗啡结构中 3 位有一个酚羟基，6 位有一个醇羟基，7、8 位之间有一个双键，17 位氮原子有一个甲基取代。可对上述官能团进行多方面的结构修饰，研究其构效关系。

1）以叔胺形式存在的 17 位氮原子是保持活性的必需基团，用氢或立体位阻更大的烷基取代 17-甲基，活性降低。17 位 N-甲基换成烯丙基、环丙甲基或环丁甲基时，可成为吗啡拮抗剂，如纳洛酮(naloxone)和纳曲酮(naltrexone)，可作为吗啡类药物中毒的解救剂。

2）3 位酚羟基是镇痛作用的活性位点，3 位酚羟基醚化，镇痛活性和成瘾性均降低。

3）6 位羟基被取代或去除，活性和成瘾性均增加。

4）7、8 位双键不是活性必需基团，双键还原后活性保持或增加。

【发现与发展】1805 年从阿片中分离出其主要活性成分吗啡，1847 年确定分子式，1925 年确定了化学结构，1952 年化学全合成成功，1968 年确定其绝对构型，20 世纪 70 年代后，逐渐揭示其作用机制。

(二)合成镇痛药

合成镇痛药分子结构中不具备吗啡母体，按化学结构可分为吗啡喃类、苯吗喃类、哌啶类及氨基酮类。

1. 吗啡喃类　吗啡喃类化合物是吗啡化学结构中去除 E 环后的衍生物。左啡诺

（levorphanol）是吗啡喃的 3-羟基衍生物，其镇痛作用为吗啡的 4 倍，是 μ 受体激动剂。另一个吗啡喃的 3-羟基衍生物是布拖啡诺（butorphanol），它是 μ 受体拮抗剂，κ 受体激动剂，这种混合的激动-拮抗剂用作镇痛药时成瘾性较小。

左啡诺　　　　　　　布拖啡诺

2. 苯吗喃类　　苯吗喃类化合物是在吗啡喃类的基础上，进一步打开 C 环，保留了 A、B、D 环，C 环打开后，留下两个甲基。其代表药物有喷他佐辛（pentazocine）、非那佐辛（phenazocine）和环佐辛（cyclazocine）。在简化吗啡烃结构的研究过程中，首先研制出非那佐辛，镇痛活性为吗啡的 10 倍，无依赖性；进一步结构修饰得喷他佐辛，喷他佐辛可拮抗阿片 μ 受体，是 κ 受体的全面激动剂，δ 受体的弱激动剂，没有成瘾性，也不会造成呼吸抑制。

喷他佐辛　　　　　　非那佐辛　　　　　　环佐辛

3. 哌啶类　　哌啶类只保留了吗啡结构中的 A 环和 D 环。该类药物按结构可分为 4-苯基哌啶类和 4-苯氨基哌啶类。第一个合成的 4-苯基哌啶类镇痛药是哌替啶（pethidine）；进一步对哌替啶进行结构修饰发现了芬太尼（fentanyl），由此发展了哌啶类的另一分支 4-苯氨基哌啶类。芬太尼为 μ 受体激动剂，镇痛作用为吗啡的 80 倍，哌替啶的 500 倍。以芬太尼为基础，开发了一系列太尼类药物，如舒芬太尼（sufentanil）、瑞芬太尼（remifentanil）等。

芬太尼　　　　　　　　　　　　　舒芬太尼

阿芬太尼　　　　　　　　　　　　瑞芬太尼

盐酸哌替啶(pethidine hydrochloride)

【**化学名**】1-甲基-4-苯基-4-哌啶甲酸乙酯盐酸盐(1-methyl-4-phenyl-4-piperidinecarboxylic acid ethyl ester hydrochloride)，又名杜冷丁。

【**结构特征**】母核：4-苯基哌啶环，含酯基。

【**理化性质**】本品为白色结晶性粉末，味微苦，无臭或几乎无臭，易吸潮，遇光易变黄，易溶于水及乙醇，可溶于氯仿，不溶于乙醚。熔点为186~189℃。

【**合成**】本品的合成以苯乙腈为原料，在氨基钠存在下与氮芥环合生成 4-苯基-4-氰基哌啶，然后经水解、酯化、成盐即得。

【**代谢**】本品在肝脏中水解生成无活性的哌替啶酸(pethidinic acid)或脱去基生成去甲哌替啶(norpethidine)，再水解生成去甲哌替啶酸(normethidiic acid)，哌替啶酸和去甲哌替啶酸与葡糖醛酸结合排出体外。去甲哌替啶无镇痛活性且消除很慢，积累可产生毒性。

派替啶 　　　　派替啶酸

去甲派替啶 　　　　去甲派替啶酸

【**作用**】本品为μ受体激动剂，镇痛作用约为吗啡的1/10，持续时间较短，可用于分娩镇痛。也可用于各种创伤性疼痛、内脏平滑肌痉挛及癌症晚期引起的剧痛，也可用于麻醉前给药，起镇静作用。不良反应比吗啡轻，但长期使用仍有成瘾性，不易长期使用。

【**发现**】本品是在1939年研究解痉药阿托品(atropine)的类似物时意外发现的，为第一个全合成镇痛药。

4. 氨基酮类　　氨基酮类药物仅具有吗啡结构中的 A 环和类似 D 环的开链部分。代表药物有美沙酮(methadone)，其耐受性、成瘾性发生较慢，戒断症状轻，可用作戒毒药。

盐酸美沙酮(methadone hydrochloride)

【化学名】4,4-二苯基-6-二甲氨基-3-庚酮盐酸(6-dimethylamino-4,4-diphenyl-3-heptanone hydrochloride)。

【结构特征】母核：二苯甲叉，含酮基，氨基。

【理化性质】本品为无色结晶或白色结晶性粉末，无臭，味苦，熔点为 230～234℃。易溶于醇和氯仿，溶于水，不溶于醚和甘油。

本品分子中含有一个手性碳原子，具有旋光性。其左旋体镇痛活性大于右旋体。临床上常用其外消旋体。

本品的羰基位阻较大，化学反应活性降低，不能生成缩氨脲或腙，也不能被钠汞齐或异丙醇铝还原。盐酸美沙酮水溶液遇常见生物碱试剂能生成沉淀。例如，与苦酮酸产生沉淀，与甲基橙试液也可产生黄色的复盐沉淀，加入过量氢氧化钠溶液，析出游离碱。

本品水溶液遇光照射，部分分解，溶液变成棕色，pH 发生改变，旋光度降低。

【合成】由环氧丙烷与二甲胺进行胺化反应，经氯代、缩合、制得 4-二甲氨基-2,2-二苯基戊腈(分离出不溶于正己烷的同分异构体)，再与溴化乙基镁反应，水解后成盐即得本品。

【代谢】美沙酮在体内主要代谢途径有 N-氧化、N-去甲基化、苯环羟化及羰基氧化、还原反应等。

【作用】本品为 μ 受体激动剂，其镇痛效力与吗啡相当，较哌替啶强，镇静作用较轻；对呼吸中枢有明显的抑制作用，并有明显的缩瞳作用及平滑肌兴奋作用。用于创伤、手术后、晚期癌症等各种疼痛及各种原因引起的剧痛。因其耐受性、成瘾性发生较慢，戒断症状轻，可用作海洛因成瘾的戒除治疗(脱瘾疗法)。本品副作用有眩晕、恶心、呕吐、出汗和嗜睡等。久用可成瘾，成瘾后较难戒除。

（三）内源性阿片样镇痛物质

阿片受体的发现提示人体内必然存在内源性的"镇痛"物质。1975 年 Hugher 等首先从猪脑中分离提纯得到两种具有吗啡样镇痛活性的多肽，即亮氨酸脑啡肽（leucine-enkephalin，LEK）和甲硫氨酸脑啡肽（methionine-enkephalin，MEK）。此后进一步发现了内啡肽、强啡肽等内源性阿片样肽类。

目前，发现的内源性阿片肽类至少有 15 种，长度为 5～33 个氨基酸残基。这些内源性阿片肽类的氮端都连接着 ME 或 LE，这表明 ME 和 LE 是内源性阿片肽与受体相结合的重要部分。它们在脑内的分布与阿片受体近似，能与阿片受体呈特异性结合而产生吗啡样作用，这种作用可被吗啡拮抗剂纳洛酮所拮抗。从化学结构来看，脑啡肽为多肽，吗啡为具有菲环的生物碱，两者结构很不相似。但由 X 射线衍射法分析发现脑啡肽的构象与吗啡构象相仿。

内源性阿片肽类广泛分布于大脑和外周神经元，在机体内起着痛觉感受的调控或内源性镇痛系统及调节心血管及胃肠功能的作用。由于脑啡肽易被多种非特异性金属肽酶快速水解，脑啡肽在体内很不稳定，即使脑内给药，其镇痛活性仍很弱，而且有成瘾性，不能用于临床。

二、阿片受体及阿片受体模型

阿片受体存在 3 种不同类型：μ、δ、κ。其中 μ 受体镇痛活性最强，成瘾性也最强，是产生副作用的主要原因，其典型激动剂为吗啡；δ 受体成瘾性小，镇痛作用也不明显，其典型激动剂为喷他佐辛；κ 受体镇痛活性介于二者之间，存在明显的致焦虑作用，其典型激动剂主要为肽类化合物。

阿片类镇痛药的镇痛作用具有高效性、选择性及立体专属性。例如，吗啡的左旋体具有很强的镇痛作用，右旋体则完全无活性。合成镇痛药的结构不同，但都具有吗啡样镇痛活性，总结发现这类药物都有共同的立体结构特征：①具有一个叔氮原子的碱性中心，碱性中心在生理 pH 下大部分电离为阳离子正电中心；②具有一个平面的芳环结构，且与碱性中心几乎共平面；③烃基链部分（吗啡结构中 C_{15}/C_{16}）凸出于平面。

根据吗啡及合成镇痛药的共同药效构象提出了吗啡受体的活性部位模型，即三点结合受体模型。设想的受体包括三个部分：①一个阴离子部位能与药物的正电中心以静电结合；②一个平面区与药物的芳香环通过范德瓦耳斯力相互作用；③一个空穴与哌啶环或乙胺键相结合，与药物烃基链部分相适应。

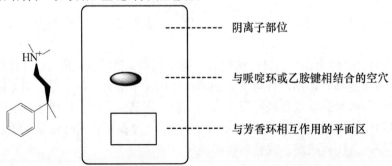

----------　阴离子部位

----------　与哌啶环或乙胺键相结合的空穴

----------　与芳香环相互作用的平面区

由于这一模型发现于多重阿片受体理论及内源性阿片样肽类之前，因此，不能适应这些发展，也不能区别激动剂和拮抗剂，但是可以用来解释简化吗啡结构发展的多数合成镇痛药。

三、新的镇痛靶点

随着对疼痛生理研究的深入，人们发现其他一些机制也与疼痛有关。除阿片受体外，以谷氨酸受体、乙酰胆碱受体、神经肽受体等作为新的镇痛靶点，可望得到新型无成瘾性的镇痛药，减少阿片类的用量和副反应，提高镇痛治疗效果。

第五节　苯妥英钠的合成

【知识目标】

1. 掌握酶催化反应的特点，学习以维生素 B_1 为催化剂进行反应的实验方法。
2. 熟悉安息香缩合反应的原理。
3. 熟悉盐析法的分离原理。

【技能目标】

1. 掌握固态有机化合物分离、纯化的基本操作。
2. 掌握盐析法的基本操作。

【苯妥英钠简介】

通用名：苯妥英钠。
化学名：5,5-二苯基-2,4-咪唑烷二酮钠盐。
分子式：$C_{15}H_{11}N_2NaO_2$。
相对分子质量：274.2。
化学结构式：

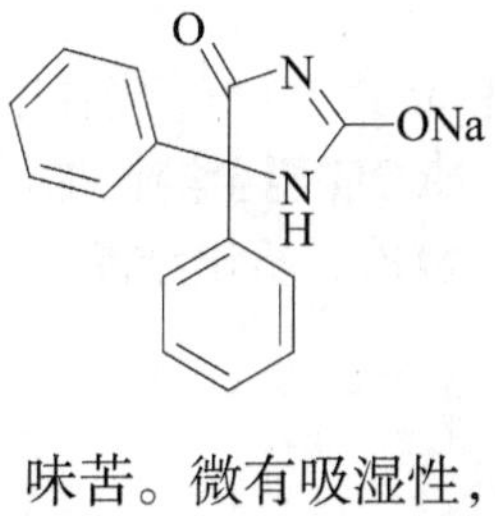

苯妥英钠为白色粉末，无臭，味苦。微有吸湿性，易溶于水，能溶于乙醇，几乎不溶于乙醚和氯仿。苯妥英钠为抗癫痫药，适于治疗癫痫大发作，也可用于三叉神经痛，以及某些类型的心律不齐。

【合成】

【反应机制】

1)苯甲醛可在催化剂作用下发生羟醛缩合生成安息香。

2)联苯甲酰可与尿素缩合后,在碱性条件下发生类二苯乙二酮重排,生成苯妥英钠。

【材料】苯甲醛,维生素 B_1,乙醇,氢氧化钠,稀硝酸(60%~65%),尿素,氯化钠。

【步骤】

1. 安息香的制备 于锥形瓶内加入维生素 B_1 2.7g、水 10mL、95%乙醇 20mL。不时摇动,待维生素 B_1 溶解,加入 2mol/L NaOH 溶液 7.5mL,充分摇动,加入新蒸馏的苯甲醛 7.5mL,放置一周。抽滤得淡黄色结晶,用冷水洗,得安息香粗品。

2. 联苯甲酰的制备 在装有搅拌、温度计、球型冷凝器的 100mL 三颈瓶中,投入安息香 6g、稀硝酸 15mL。开动搅拌,用油浴加热,逐渐升温至 110~120℃,反应 2h(反应中产生的氧化氮气体,可从冷凝器顶端装一导管,将其通入水池中排出)。反应毕,在搅拌下,将反应液倾入 40mL 热水中,搅拌至结晶全部析出。抽滤,结晶用少量水洗,干燥,得粗品。

3. 苯妥英的制备 在装有搅拌、温度计、球型冷凝器的 100mL 三颈瓶中,投入联苯甲酰 4g、尿素 1.4g、20% NaOH 12mL、50%乙醇 20mL,开动搅拌,直火加热,回流反应 30min。反应完毕,反应液倾入 120mL 沸水中,加入活性炭,煮沸 10min,放冷,抽滤。滤液用 10%盐酸调 pH 至 6,放置析出结晶,抽滤,结晶用少量水洗,得苯妥英粗品。

4. 成盐与精制 将苯妥英粗品置 100mL 烧杯中,按粗品与水为 1:4 的比例加入水,水浴加热至 40℃,加入 20% NaOH 至全溶,加活性炭少许,在搅拌下加热 5min,趁热抽滤,滤液加氯化钠至饱和。放冷,析出结晶,抽滤,少量冰水洗涤,干燥得苯妥英钠,称重,计算收率。

【结构确证】

1)红外光谱法。

2)标准物 TLC 对照法。

3)核磁共振光谱法。

【注意事项】

1）硝酸为强氧化剂，使用时应避免与皮肤、衣服等接触，氧化过程中，硝酸被还原产生一氧化氮气体，该气体具有一定刺激性，故须控制反应温度，以防止反应激烈，大量氧化氮气体逸出。

2）制备钠盐时，水量稍多，可使收率受到明显影响，要严格按比例加水。

【思考题】

1）酶催化反应与化学催化反应有何相同和不同之处？

2）为什么要在盐酸硫胺素中加入氢氧化钠溶液？

3）为什么加入苯甲醛后，反应混合物的 pH 要保持在 9~10？溶液 pH 过低有什么不好？

4）制备联苯甲酰时，反应温度为什么要逐渐升高？氧化剂为什么不用硝酸，而用稀硝酸？

5）苯妥英精制的原理是什么？

【知识要点】

1. 药物的分类：麻醉药、镇静催眠药、抗癫痫药、抗精神病药、抗抑郁药、抗焦虑药、抗躁狂药和镇痛药。

2. 药物的结构特征与构效关系。

(1)巴比妥类药物的结构特征和构效关系。

(2)苯二氮䓬类药物的结构特征和构效关系。

(3)吩噻嗪类药物的结构特征和构效关系。

(4)丁酰苯类药物的结构特征和构效关系。

(5)盐酸吗啡的结构特征和构效关系。

3. 代表药物的结构及性质：普鲁卡因、利多卡因、氯胺酮、苯巴比妥、地西泮、苯妥英钠、卡马西平、盐酸氯丙嗪、氟哌啶醇、氯氮平、盐酸阿米替林、盐酸丙咪嗪、盐酸氟西汀、丁螺环酮、氯美扎酮、盐酸吗啡、盐酸哌替啶、盐酸美沙酮。

4. 各类药物的作用机制。

(1)局部麻醉药的作用机制。

(2)全身麻醉药的作用机制。

(3)巴比妥类药物的作用机制。

(4)苯二氮䓬类药物的作用机制。

(5)抗精神病药物的作用机制。

(6)抗抑郁药的作用机制。

(7)镇痛药的作用机制。

5. 化学合成路线：苯巴比妥、地西泮、苯妥英钠、卡马西平、盐酸氯丙嗪、氟哌啶醇、氯氮平、盐酸阿米替林、盐酸丙咪嗪、盐酸氟西汀、盐酸哌替啶、盐酸美沙酮。

6. 重要概念：锥体外系反应、非经典的抗精神病药物。

【目标训练】

1. 为什么巴比妥 C_5 位次甲基上的两个氢原子必须全被取代，才有镇静催眠作用？

2. 如何用化学方法区别地西泮和奥沙西泮？

3. 如何用化学方法区别苯巴比妥钠和苯妥英钠？

4. 合成类镇痛药按结构可以分成几类？这些药物的化学结构类型不同，但为什么都具有类似吗啡的作用？

5. 请叙述普洛加胺作为前药的意义。

6. 抗抑郁药物主要分为哪些类型？请各举一例。

7. 服用氯丙嗪后为什么要减少户外活动？

【能力训练】

1. 根据吗啡与可待因的结构，解释吗啡可与中性三氯化铁反应，而可待因不反应，以及可待因在浓硫酸存在下加热，又可以与三氯化铁发生显色反应的原因。

2. 为什么巴比妥钠要做成粉针剂？

3. 根据吗啡的化学结构和理化性质，请说明吗啡在保存过程中应注意哪些问题？会产生哪些杂质？

有一46岁妇女，近几日出现情绪低落、郁郁寡欢、愁眉苦脸，不愿和周围人接触交往，悲观厌世，睡眠障碍、乏力、食欲减退。

4. 根据病情表现，该妇女可能患有（　　）。

A. 帕金森病　　B. 焦虑障碍　C. 失眠症　　　　D. 抑郁症　　　　E. 自闭症

5. 根据诊断结果，可选用的治疗药物是（　　）。

A. 丁螺环酮　　B. 氯氮平　　C. 阿米替林　　　D. 氯丙嗪　　　　E. 地西泮

6. 该药物的作用结构(母核)特征是含有（　　）。

A. 吩噻嗪　　B. 苯二氮䓬　C. 二苯并庚二烯　D. 二苯并氧䓬　E. 苯并呋喃

（邢志华：第一节至第四节；郭平：第五节）

影响神经递质的药物

【学习目标】

1. 掌握典型药物硝酸毛果芸香碱、硫酸阿托品、肾上腺素、盐酸麻黄碱、盐酸普萘洛尔、马来酸氯苯那敏、盐酸赛庚啶、盐酸苯海拉明、盐酸普鲁卡因的化学名称、理化性质、临床用途；肾上腺素能受体激动剂的构效关系。

2. 熟悉拟胆碱药和抗胆碱药、肾上腺素受体激动剂和肾上腺素受体拮抗剂的分类、组胺 H_1 受体拮抗剂和局部麻醉药的结构类型及临床用途。

3. 了解外周神经系统药物的发展；琥珀酸氯丙那林的合成。

目前临床使用的外周神经系统药物(peripheral nervous system drug)按照药理作用的不同，将传出神经系统的药物分为影响胆碱能神经系统药物和影响肾上腺素能神经系统药物。

第一节　拟胆碱药和抗胆碱药

一、拟胆碱药

拟胆碱药(cholinergic drug)是一类作用与乙酰胆碱相似的药物，根据作用机制可分为胆碱受体激动剂和乙酰胆碱酯酶抑制剂及复活剂。

（一）胆碱受体激动剂

胆碱受体激动剂通过兴奋胆碱受体产生类似乙酰胆碱的作用，是一类直接作用的拟胆碱药。胆碱受体激动剂分为天然的生物碱类和合成的胆碱酯类。

1. 天然的生物碱类　从植物中提取、分离得到的一些生物碱，如毛果芸香碱(pilocarpine)、毒蕈碱(muscarine)等，它们的结构虽与乙酰胆碱有较大差别，但都具有拟胆碱作用，均为 M 受体激动剂，无 N 样作用。

> **知识链接**
>
> **乙酰胆碱的作用**：胆碱受体分为毒蕈碱（muscarine）型受体（简称 M 受体）和烟碱（nicotine）型受体（简称 N 受体）两大类。M 受体对毒蕈碱较敏感，M 受体兴奋时，出现心脏抑制、血管扩张、（胃、肠、支气管）平滑肌收缩、瞳孔缩小和汗腺分泌等。N 受体对烟碱较为敏感，分为 N_1 和 N_2 受体，N_1 受体兴奋时，自主神经节兴奋，肾上腺释放肾上腺素；N_2 受体兴奋时，骨骼肌收缩。当中枢神经系统的 M 受体和 N 受体与乙酰胆碱结合而兴奋时，则出现兴奋、不安、震颤，甚至惊厥。

2. 合成的胆碱酯类　　乙酰胆碱是胆碱受体的天然激动剂，因分子内有酯键，性质不稳定，在体内极易水解，且其作用对胆碱受体无选择性，故无临床使用价值。合成的胆碱酯类药物是对乙酰胆碱的结构进行必要的改造以增加其稳定性，提高其选择性，并能与胆碱受体结合产生生理效应的药物。将乙酰胆碱的乙酰基部分、季铵氮原子的 β 位修饰得到了用于临床的胆碱受体激动剂，如卡巴胆碱(carbachol)、氯贝胆碱(bethanechol chloride)等。卡巴胆碱作用强且较持久，对乙酰胆碱酯酶较 ACh 稳定，可以口服，具有 M 样作用和 N 样作用，选择性差，毒副反应较大，临床仅用于治疗青光眼。氯贝胆碱为选择性 M 胆碱受体激动剂，由于甲基的空间位阻作用，几乎无 N 样作用，S-(+)-异构体活性显著大于 R-(−)-异构体，主要用于术后腹气胀、尿潴留及各种原因导致的胃肠道或膀胱功能异常。

乙酰胆碱　　　　　　　　卡巴胆碱　　　　　　　　氯贝胆碱

硝酸毛果芸香碱(pilocarpine nitrate)

【化学名】4-[(1-甲基-1*H*-咪唑-5-基)甲基]-3-乙基二氢-2(3*H*)-呋喃酮硝酸盐，又名匹鲁卡品。

【结构特征】毛果芸香碱分子中含有一个羧酸内酯环，在 pH 4.0～5.0 时比较稳定，在碱性条件下，可以水解生成毛果芸香酸钠盐而溶解失活。本品含两个手性中心，具旋光性。在碱性条件下，其 C_3 位发生差向异构化，生成无活性的异毛果芸香碱。

本品因含咪唑环，对光较敏感，应避光保存。

【理化性质】本品为无色结晶或白色结晶性粉末；无臭；遇光易变质。本品在水中易溶，在乙醇中微溶，在三氯甲烷或乙醚中不溶。熔点为 174～178℃，熔融时同时分解。在水溶液(0.10g/mL)中比旋度为+80°～+83°。本品药用品为硝酸盐，显弱酸性(强酸弱碱盐)。毛果芸香碱含咪唑环，具有碱性，N_3 和 N_1 上的 pK_a 为 7.15 和 12.57。

本品的稀硫酸溶液中，加入过氧化氢溶液少许，再加重铬酸钾溶液一滴则因氧化而生成蓝紫色产物。

【作用】本品为 M 胆碱受体激动剂，有缩瞳、降低眼内压、兴奋汗腺和唾液腺分泌的作用。临床主要用于眼科，一般使用 0.5%～2.0%的硝酸毛果芸香碱溶液滴眼，治疗青光眼。本品过量可导致中毒，出现胆碱能神经过度兴奋症状，可用足量阿托品解毒。

(二)乙酰胆碱酯酶抑制剂及复活剂

乙酰胆碱酯酶抑制剂(acetylcholinesterase inhibitor)又称抗胆碱酯酶药(anticholinesterase)，是一类间接的拟胆碱药，通过对乙酰胆碱酯酶的抑制，使乙酰胆碱(ACh)在突触处浓度增高，延长并且增加了乙酰胆碱的作用。临床主要用于治疗重症肌无力、青光眼、阿尔茨海默病(Alzheimer's disease，AD)。乙酰胆碱酯酶抑制剂按其与胆碱酯酶结合程度不同分为可逆性抗胆碱酯酶药和不可逆性抗胆碱酯酶药两类。

1. 可逆性乙酰胆碱酯酶抑制剂　能与乙酰胆碱竞争胆碱酯酶的活性中心，使胆碱酯酶暂时失活，但因其结合得并不牢固，经过一段时间后，胆碱酯酶可恢复活性。主要药物有毒扁豆碱(physostigmine)、溴新斯的明(neostigmine)、溴吡斯的明(pyridostigmine bromide)、氢溴酸加兰他敏(galantamine hydrobromide lycoremine)等。毒扁豆碱是从西非洲出产的毒扁豆中提取的生物碱，是临床上第一个胆碱酯酶抑制剂，曾在眼科使用多年，治疗青光眼，但因作用选择性低，毒性较大，现已少用。溴吡斯的明的毒性只有溴新斯的明的 1/5，已成为治疗重症肌无力使用最多的药物，还可预防战争毒剂中毒。加兰他敏等 AChE 抑制剂是近年来治疗阿尔茨海默病的热点研究领域，AChE 抑制剂已成为 AD 患者首选的治疗药物。

毒扁豆碱　　　　　　溴吡斯的明　　　　　氢溴酸加兰他敏

2. 不可逆性乙酰胆碱酯酶抑制剂　能使体内乙酰胆碱堆积，引起支气管收缩，继之惊厥，最终导致死亡，如有机磷农药等，多用作杀虫剂或战争毒剂。

3. 乙酰胆碱酯酶复活剂　能水解磷酸酯键，使中毒的胆碱酯酶恢复活性，可用于有机磷农药中毒的解救，如碘解磷定(pralidoxime iodide)和氯解磷定(pyraloxime methylchloride)等。

碘解磷定　　　　　　氯解磷定

溴新斯的明（neostigmine bromide）

【**化学名**】溴化-*N,N,N*-三甲基-3-[(二甲氨基)甲酰胺基]苯铵。

【**结构特征**】本品为季铵型生物碱，有一个叔胺和一个季铵。

【**理化性质**】本品为白色结晶性粉末；无臭；味苦。本品在水中极易溶解，在乙醇或三氯甲烷中易溶，在乙醚中几乎不溶。熔点为 171～176℃。

碱性较强，能与酸生成稳定的盐。本品含有酯键结构，一般条件下较稳定，受热并与氢氧化钠共存时可水解，活性消失。水解产生二甲氨基甲酸及间二氨基酚。前者可进一步水解成具有氨臭的二甲胺，且使湿润的红色石蕊试纸变蓝；后者可作为偶合试剂与重氮苯磺酸试液作用生成红色偶氮化合物。

本品与硝酸银试液反应可生成淡黄色沉淀，微溶于氨水，不溶于硝酸。

【**作用**】本品为季铵类化合物，口服吸收少，在肠内有一部分被破坏，故口服剂量远大于注射剂量。临床常用溴新斯的明供口服用，甲硫酸新斯的明供注射，用于重症肌无力、术后腹气胀及尿潴留。大剂量时可引起恶心、呕吐、腹泻、流泪、流涎等，可用阿托品对抗。

二、抗胆碱药

抗胆碱药(anticholinergic drug)是一类能与胆碱受体结合，但不兴奋受体，即拮抗乙酰胆碱与受体的结合而产生抗胆碱作用的胆碱受体拮抗剂。按照药物的作用部位及对胆碱受体亚型选择性的不同，抗胆碱药通常分为 M 胆碱受体拮抗剂和 N 胆碱受体拮抗剂。

(一)M 胆碱受体拮抗剂

M 胆碱受体拮抗剂(M-cholinoceptor antagonist)能选择性阻断乙酰胆碱与节后胆碱

能神经支配的效应器上M受体的相互作用，产生松弛(胃肠道、支气管)平滑肌、抑制腺体(唾液腺、汗腺等)分泌、加快心率、扩大瞳孔等作用。临床主要作用于解痉止痛和散瞳，故也称为解痉药。按化学结构可分为颠茄生物碱类和人工全合成类。

颠茄生物碱类是最早应用于临床的抗胆碱药，其中供药用的主要有阿托品(atropine)、山莨菪碱(anisodamine)、东莨菪碱(scopolamine)和樟柳碱(anisodine)等。它们均为二环氨基醇(也称莨菪醇)和有机酸(莨菪酸)组成的酯。药物分子结构中的 6、7 位之间的氧桥及 6 位或莨菪酸 α 羟基的存在与否，对药物的中枢作用有很大的影响，氧桥的存在增加分子的亲脂性，使中枢作用增强，而羟基的存在使中枢作用减弱。中枢作用的顺序为：东莨菪碱>阿托品>樟柳碱>山莨菪碱。

山莨菪碱　　　　　　　东莨菪碱　　　　　　　樟柳碱

颠茄类生物碱虽然是有效的抗胆碱药，但由于它们药理作用广泛，在应用时常引起口干、心悸、视力模糊等不良反应，因此对阿托品进行一系列的结构改造，目的是寻找选择性高、作用强、毒性低的新型合成类抗胆碱药。将阿托品的结构进行简化、衍化，设计合成多种季铵类或叔胺类的 M 胆碱受体拮抗剂，如季铵类药物溴丙胺太林(propantheline bromide，普鲁本辛)、格隆溴铵(glycopyrronium bromide)。叔胺类药物由于脂溶性较大，易进入中枢，属于中枢抗胆碱药，临床应用于抗震颤麻痹。哌仑西平(pirenzepine)为 M_1 受体拮抗剂，选择性作用于胃肠道 M_1 受体，副作用少，能减少胃酸分泌，用于治疗胃及十二指肠溃疡。

格隆溴铵　　　　　　　　　　　哌仑西平

【化学名】(±)-α-(羟甲基)苯乙酸-8-甲基-8-氮杂双环[3.2.1]-3-辛酯硫酸盐一水合物。

【理化性质】本品是由存在于植物体内的(−)-莨菪碱，在提取过程中遇酸或碱发生消旋化反应转变的外消旋体。阿托品的活性为左旋莨菪碱的 50%，毒性也小一倍，使用较安全。临床上使用其硫酸盐，阿托品已可用全合成方法制备。

本品为无色结晶或白色结晶性粉末；无臭。本品在水中极易溶解，在乙醇中易溶。熔点不得低于 189℃，熔融时同时分解。

本品分子具有叔胺结构，碱性较强，在水溶液中能使酚酞呈红色，可以与酸形成稳定的中性盐，如盐酸盐、硫酸盐，常用硫酸盐。

【结构特征】本品含有酯键易被水解，在弱酸性、近中性条件下较稳定，pH 3.5~4.0 最稳定，但酸碱都能催化水解，生成莨菪醇和消旋莨菪酸。制备其注射液时应注意调整pH，加 1%氯化钠作为稳定剂，采用硬质中性玻璃安瓿，注意灭菌温度。

莨菪醇　　　　消旋莨菪酸

本品与发烟硝酸共热，生成的莨菪酸发生硝化反应，生成黄色的三硝基衍生物，再加入醇制氢氧化钾试液，则生成深紫色的醌型化合物，此反应称维他立(Vitali)反应，为莨菪酸的专属反应。

本品游离体因碱性较强，与氯化汞作用，可析出黄色氧化汞沉淀。

本品能与碘-碘化铋钾、氯化金等多种生物碱沉淀试剂发生显色反应和沉淀反应。

【作用】本品具有外周及中枢 M 胆碱受体拮抗作用，临床常用于治疗各种内脏绞痛、麻醉前给药、盗汗、心动过缓、多种感染、中毒性休克，也可用于有机磷中毒的解救、眼科诊疗(如散瞳)等。

溴丙胺太林(propantheline bromide)

【化学名】溴化 *N*-甲基-*N*-(1-甲基乙基)-*N*-[2-(9*H*-呫吨-9-甲酰氧基)乙基]-2-丙胺，又名普鲁本辛。

【理化性质】本品为白色或类白色结晶性粉末；无臭，味极苦；微有引湿性。本品在水、乙醇或三氯甲烷中极易溶解，在乙醚中不溶。熔点为 157～164℃，熔融时同时分解。

【结构特征】本品含有酯键可发生水解，产生呫吨酸。后者与硫酸显亮黄色或橙黄色，有微绿色荧光。

【作用】本品为季铵化合物，不易透过血脑屏障，中枢副作用小，外周 M 胆碱受体拮抗作用与阿托品类似。对胃肠道平滑肌有选择性，主要用于胃肠道痉挛、胃及十二指肠溃疡、胃炎、胰腺炎等疾病的治疗。

(二)N胆碱受体拮抗剂

N 胆碱受体拮抗剂按其对 N 胆碱受体亚型的选择性差异而分为 N_1 受体拮抗剂和 N_2 受体拮抗剂。N_1 受体拮抗剂又称为神经节阻断剂，早期用于治疗重症高血压，但因作用广泛，不良反应多，现已少用。N_2 受体拮抗剂又称神经肌肉阻断剂，可以使骨骼肌松弛，临床作为肌松药用于辅助麻醉。该类药物按照作用机制可分为去极化型肌松药和非去极化型肌松药。

去极化型肌松药与 N_2 胆碱受体结合并激动受体，导致骨骼肌松弛，如氯化琥珀胆碱(suxamethonium chloride)。非去极化型肌松药和乙酰胆碱竞争，与 N_2 胆碱受体结合不能激活受体，拮抗了乙酰胆碱与 N_2 胆碱受体的结合，使骨骼肌松弛，因此也称为竞争性肌松药，如氯化筒箭毒碱 (tubocurarine chloride)、泮库溴铵 (pancuronium bromide)。

氯化筒箭毒碱　　　　　　　　　泮库溴铵

氯化琥珀胆碱(suxamethonium chloride)

【化学名】二氯化 2,2'-[(1,4-二氧代-1,4-亚丁基)双(氧)]双[N,N,N-三甲基乙胺]二水合物。

【理化性质】本品为白色或几乎白色的结晶性粉末；无臭，味咸。本品在水中极易溶解，在乙醇或三氯甲烷中微溶，在乙醚中不溶。熔点为 157～163℃。

【结构特征】本品结构中有酯键，水溶液不稳定，易发生水解反应，pH 和温度是主要影响因素。pH 3～5 时稳定，pH 7.4 时缓慢水解，碱性条件下很快被水解。温度升高，水解速率加快，制备注射剂时应调 pH 为 5，并于 4℃冷藏，用丙二醇作溶剂可以延缓水解或制成粉针。氯化琥珀胆碱为二元羧酸酯。水解时分步进行，最后分解成 2 分子氯化胆碱和 1 分子琥珀酸。

本品生产过程中或储存过久，可能带入或产生胆碱、琥珀酸、琥珀酸单酯等杂质，故药典规定检查其限量。

本品为季铵类化合物，与氢氧化钠溶液一起加热时，发生霍夫曼消除反应，产生三甲胺臭味。

本品在酸性溶液中与硫氰酸络铵反应，产生淡红色的复盐沉淀。本品的水溶液与氯化钴溶液和亚铁氰化钾试液反应显持久的翠绿色。

【作用】本品为去极化型肌松药，起效快(1min)，持续时间短(5min)，易于控制。临床用于全身麻醉的辅助药，还用于需肌肉松弛的外科小手术和气管插管术。

第二节　影响肾上腺素能神经系统药

肾上腺素能药物是一类作用于肾上腺素能受体的药物，包括肾上腺素受体激动剂和肾上腺素受体拮抗剂两大类。当药物与相应的受体结合时，产生与去甲肾上腺素相似作用，称为激动剂，也称为拟肾上腺素药；而当药物与受体结合时不产生或较少产生去甲肾上腺素的作用，或产生与去甲肾上腺素作用相反的活性，称为拮抗剂，也称为抗肾上腺素药。

一、肾上腺素受体激动剂

肾上腺素受体激动剂是通过直接与肾上腺素受体结合或促进肾上腺素能神经释放递质，激动受体，产生与肾上腺素相似的作用，故又称拟肾上腺素药；因它们属于胺类而作用又与交感神经兴奋的效应相似，故也称拟交感胺类。

拟肾上腺素药的基本化学结构为 β-苯乙胺，在苯环的 3、4 位上有羟基，称为儿茶酚胺。儿茶酚胺的极性较大，外周作用较中枢作用强，在体内经儿茶酚氧甲基转移酶（catechol-O-methyltransferase，COMT）代谢失活，作用时间短暂。常见药物如肾上腺素、去甲肾上腺素、异丙肾上腺素、多巴胺、多巴酚丁胺等。当将儿茶酚胺结构的苯环上去掉一个羟基，得到间羟胺结构的化合物，其外周作用减弱，作用时间延长。若去掉苯环上两个羟基，如植物来源的麻黄碱，中枢作用增强，外周作用相应减弱，且不被体内的 COMT 所代谢，作用时间延长。常见药物如麻黄碱、间羟胺、沙丁胺醇、克仑特罗、特布他林等。麻黄碱及类似物在结构上又称为苯异丙胺类。常见的拟肾上腺素药见表 5-1。

表 5-1　常见的拟肾上腺素药

药物名称	X	R_1	R_2	R_3	受体选择性
去甲肾上腺素 (norepinephrine)	3'—OH 4'—OH	—OH	—H	—H	α
去氧肾上腺素 (phenylephrine)	3'—OH	—OH	—H	—CH₃	α
间羟胺 (metaraminol)	3'—OH	—OH	—CH₃	—H	α
肾上腺素 (epinephrine)	3'—OH 4'—OH	—OH	—H	—CH₃	αβ
多巴胺 (dopamine)	3'—OH 4'—OH	—H	—H	—H	αβ
麻黄碱 (ephedrine)		—OH	—CH₃	—CH₃	αβ
异丙肾上腺素 (isoprenaline)	3'—OH 4'—OH	—OH	—H	—CH(CH₃)₂	β
沙丁胺醇 (salbutamol)	3'—CH₂OH 4'—OH	—OH	—H	—CH(CH₃)₂	β₂
特布他林 (terbutaline)	3'—OH 5'—OH	—OH	—H	—CH(CH₃)₂	β₂
克仑特罗 (clenbuterol)	3'—Cl 5'—OH 4'—NH₂	—OH	—H	—CH(CH₃)₂	β₂

肾上腺素(epinephrine)

【化学名】R-4-[2-(甲氨基)-1-羟基乙基]-1,2-苯乙酚，又名副肾碱。

【理化性质】本品为白色或类白色结晶性粉末；无臭，味苦。本品在水中极微溶解，在乙醇、三氯甲烷、乙醚、脂肪油或挥发油中不溶；在无机酸或氢氧化钠溶液中易溶，在氨溶液或碳酸钠溶液中不溶。熔点为 206～212℃，熔融时同时分解。在盐酸溶液（9→200）（20mg/mL）中比旋度为-50.0°～-53.5°。

【结构特征】本品含有一个手性碳，有旋光性，药用品为 R-构型，具有左旋性，左旋体的药效比右旋体大 12 倍，消旋体的活性只有左旋体的一半。

左旋的肾上腺素水溶液加热或室温放置后，可发生外消旋化，而使活性降低。在pH 4 以下，消旋速度较快，故配制时要注意溶液的 pH。

本品具有邻苯二酚结构，具有较强的还原性。在酸性介质中相对较稳定，在中性或碱性条件下不稳定，遇到某些弱氧化剂(二氧化锰、氯化汞、过氧化氢、碘等)或空气中的氧，均能使其氧化，生成肾上腺素红呈红色，并可进一步聚合生成棕色多聚物。本品水溶液与 $FeCl_3$ 试液反应显翠绿色，加氨试液变紫红色；本品遇到 H_2O_2 试液呈酒红色。

【保存】光照、加热、pH 升高及微量金属离子均可加速上述反应的发生。为了延缓本品氧化变质，药典规定本品注射液 pH 2.5～5.0；加金属离子配合剂乙二胺四乙酸二钠（EDTA-2Na）；加抗氧剂焦亚硫酸钠；注射用水经惰性气体二氧化碳或氮气饱和；安瓿内同时充入上述气体；100℃流通蒸汽灭菌 15min，并且遮光，减压严封，置阴凉处存放。

【作用】本品口服无效，常用剂型为盐酸肾上腺素注射液。对 α 和 β 受体均有较强的激动作用，使心肌收缩力加强，心率加快，心肌耗氧量增加。临床主要用于过敏性休克、支气管哮喘及心脏骤停的急救，还可治疗鼻黏膜及牙龈出血。与局部麻醉药合用可减少其毒副作用，减少手术部位的出血。

盐酸麻黄碱(ephedrine hydrochloride)

【化学名】[R-(R*,S*)]-α-[1-(甲氨基)乙基]-1-苯甲醇盐酸盐，又名麻黄素。

【理化性质】本品为白色针状结晶或结晶性粉末；无臭，味苦。本品在水中易溶，在乙醇中溶解，在三氯甲烷或乙醚中不溶。熔点为 217～220℃。在水溶液(50mg/mL)中比旋度为–33.0°～–35.5°。

本品分子中不含儿茶酚结构，性质较稳定，在空气中不易被氧化。本品侧链具有 α-羟基-β-氨基结构，可被高锰酸钾、铁氰化钾等氧化，产生苯甲醛和甲胺，后者可使红色石蕊试纸变蓝。

本品水溶液与碱性硫酸铜试液作用，产生蓝紫色配合物。

【结构特征】本品结构有两个手性碳原子，有 4 个光学异构体。只有(1R,2S)(–)-麻黄碱有显著活性。(1S, 2S)(+)-伪麻黄碱的作用比麻黄碱弱，常用于反复感冒药中来减轻鼻充血等。

(1R,2S)(–)-麻黄碱　　(1S,2R)(+)-麻黄碱　　(1R,2R)(–)-伪麻黄碱　　(1S,2S)(+)-伪麻黄碱

知识链接

麻黄碱衍生物：麻黄碱易进入中枢神经系统，具有较强的中枢兴奋作用。该药物及其异构体和类似物与其他异丙胺类化合物一样，有滥用危险，有些甚至为毒品，如去氧麻黄碱（metamfetamine，俗称冰毒）和二亚甲基双氧安非他明（MDMA）及其类似物（统称摇头丸），国家按一类精神药品管理，去甲伪麻黄碱按第二类精神药品进行管理。

去氧麻黄碱　　　　二亚甲基双氧安非他明　　　　去甲伪麻黄碱

麻黄碱和伪麻黄碱还是制备冰毒和摇头丸等许多毒品合成的中间体，麻黄碱类化合物及其单方制剂被列为国家第一类易制毒化学品，因此对其生产和处方剂量均有特殊管理要求。

【代谢】本品可口服，在肠内易吸收，并可进入脑脊液。吸收后极少量脱氨氧化或 N-去甲基化，79%以原型经尿排泄。因代谢、排泄较慢，故作用较持久，半衰期为 3～4h。

本品属于混合作用型药物，既能与肾上腺素受体结合，又能促进肾上腺素能神经末梢释放递质。其对 α 和 β 受体都有激动作用，呈现出松弛支气管平滑肌、收缩血管、兴奋心脏等作用。

【作用】临床主要应用于支气管哮喘、过敏性反应、低血压及鼻黏膜出血肿胀引起的鼻塞等。

重酒石酸去甲肾上腺素(norepinephrine bitartrate)

【化学名】(*R*)-4-(2-氨基-1-羟基乙基)-1,2-苯二酚重酒石酸盐一水合物，又名重酒石酸正肾上腺素。

【理化性质】本品为白色或类白色结晶性粉末；无臭，味苦。本品在水中易溶，在乙醇中微溶，在三氯甲烷或乙醚中不溶。熔点为 100~106℃，熔融时同时分解并显浑浊。在水溶液(50mg/mL)中比旋度为−10.0°~−12.0°。

本品的水溶液，加三氯化铁试液即显翠绿色；再缓缓加碳酸氢钠试液，即显蓝色，最后变成红色。

本品加酒石酸氢钾的饱和溶液溶解后，加碘试液，放置后，加硫代硫酸钠试液，溶液为无色或仅显微红色或淡紫色(与肾上腺素或异丙肾上腺素的区别)。

本品含有酒石酸，加 10%氯化钾溶液析出酒石酸氢钾结晶性沉淀。

【结构特征】本品含有一个手性碳，有旋光性。左旋体的药效比右旋体大 27 倍，因生产中是从消旋体拆分而来，故需检查比旋度。本品在 120℃加热 30min 或在 80~90℃与浓硫酸共热 2h，均发生消旋化，pH 4 以下消旋速度更快。在注射液的配制和储存过程中应避免加热，防止药品消旋化使药效降低。

本品含有邻苯二酚结构，具有较强的还原性，遇光和空气易变质。故注射液加抗氧剂焦亚硫酸钠，并避光保存，避免与空气接触。

【作用】本品主要兴奋 α_1 受体，具有很强的血管收缩作用。临床上主要利用它的升压作用，静脉滴注用于治疗各种休克，口服用于治疗消化道出血。

盐酸克仑特罗(clenbuterol hydrochloride)

【化学名】α-[(叔丁氨基)甲基]-4-氨基-3,5-二氯苯甲醇盐酸盐，又称瘦肉精。

【理化性质】本品为白色或类白色的结晶性粉末；无臭，味略苦。本品在水或乙醇中溶解，在三氯甲烷或丙酮中微溶，在乙醚中不溶。熔点为 172~176℃。熔融时同时分解。

【结构特征】本品含有一个手性碳原子，临床使用其外消旋体。

本品具有芳香第一胺，可发生重氮化-偶合反应，以此与其他药物区别。

本品的苯环上 3 位和 5 位被氯原子取代，不被 COMT 甲基化，故口服有效。大部分以原型从尿中排泄。

【作用】本品为强效的选择性 β_2 受体激动剂，其松弛支气管平滑肌作用强而持久，但对心血管系统影响较少。其支气管扩张作用约为沙丁胺醇的 100 倍，故用药量极小。本品用于防治支气管哮喘和哮喘型慢性支气管炎，以及肺气肿等呼吸系统疾病所致的支气管痉挛。心律失常、高血压和甲状腺功能亢进患者慎用。

【构效关系】

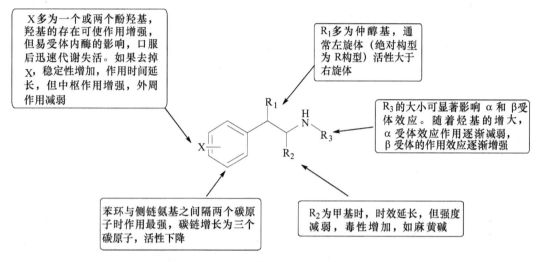

X多为一个或两个酚羟基，羟基的存在可使作用增强，但易受体内酶的影响，口服后迅速代谢失活。如果去掉X，稳定性增加，作用时间延长，但中枢作用增强，外周作用减弱

R_1多为仲醇基，通常左旋体（绝对构型为 R构型）活性大于右旋体

R_3的大小可显著影响 α 和 β 受体效应。随着烃基的增大，α 受体效应作用逐渐减弱，β 受体的作用效应逐渐增强

苯环与侧链氨基之间隔两个碳原子时作用最强，碳链增长为三个碳原子，活性下降

R_2为甲基时，时效延长，但强度减弱，毒性增加，如麻黄碱

二、肾上腺素受体拮抗剂

肾上腺素受体拮抗剂（adrenoceptor antagonist）能通过阻断肾上腺素能神经递质或外源性肾上腺素受体激动剂与肾上腺素受体的相互作用，产生与肾上腺素能神经递质作用相反的生物活性，又称抗肾上腺素药。根据肾上腺素受体拮抗剂对 α、β 受体选择性的不同，可分为 α 肾上腺素受体拮抗剂和 β 肾上腺素受体拮抗剂。

（一）α 肾上腺素受体拮抗剂

α 肾上腺素受体拮抗剂根据对受体的选择性不同，可分为选择性 α 受体拮抗剂和非选择性 α 受体拮抗剂。

选择性 α 受体拮抗剂能选择性与 α_1 受体结合，对 α_2 受体无影响，松弛血管平滑肌，使血压下降，用于高血压的治疗。通过拮抗分布在前列腺和膀胱颈平滑肌表面的 α 受体而松弛平滑肌，解除前列腺增生时由于平滑肌张力引起的排尿困难，临床上用于前列腺增生症。主要药物有哌唑嗪（prazosin）、特拉唑嗪（terazosin）和多沙唑嗪（doxazosin）等。

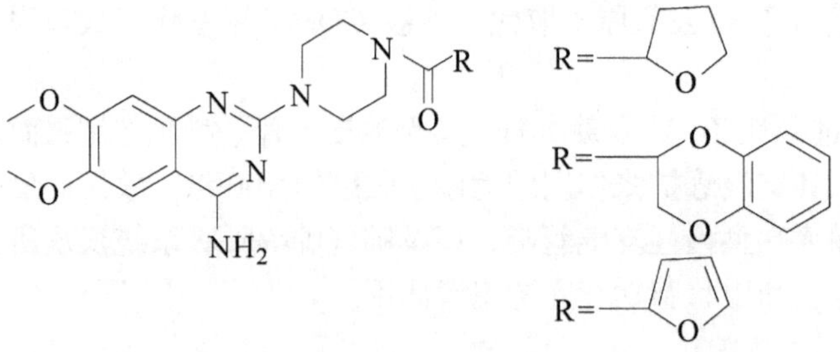

特拉唑嗪

多沙唑嗪

哌唑嗪

非选择性 α 受体拮抗剂可同时拮抗 α₁ 和 α₂ 受体，与激动剂产生竞争性作用，在临床上这类药物主要用于改善微循环，治疗外周血管痉挛性疾病及血栓闭塞性脉管炎等。代表药物有短效的酚妥拉明(phentolamine)和妥拉唑林(tolazoline)，以及长效的酚苄明(phenoxybenzamine)。

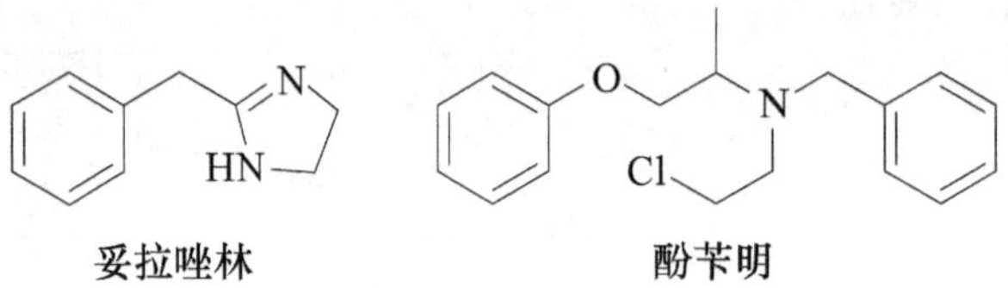

妥拉唑林   酚苄明

盐酸哌唑嗪(prazosin hydrochloride)

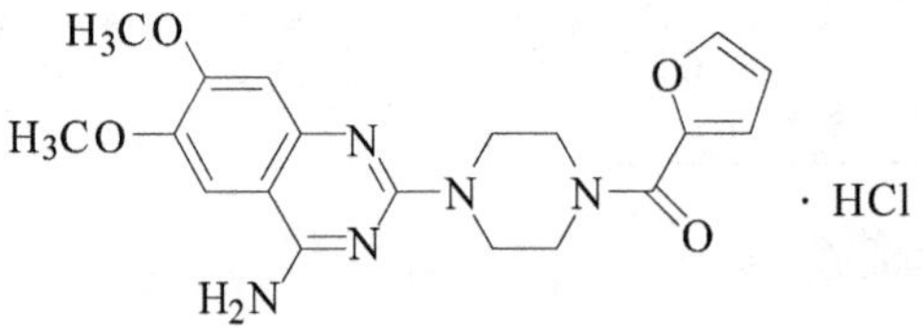

【化学名】1-(4-氨基-6,7-二甲氧基-2-喹唑啉基)-4-(2-呋喃甲酰)哌嗪盐酸盐。

【理化性质】本品为白色或类白色结晶性粉末；无臭，无味。本品在乙醇中微溶，在水中几乎不溶。本品加碳酸钠等量，拌匀，置于干燥试管中。管口覆以用 1% 1,2-萘醌-4-磺酸钠溶液润湿的试纸，在试管底部灼烧后，试纸应显紫堇色。

【作用】本品为第一个选择性 α₁ 受体拮抗剂，临床上用于前列腺增生症，也可用于轻度、中度的原发性高血压，常与利尿药合用，还可用于充血性心力衰竭、麦角胺过量。

甲磺酸酚妥拉明(phentolamine mesylate)

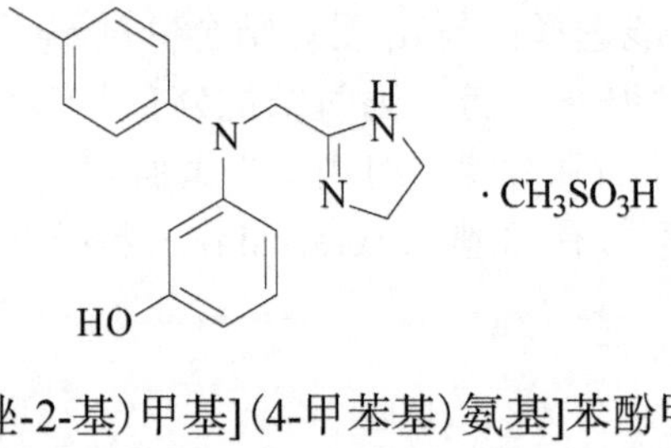

【化学名】3-[[(4,5-二氢咪唑-2-基)甲基](4-甲苯基)氨基]苯酚甲磺酸盐。

【理化性质】本品为白色或类白色的结晶性粉末；无臭，味苦。本品在水或乙醇中易溶，在三氯甲烷中微溶。熔点为 176～181℃，熔融时同时分解。避光、密封保存。

本品加水溶解后，分成三份，分别加碘试液、碘化汞钾试液与三硝基苯酚试液，分别产生棕黄色沉淀、白色沉淀与黄色沉淀。

本品与氢氧化钠加水数滴溶解后，小火蒸干，再缓缓加热至熔融，继续加热数分钟，放冷，加水与稍过量的稀盐酸，即产生二氧化硫气体的臭气。

【作用】本品为非选择性的短效 α 受体拮抗剂，临床用于治疗外周血管痉挛疾病，如肢端静脉痉挛、手足发绀等。目前主要用于治疗男性勃起功能障碍。

(二)β肾上腺素受体拮抗剂

β肾上腺素受体拮抗剂可竞争地与β受体结合，产生对心脏兴奋的抑制作用和对支气管及血管平滑肌的舒张作用，可使心率减慢，心收缩力减弱，心输出量减少，心肌耗氧量下降，还能延缓心房和房室结的传导。临床上广泛用于对心绞痛、心肌梗死、高血压、心律失常等疾病的治疗，也可用于治疗偏头痛、青光眼。

β受体拮抗剂按照对$β_1$和$β_2$受体亚型的亲和力差异分为非选择性β受体拮抗剂，如普萘洛尔(propranolol)、噻吗洛尔(timolol)等；和选择性$β_1$受体拮抗剂，如阿替洛尔(atenolol)、美托洛尔(metoprolol)、艾司洛尔(esmolol)、比索洛尔(bisoprolol)等；以及兼有$α_1$和β受体拮抗作用的非典型β受体拮抗剂，如卡维地洛(carvediol)。按化学结构可分为芳基乙醇胺类和芳氧丙醇胺类(表5-2)。

表5-2 新型β受体拮抗剂

药物名称	药物结构	作用特点
噻吗洛尔 (timolol)		为非选择性β肾上腺素受体拮抗剂，作用强度为普萘洛尔的 8 倍，无膜稳定作用，无内在拟交感活性，无直接抑制心脏作用，无局部麻醉作用。临床用于降低青光眼患者的眼内压
美托洛尔 (metoprolol)		为对$β_1$受体拮抗作用较强的药物，无膜稳定作用，能减慢心率，对血管和支气管平滑肌的作用较弱，用于高血压、心绞痛、心律失常的治疗
艾司洛尔 (esmolol)		为超短效的选择性$β_1$受体拮抗剂，分子中含甲酯结构，在体内易被血清酯酶代谢水解失活，因此，作用迅速短暂，其半衰期仅 8min，适用于室上性心律失常的紧急状态的治疗，一旦发现不良反应，停药后立即消失

续表

药物名称	药物结构	作用特点
比索洛尔 (bisoprolol)		为特异性最高的β_1受体拮抗剂之一，它与β_1受体的亲和力比β_2受体大 11～34 倍，对β_1受体的选择性是阿替洛尔的 4 倍，为强效、长效的β_1受体拮抗剂，作用为普萘洛尔的 4 倍，美托洛尔的 105～110 倍。特别适用于糖尿病患者的高血压
卡维地洛 (carvedilol)		为非选择性 α_1、β_1、β_2 受体拮抗剂，对 β 受体的拮抗活性比 β_1 强 10～100 倍，药用为外消旋体。能抑制交感神经兴奋和儿茶酚胺释放，还能扩张血管，也可作为钙离子通道拮抗剂，用于高血压的治疗

盐酸普萘洛尔(propranolol hydrochloride)

【化学名】1-异丙氨基-3-(1-萘氧基)-2-丙醇盐酸盐，又名心得安、萘心安。

【理化性质】本品为白色或类白色的结晶性粉末；无臭，味微甜后苦。本品在水或乙醇中溶解，在三氯甲烷中微溶。熔点为 162～165℃。本品的水溶液为酸性，1%水溶液的 pH 5.0～6.5。

【结构特征】本品分子结构中有一个手性碳原子，S-(−)-异构体活性强，目前药用品为其外消旋体。

　　本品在稀酸中易分解，碱性时较稳定，遇光易变质。

　　本品与硅钨酸试液作用生成淡红色沉淀。

【作用】本品为非选择性β受体拮抗剂，口服吸收率在 90%以上，主要在肝脏代谢，有首过效应。拮抗心肌β受体，减慢心率，抑制心脏收缩力与传导，使循环量减少，心肌耗氧量降低。本品脂溶性大，易透过血脑屏障，产生中枢作用；还可引起支气管痉挛和哮喘，故支气管哮喘的患者禁用。临床上用于治疗心绞痛、高血压、期前收缩、窦性心动过速、心房扑动及颤动等。

阿替洛尔(atenolol)

【化学名】4-[3-(2-羟基-3-异丙氨基)丙氧基]苯乙酰胺。

【理化性质】本品为白色粉末；无臭或微臭。本品在乙醇中溶解，在三氯甲烷或水中微溶，在乙醚中几乎不溶，熔点为 151~155℃。

【代谢】本品口服吸收仅为 50%，生物利用度低，服用 1~3h 血药浓度达到峰值，主要以原型随尿液排出，血浆半衰期 6~9h，作用持续时间长，比较安全。

【作用】本品结构中苯环对位取代，使其成为选择性较好的β_1受体拮抗剂，对血管和支气管的作用很小，对心脏的β_1受体有较强的选择性，适用于支气管哮喘的患者。临床用于治疗高血压、心绞痛和心律失常。

【构效关系】β受体拮抗剂基本结构分为苯乙醇胺类和芳氧丙醇胺类。

1. 苯乙醇胺类　　芳环部分可以是苯、萘、芳杂环和稠环等。环的大小、环上取代基的数目和位置与 β 受体拮抗活性的关系较为复杂。氨基上的取代基 N 原子上有较大体积取代基，常为仲胺结构，其中以异丙基为最佳。

2.芳氧丙醇胺类

1)芳环部分：在芳氧丙醇胺类中，芳环为萘基或类似于萘的邻位取代苯基化合物，对β_1、β_2 受体的选择性较低，为非选择性β受体拮抗剂。苯环对位取代的化合物，通常对β_1具有较好的选择性。

2)氨基上的取代基：N 原子上有较大体积取代基，常为仲胺结构，其中以异丙基或叔丁基取代效果较好。

3)侧链手性中心的活性构型在芳氧丙醇胺类中，S 构型(左旋体)拮抗剂的作用大于其 R 对映体。

第三节　琥珀酸氯丙那林的合成

【知识目标】

1.掌握拼合原理在药物结构修饰中的应用。

2.熟悉琥珀酸氯丙那林药物的基本药理特性。

【技能目标】

掌握药物成盐的基本方法。

【琥珀酸氯丙那林简介】

通用名：琥珀酸氯丙那林。

化学名：1-(邻氯苯基)-2-异丙氨基乙醇丁二酸盐。

分子式：$C_{11}H_{16}ClNO \cdot C_4H_6O_4$。

相对分子质量：331.7。

化学结构式：

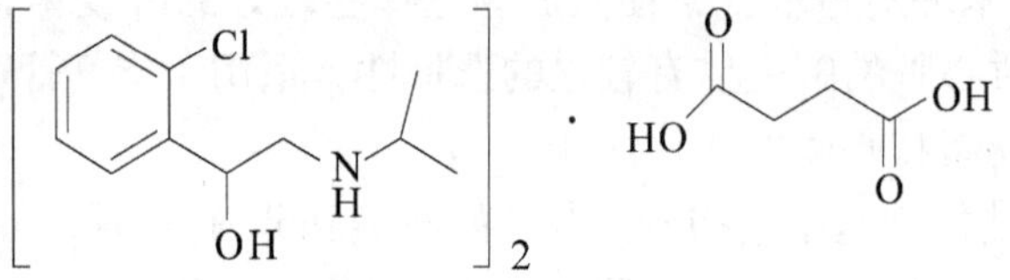

琥珀酸氯丙那林为无色透明的菱形结晶。熔点为 171.5～173℃，无臭，味微苦。极易溶于水，易溶于乙醇，难溶于乙醚、丙酮。止喘药氯丙那林为 β_2 受体兴奋剂，对游离组织胺、乙酰胆碱等神经化学介质引起的支气管痉挛有良好的缓解作用，但能使一些患者出现心悸、手颤等症状。盐酸氯丙那林体内代谢快，12h 即随尿排出 80%～90%。为了克服以上副作用并使药效缓和而持久，依据文献关于琥珀酸有平喘作用的报道，将盐酸氯丙那林制成琥珀酸氯丙那林。

【合成】

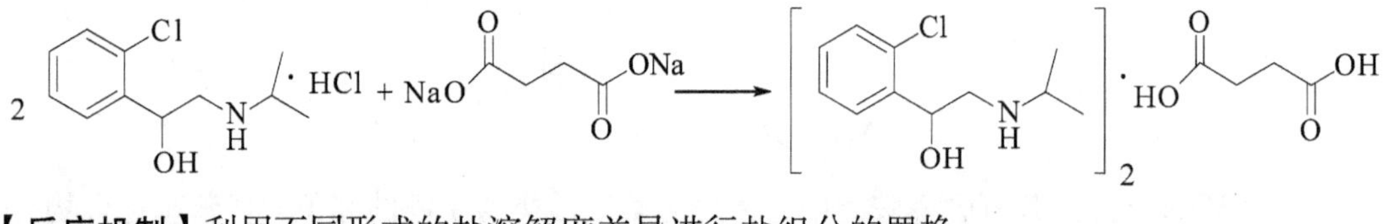

【反应机制】利用不同形式的盐溶解度差异进行盐组分的置换。

【材料】盐酸氯丙那林，琥珀酸钠。

【步骤】称取盐酸氯丙那林 4.5g，溶于 5～7mL 水中，置水浴中温热，制成饱和溶液。另称取琥珀酸钠 4.9g 溶于 5mL 水中，制成饱和溶液。然后，在不断搅拌下，将盐酸喘通溶液加入琥珀酸钠溶液中，慢慢析出结晶，抽滤，结晶用 10mL 水分两次洗涤，在恒温干燥箱中干燥，称量，得化合物，计算收率。

【结构确证】

1)红外吸收光谱法。

2)标准物 TLC 对照法。

3)核磁共振光谱法。

4)熔点测定法，熔点参考值：171.5～173℃。

【注意事项】盐酸氯丙那林、琥珀酸氯丙那林极易溶于水，反应中要严格控制用水量。

【思考题】琥珀酸氯丙那林结晶为什么要用水迅速洗涤？不洗是否可以？

【知识要点】

1. 掌握硝酸毛果芸香碱、溴新斯的明、硫酸阿托品、溴丙胺太林的名称、结构、性质、代谢及用途。

2. 熟悉胆碱能神经系统药的分类、结构类型、作用机制和构效关系。

3. 了解拟胆碱药及抗胆碱药的发展。

4. 掌握拟肾上腺素药和抗肾上腺素药的分类、代表药物及临床应用。熟悉肾上腺素受体的分类、分布及生理效应。

5. 麻黄碱类化合物的使用管理。

【目标训练】

1. 与乙酰胆碱神经递质功能相关的胆碱能药物有哪几类？其临床主要用途是什么？

2. 简述胆碱M受体拮抗剂的构效关系。

3. 简述拟肾上腺素药的分类及各代表药物，并说明其临床用途。

4. 简述抗肾上腺素药的构效关系。

5. 写出麻黄碱4个光学异构体，指出其临床应用者。

6. 硫酸阿托品水溶液不稳定，易被水解失效，配制注射液应采取哪些措施防止水解？

【能力训练】

1. 从美托洛尔的代谢途径总结 β_1 受体拮抗剂在体内代谢的主要特点。

2. 分析肾上腺素与麻黄碱结构，比较二者的稳定性及作用特点。

（阎新佳：第一节与第二节；郭平：第三节）

第六章 心脏疾病药物

【学习目标】

1. 掌握奎尼丁、美西律、胺碘酮、硝酸异山梨酯的化学结构、理化性质、用途、代谢过程，以及美西律、硝酸异山梨酯的合成方法及构效关系。

2. 熟悉抗心绞痛药物的作用机制，熟悉奎尼丁、美西律、胺碘酮、硝酸异山梨酯的结构特征、化学名、代谢及应用。

3. 了解各类药物的分类及典型药物的发现和发展，以及硝酸异山梨酯的合成。

第一节　抗心律失常药

心律失常(arrhythmia)是指心动频率和节律异常，此时心脏泵血功能发生障碍，影响全身器官的供血。心律失常分为心动过速型和心动过缓型两种，心动过缓可用 M 受体阻断药(如阿托品)或 β 受体激动药(如异丙肾上腺素)治疗，也可安装起搏器。心动过速主要包括窦性心动过速、期前收缩、阵发性心动过速、心房扑动和颤动，主要用药物治疗，本节主要介绍抗心动过速型心律失常药。抗心律失常药物(antiarrhythmic drug)存在致心律失常的副作用，所以必须合理应用抗心律失常药物(图 6-1)。

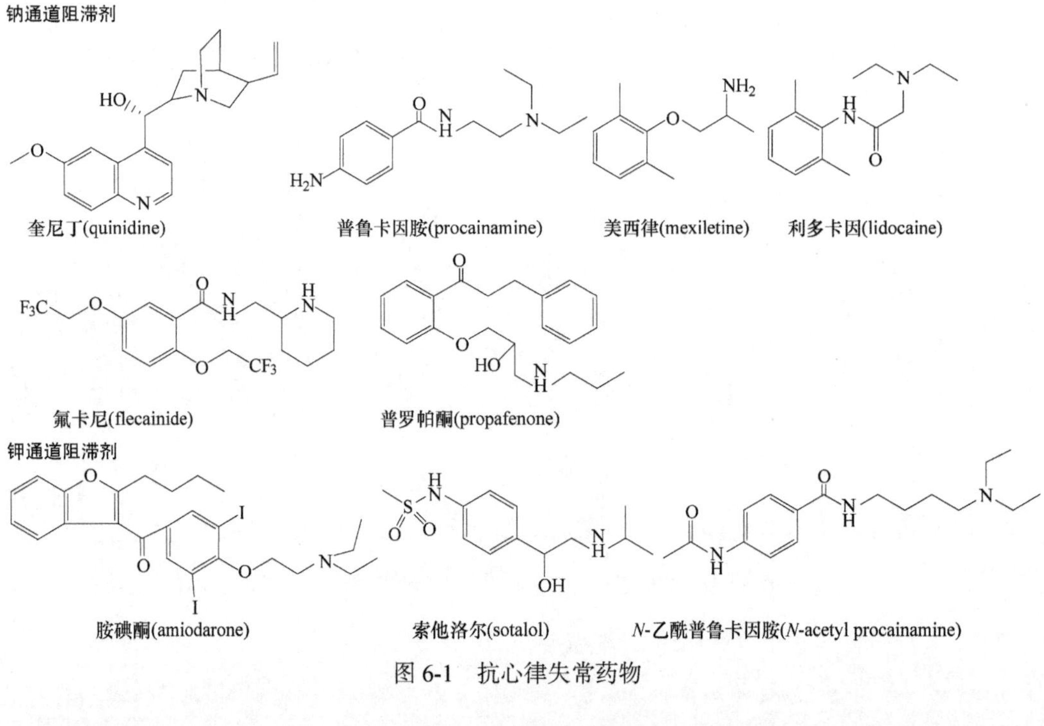

钠通道阻滞剂

奎尼丁(quinidine)　　普鲁卡因胺(procainamine)　　美西律(mexiletine)　　利多卡因(lidocaine)

氟卡尼(flecainide)　　普罗帕酮(propafenone)

钾通道阻滞剂

胺碘酮(amiodarone)　　索他洛尔(sotalol)　　N-乙酰普鲁卡因胺(N-acetyl procainamine)

图 6-1　抗心律失常药物

按 Vaughan Williams 的分类方法，将抗心律失常药分为 4 类，见表 6-1。

表 6-1 抗心律失常药的作用及分类

分类		典型药物	作用
I（钠通道阻滞剂）	I$_A$	奎尼丁、普鲁卡因胺、丙吡胺	适度抑制钠离子内流及钾离子外流，延长所有心肌细胞的有效不应期，属于广谱药
	I$_B$	美西律、利多卡因、妥卡尼	抑制钠离子内流作用较弱，只对浦肯野纤维起作用，属于窄谱药，只对室性心律失常有效
	I$_C$	普罗帕酮、氟卡尼	抑制钠离子内流作用最强，属于广谱药
II（β受体阻滞剂）		普萘洛尔、美托洛尔	抑制交感神经活性
III（钾通道阻滞剂）		胺碘酮、索他洛尔	抑制钾离子外流，延长动作电位时程
IV（钙通道阻滞剂）		维拉帕米、地尔硫䓬	抑制钙离子缓慢内流

其中，II类和IV类详见第八章抗高血压药和利尿药。

一、钠通道阻滞剂

（一）I$_A$类钠通道阻滞剂

奎尼丁（quinidine）为 I$_A$ 类抗心律失常药，是此类药物中最早被发现并应用于临床的，它是来源于金鸡纳树皮中的一种生物碱，为天然的抗心律失常药。

奎尼丁（quinidine）

【化学名】(9S)-6′-甲氧基-脱氧辛可宁-9-醇[(9S)-6′-methoxycinchonan-9-ol]。

【结构特征】喹核碱环的 8 位和喹啉环的 4 位通过羟甲基相连。4 个手性碳，构型分别为 3R、4S、8R、9S，为右旋体。喹核碱环的碱性比喹啉环强，可与硫酸、聚半乳糖醛酸或葡糖醛酸成盐。

【理化性质】白色细针状结晶，熔点为 174～175℃，见光变暗。

奎尼丁硫酸盐溶液有蓝色荧光；能产生绿奎宁反应（Thalleioquin 反应），即取该样品的水溶液 1 滴，加入 1 滴溴水，摇匀，待溴水的颜色由橙色变为变黄，再加入过量氨水，成翠绿色（生成二醌基吲哚胺铵盐）。该反应为奎宁生物碱特征鉴别反应。奎宁、二氢奎宁也能产生绿色。

【代谢】奎尼丁的代谢主要是 2 位羟基化，2'位也发生少量羟基化、O-去甲基化和双键加成。

2-羟基奎尼丁   O-去甲基奎尼丁   乙烯氧化物（或加成物）

【作用】用于治疗心房颤动、阵发性心动过速和心房扑动。大量服用可发生蓄积中毒。

奎尼丁和奎宁一样有抗疟疾作用，但它对心脏传导的影响较大，奎尼丁对房颤患者的抗心律失常效力比奎宁和辛可尼丁强 2 倍，而辛可宁效力最弱。

奎尼丁抑制钠通道的开放，延长通道失活恢复所需时间，降低细胞膜的钠离子通透性而起作用，但不明显影响钾离子和钙离子的通透。

【发现与发展】奎尼丁是从金鸡纳树皮中提取出的生物碱，同时提取出的生物碱还有奎宁和脱甲氧基衍生物辛可宁和辛可尼丁，其结构如下。

奎宁   奎尼丁   辛可宁   辛可尼丁
(3R:4S:8S:9R) (3R:4S:8R:9S) (3R:4S:8R:9S) (3R:4S:8S:9R)

（二）I$_B$ 类钠通道阻滞剂

I$_B$ 类抗心律失常药主要有利多卡因（lidocaine）、美西律（mexiletine）、妥卡尼（tocainide）和苯妥英（phenytoin），其中利多卡因、美西律、妥卡尼既是钠通道阻滞剂，也是局麻药，临床上可以治疗各种心律失常。

利多卡因   美西律   妥卡尼   苯妥英

利多卡因口服后很快被肝脏破坏，一般经静脉给药，是一个安全有效的药物。妥卡尼用于治疗室性早搏，可以口服，无明显负性肌力作用，致心律失常作用小。苯妥英既是抗癫痫药，也是治疗洋地黄中毒而致心律失常的首选药物，因苯妥英能抑制洋地黄中毒时所出现的触发活动，并能改善洋地黄中毒时伴发的传导阻滞。

盐酸美西律(mexiletine hydrochloride)

【化学名】 1-(2,6-二甲基苯氧基)-2-丙胺盐酸盐[1-(2,6-dimethylphenoxy)-2-propanamine hydrochloride]，又名慢心律、脉律定。

【结构特征】 苯氧乙胺类，有一个手性碳，药用品为外消旋体。

【理化性质】 其水溶液加碘试液生成棕红色沉淀；与四苯硼钠反应生成白色四苯硼烷胺盐沉淀。

【代谢】 化学结构属氨基醚类，侧链末端为伯胺，不会发生像利多卡因那样的 N-乙基消除的问题，因此可以口服，作用时间 6h 以上。

【合成】 在碱性条件下，用 2,6-二甲基苯酚与甲基环氧乙烷缩合，中间体的羟基经氧化为酮基，与盐酸羟胺成肟，再氢化还原成胺，最后与盐酸成盐即得本品。

【作用】 抗心律失常、抗惊厥及局麻作用。主要用于急性、慢性心律失常。

（三）I_C 类钠通道阻滞剂

I_C 类抗心律失常药主要有氟卡尼（flecainide）、恩卡尼（encainide）、普罗帕酮（propafenone）及莫雷西嗪（moricizine）等。氟卡尼具有强的钠通道阻滞能力，对心肌自律性及传导性有强的抑制作用，明显延长有效不应期。恩卡尼适用于持续性心动过速，也用于有症状的非持续性室性心动过速和频发室性早搏复合波患者。普罗帕酮对心肌传导细胞有局麻作用和膜稳定作用，也有一定程度的β受体阻滞活性及钙拮抗活性。

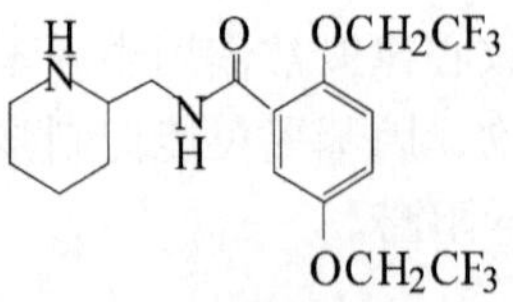

氟卡尼 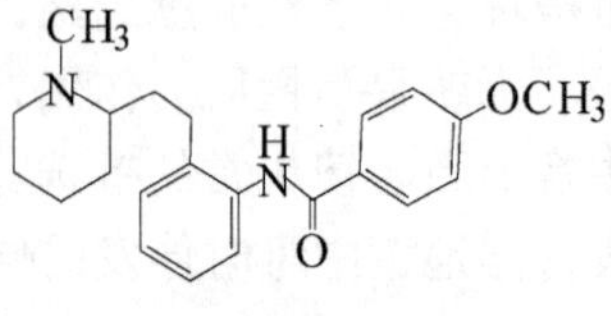　　　　　　　　　恩卡尼 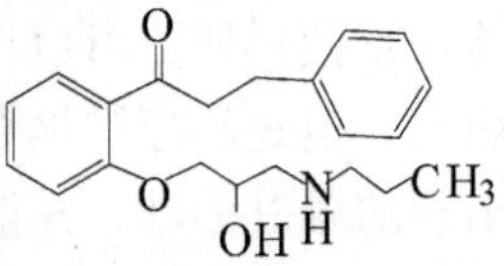　　　　　　　　普罗帕酮

莫雷西嗪是一种新的抗心律失常药，其化学结构与冠脉扩张剂奋乃静相似，有中度扩张作用和解痉作用，兼有 I_B 和 I_C 类抗心律失常的特性。用于治疗房性和室性早搏、阵发性心动过速、心房颤动或扑动。心脏传导严重障碍、严重低血压及肝、肾功能不全者禁用。

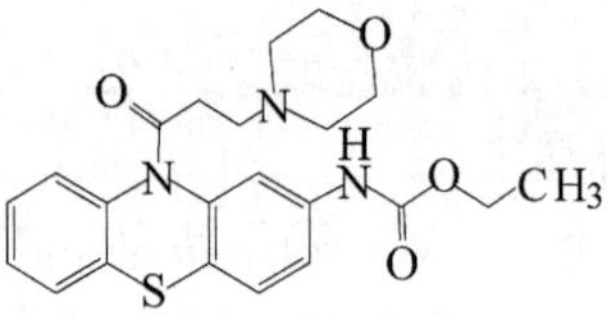

莫雷西嗪

二、钾通道阻滞剂

钾通道阻滞剂的结构多样，盐酸胺碘酮为钾通道阻滞剂的代表药物，属苯并呋喃类化合物；其他钾通道阻滞剂有索他洛尔（sotalol）、伊布利特（ibutilide）和多非利特（dofetilide）等，结构上均含有二磺法胺基团（表6-2）。

表6-2　常用的钾通道阻滞剂

药物名称	药物结构	药理特点与用途
索他洛尔	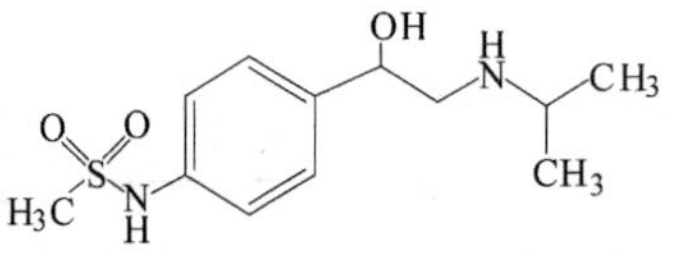	本品具有阻滞 β 受体和延长心肌动作电位的双重作用，脂溶性低，口服生物利用度近似100%；其右旋体为 II 类和 III 类抗心律失常药，不良反应少
伊布利特	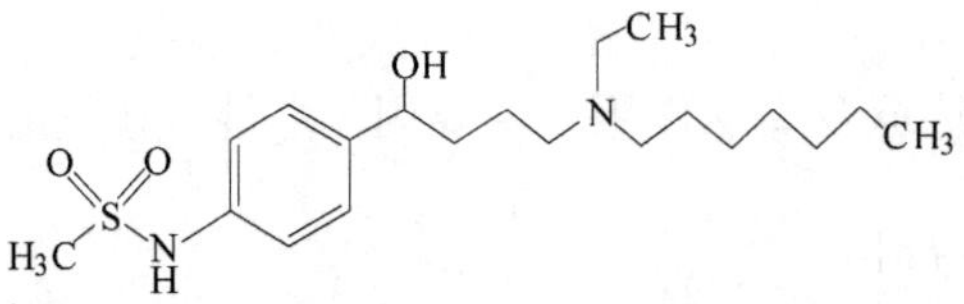	本品具有延长复极作用，可阻滞钾离子外流，加速钠离子外流的作用。用于治疗心房扑动、心房颤动的发作，禁用于低钾、心动过缓者
多非利特	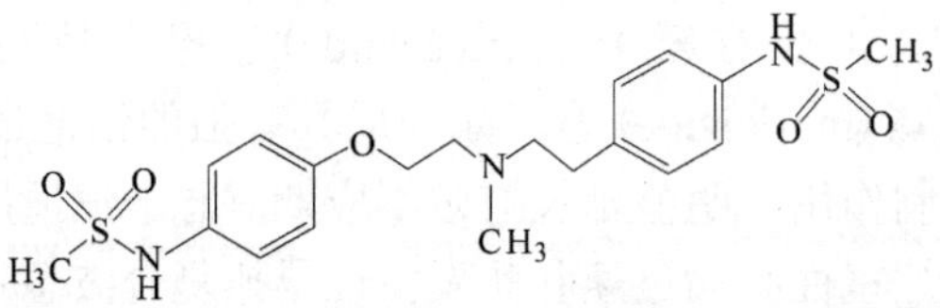	本品为广谱抗心律失常药，对心脏无抑制作用，不影响心肌收缩力，不影响传导，可用于治疗各类型室上性和室性心律失常

盐酸胺碘酮(amiodarone hydrochloride)

【化学名】(2-丁基-3-苯并呋喃基)[4-[2-(二乙氨基)乙氧基]-3,5-二碘苯基]甲酮盐酸盐(2-butyl-3-benzofuranyl)[4-[2-(diethylamine)ethoxy]-3,5-diiodophenyl]methanone hydrochloride)，又名乙胺碘呋酮、胺碘达隆。

【结构特征】苯并呋喃环和苯环通过甲酮连接，具有氨基醚结构、碘原子。

【理化性质】白色至微黄色结晶性粉末，无臭无味。易溶于氯仿，溶于乙醇，微溶于丙酮，几乎不溶于水。熔点为 158～162℃。固态应避光密闭贮藏；水溶液可发生不同程度降解；有机溶液的稳定性好于水溶液。

胺碘酮可与 2,4-二硝基苯肼反应生成黄色苯腙沉淀，可作鉴别；结构中含有碘，所以加入硫酸微热，产生紫色碘蒸气。

【作用】Ⅲ类抗心律失常药物。临床上用于室上性心律失常、室性早搏、室性心动过速、心室颤动的控制和预防。该药作用持久且安全，但长期使用会出现皮肤色素沉积，眼角膜棕黄色药物颗粒沉着，甲状腺功能紊乱。

知识链接

胺碘酮结构与甲状腺素相似，进入人体后与甲状腺素受体结合，具有竞争性拮抗甲状腺素的作用，可引起甲状腺功能减退。而胺碘酮结构中含有碘，服用后会引起体内碘含量增加，又会引起甲状腺功能亢进。故胺碘酮长期服用会引起甲状腺功能紊乱，因此不宜作为抗心律失常首选药，仅用于顽固性心律失常患者，且不宜长期连续服用。

第二节　强　心　药

随着心血管系统疾病发病率的增高及人口老龄化，心力衰竭的发病逐渐增多，致残率和病死率也都较高。目前药物治疗是心衰的主要治疗手段。

强心药(cardiac agent)是增强心肌收缩力的药物，又称正性肌力药(inotropic agent)，用于治疗心力衰竭。按化学结构可分为强心苷类和非强心苷类。

1)强心苷类(cardiac glycoside)：可以抑制 Na^+/K^+-ATP 酶，使钠泵失灵，细胞内 Na^+浓度升高，兴奋 Na^+-Ca^{2+}交换系统，使 Na^+外流增加，Ca^{2+}内流增加，结果为细胞内 Ca^{2+}增多，增强心肌收缩力。代表药为地高辛(digoxin)。

2)非强心苷(non-cardiac glycoside)：主要有以下几种。

磷酸二酯酶抑制剂(inhibitor of phosphodiesterase)：通过抑制磷酸二酯酶Ⅲ而明显

提高心肌细胞内 cAMP 含量，而 cAMP 在心肌细胞内通过激活蛋白激酶 A（PKA）使钙通道磷酸化，促进钙内流而增加了细胞内钙浓度，发挥增强心肌收缩力的作用。其代表药为米力农（milrinone）、氨力农（armrinone）、依诺昔酮（enoximone）、维司力农（vesnarinone）。

β-受体激动剂（β-adrenergic agonist），如多巴酚丁胺（dobutamine）、地诺帕明（denopamine）等。

钙敏化药（calcium sensitizer）：提高心肌细胞对细胞内 Ca^{2+} 的敏感性，使心肌收缩力增强。这种机制不增加 Ca^{2+}，从而避免因 Ca^{2+} 过多引起的心律失常和细胞损伤。其代表药为匹莫苯（pimobendan）。

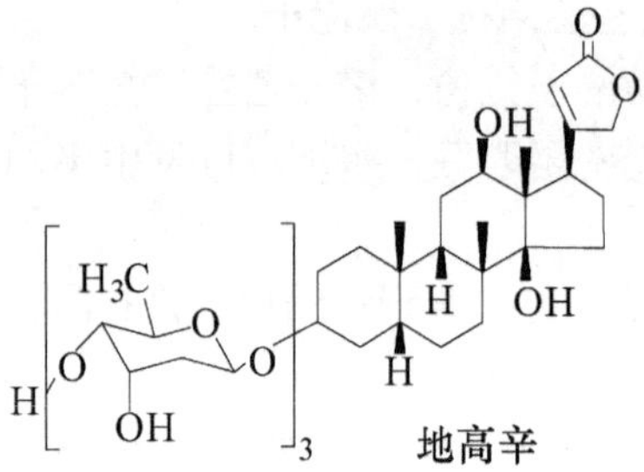

地高辛 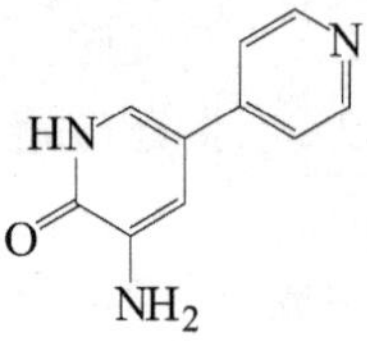　　　　氨力农 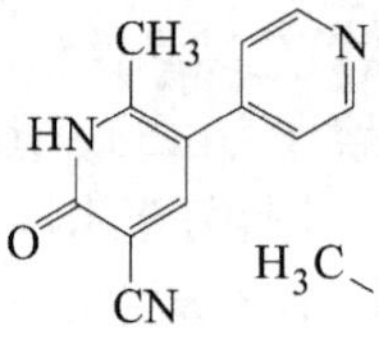　　　　米力农 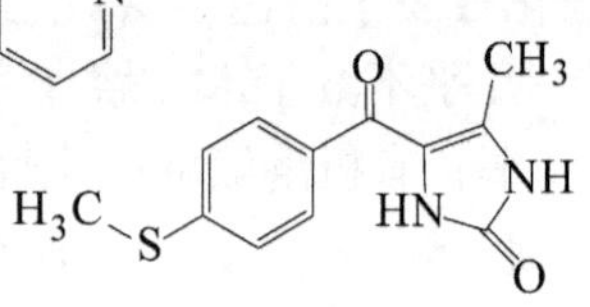　　　　依诺昔酮

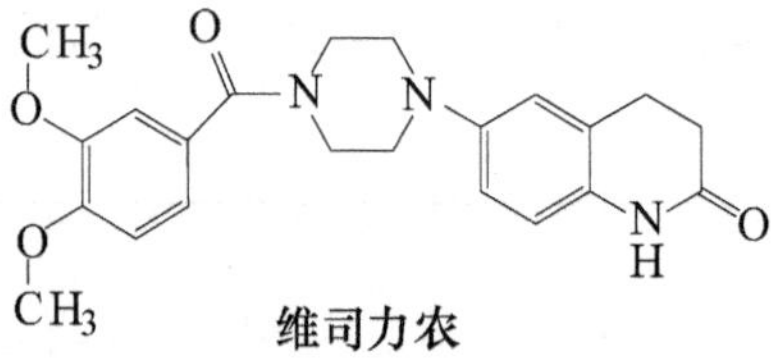

维司力农 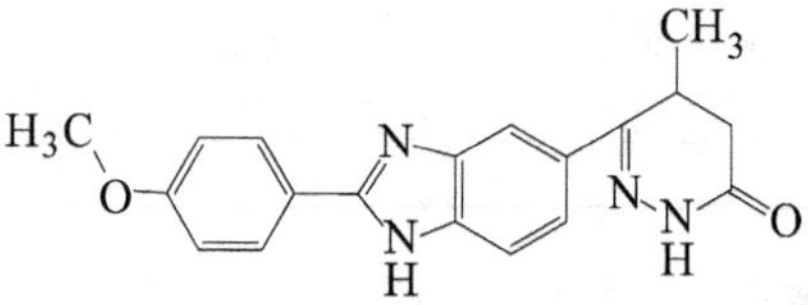　　　　　　　　匹莫苯

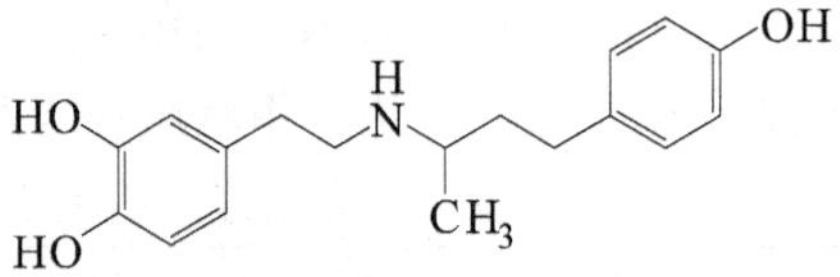

多巴酚丁胺 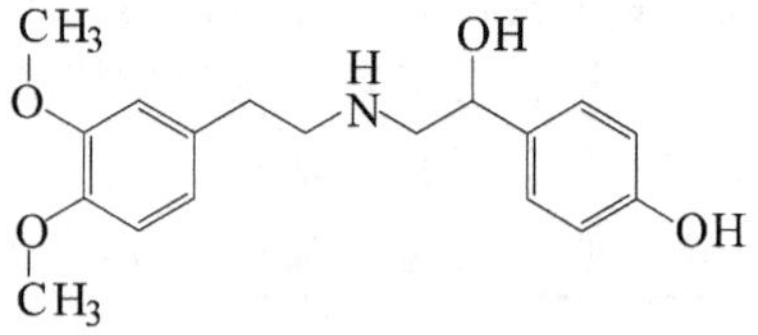　　　　　　　地诺帕明

地高辛(digoxin)

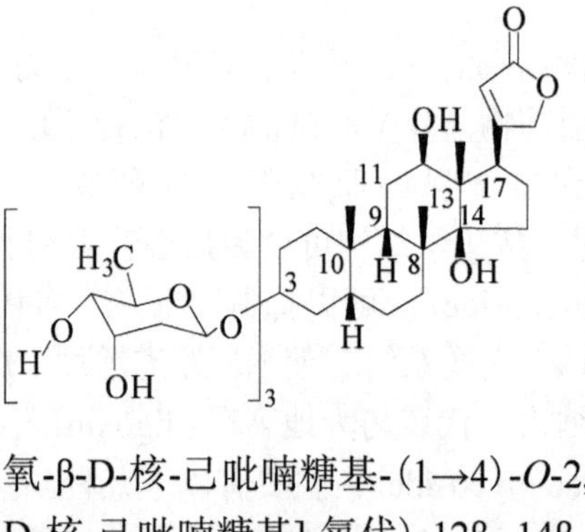

【化学名】3β-（[O-2, 6-二脱氧-β-D-核-己吡喃糖基-（1→4）-O-2, 6-二脱氧-β-D-核-己吡喃糖基-（1→4）-2, 6-二脱氧-β-D-核-己吡喃糖基]-氧代）-12β, 14β-二羟基-5β-心甾-20（22）烯

内酯[3β-([*O*-2,6-dideoxy-β-D-ribo-hexopyranosyl-（1→4）-*O*-2,6-dideoxy-β-D-ribo-hexopyra-nosyl-（1→4）-2, 6-dideoxy-β-D-ribo-hexopyranosyl]oxy)-12β, 14β-dihydroxy-5β-card-20（22）-enolide]，又名狄戈辛、异羟基洋地黄毒苷。

【结构特征】

1) 由糖苷基与配糖基两部分组成。

2) 糖苷基部分：①以 1, 4-糖苷键与 3β-OH 连接；②糖基本身并无活性，失去糖后，配糖基 3β-OH 迅速转为 3α-OH 而失活。

3) 配糖基部分：①甾核立体构象为 A、B 环顺，B、C 环反，C、D 环顺式稠合；②17β-五元不饱和内酯环，内酯环变为 17α 位，则活性降低；双键被饱和，或内酯环开环，活性均显著降低或消失；α, β不饱和氰基取代，保留活性；③羟基、角甲基，3β-OH、14β-OH；18β-CH_3、19β-CH_3（或 C_{10}、C_{13} 角甲基）。

【构效关系】 强心苷的药理活性主要来源于苷元。苷元的结构特征对活性的影响至关重要。

1) 3 位 β-OH 是甾核与糖结合部位，脱糖后 3-OH 转为 α 型而失活。

2) 14 位需有 β-OH，否则失活。

3) 17 位连接的不饱和内酯环。开环、饱和其双键或内酯环有由 β-转为 α-则作用明显减弱甚至失活。

4) 强心苷作用的长短快慢与甾核上的羟基数目有关，羟基多者发挥作用快，持续时间短。

5) 糖的部分对苷元的活性有重要影响，如增加水溶性，增强对心肌的亲和力，延长苷元的作用等。

【作用】 抑制心肌细胞膜上 Na^+/K^+-ATP 酶活性；膜内 Ca^{2+}增加，产生正性肌力作用。用于各种充血性心力衰竭，尤其对心房颤动及阵发性室上性心动过速者有利。安全范围小，有效剂量与中毒剂量接近。最严重、最危险的不良反应为心脏反应（心律失常），以苯妥因或利多卡因救治。

【发现与发展】 强心苷多源于植物，最常用的含有强心苷的植物有紫花洋地黄和毛花洋地黄，故强心苷又称为洋地黄类药物。

洋地黄强心苷是在 18 世纪 80 年代由英国医生维特宁（William Withering，1741～1799）引入并普及开的。

至今，已在自然界发现了 400 多种强心苷。洋地黄的主要成分包括地高辛和洋地黄毒苷，这些成分可以从毛地黄植物的叶子中分离出。这类药物的作用性质基本相似，不同在于起效速度、作用强度和作用持续时间。主要的缺点是安全范围小，强度不够大。为了保证活性且降低毒副作用，合成了数千种强心苷类似物。其中氨糖洋苷的作用比地高辛强 3 倍，但疗效与毒性分离程度仍不够理想。甲基地高辛（methyldigoxin）活性等同于地高辛，但毒性减小。

氨糖洋苷　　　　　　　　甲基地高辛

第三节　抗心绞痛药

心绞痛是指由于冠状动脉粥样硬化狭窄导致冠状动脉供血不足，心肌急剧、暂时缺血和缺氧所引起的心尖部位剧烈的疼痛。其发病机制主要是由心肌血液供应与需求之间失去平衡所致。

改善心肌的血氧供需矛盾与消除冠状动脉痉挛是目前治疗心绞痛的药理基础。治疗心绞痛最有效的途径是舒张冠状动脉，解除冠状动脉痉挛或促进侧支循环的形成而增加冠状动脉供血；也可通过减慢心率及降低收缩性等作用而降低心肌对氧的需求。临床上使用的抗心绞痛药物主要是降低心肌耗氧量的药物，见表6-3。本节主要介绍NO供体药物及钾通道激活剂，β受体阻滞剂和钙通道阻滞剂详见第八章抗高血压药和利尿药。

表6-3　抗心绞痛药物分类

药物类别	典型药物	药理作用特点
NO供体药物	硝酸甘油，硝酸异山梨酯，吗多明，硝普钠	释放NO内皮舒张因子，使血管扩张，特别是静脉血管扩张后，减少了回心血量，缩小心室容积，减少心脏工作量，从而降低心肌耗氧量；同时，由于心室扩张期压力减小，利于冠状动脉的血流重新分配到缺血区
钙通道阻滞剂	硝苯地平，氨氯地平，尼莫地平，非洛地平，维拉帕米，地尔硫卓	扩张血管，解除痉挛，同时减弱心肌收缩和心率，降低心肌耗氧量，适用于各型心绞痛
β受体阻滞剂	普萘洛尔，美托洛尔，艾司洛尔，阿替洛尔	降低交感神经的兴奋性，使心肌耗氧量减少
钾通道激活剂	尼可地尔，吡那地尔，色满卡林	激活血管平滑肌细胞膜钾通道，促进钾离子外流，使细胞膜超级化，抑制钙离子内流作用，还有释放NO作用。用于变异性心绞痛和慢性稳定型心绞痛，不宜产生耐受性

一、NO 供体药物

NO 供体药物主要是硝酸酯与亚硝酸酯类（nitrite and nitrate），是最早应用于临床的抗心绞痛药物，均具有硝酸或亚硝酸多元酯结构，脂溶性高，分子中的—ONO$_2$是发挥疗效的关键结构。

硝酸甘油　　丁四硝酯　　亚硝酸异戊酯　　戊四硝酯

硝酸异山梨酯　　单硝酸异山梨酯　　吗多明

该类药物能与平滑肌细胞的硝酸酯受体结合，被硝酸酯受体的巯基还原成一氧化氮（NO）或亚硝巯基（SNO）——血管内皮舒张因子，而舒张血管，所以又称为 NO 供体药物。

在正常情况下，硝酸酯类的作用比亚硝酸酯类作用强，这主要是因为前者易吸收。硝酸酯类药物因脂溶性大，易透过血脑屏障，有头痛不良作用。硝酸酯类药物连续用药可出现耐受性，可能与体内硝酸酯受体中的巯基被耗竭有关，如果补充—SH供体可预防耐受性的发生，如 1,4-二巯基-2,3-丁二醇。

亚硝基异戊酯可缓解心绞痛，吸入后几分钟即可缓解症状；硝酸甘油有三个硝酸酯基，作用时间延长；丁四硝酯和戊四硝酯，硝酸酯基进一步增加，作用持续时间都有延长，但起效慢。硝酸异山梨酯作用持续时间较长，如表6-4所示。

表6-4　几种硝酸酯与亚硝酸酯类药物给药方式、起效时间及作用持续时间比较

药物	给药方式	起效时间/min	作用持续时间/h
亚硝酸异戊酯	吸入	10s	2～3min
硝酸甘油	舌下	1	30min
丁四硝酯	口服	15	3
戊四硝酯	口服	20	5.5
硝酸异山梨酯	舌下	2～3	≥4
单硝酸异山梨酯	口服	2	8

硝酸甘油(nitroglycerin)

【化学名】1, 2, 3-丙三醇三硝酸酯(1, 2, 3- propanetriol trinitrate)。

【理化性质】浅黄色无臭带甜味油状液体，溶于乙醇，混溶于热乙醇、丙酮、乙醚、乙酸等，略溶于水。有挥发性，吸水成塑胶状，遇热或撞击易爆炸。

低温下可凝固为两种固体形式：双菱形晶体，熔点为 13.5℃；三斜晶体，熔点为 2.8℃，不稳定可转为稳定晶形。

中性和酸性条件相对稳定，碱性条件下迅速水解。

【代谢】口服首过效应，生物利用度仅 8%，故临床上不予口服用药。脂溶性高，舌下含服极易吸收，含服后 1～2min 即可起效。硝酸甘油在肝内经谷胱甘肽-有机硝酸酯还原酶还原为水溶性较高的二硝酸代谢物，少量为一硝酸代谢物和无机亚硝酸盐，最后与葡糖醛酸结合由肾脏排出。

【作用】用于治疗各种类型心绞痛。起效快、疗效肯定、使用方便、经济。

硝酸异山梨酯(isosorbide dinitrate)

【化学名】1,4：3,6-二脱水-D-山梨醇 2,5-二硝酸酯(1,4: 3,6-dianhydro-D-glucitol dinitrate)，又名消心痛、硝异梨醇。

【结构特征】D-山梨醇(1, 4: 3, 6)二脱水衍生物。

【理化性质】白色结晶性粉末，无臭。易溶于丙酮、氯仿，略溶于乙醇，微溶于水。熔点为 68～72℃。

室温干燥条件下较稳定，在强热或撞击下，会发生爆炸，但远比同类药物戊四硝酯小。在酸、碱溶液中，酯键易水解，生成脱水山梨醇及亚硝酸。

加水和硫酸水解成硝酸，缓缓加入硫酸亚铁，界面显棕色。

【代谢】本品口服生物利用度极低，仅为 3%，一般舌下含服，10min 起效，持续约 1h。进入体内循环后，很快代谢生成异山梨醇-2-单硝酸酯和异山梨醇-5-单硝酸酯，仍具有扩张血管及抗心绞痛作用，且无肝脏首过效应，生物利用度达 100%(如单硝酸异山梨酯)。单硝酸异山梨酯因脂溶性降低而无硝酸异山梨酯的头痛不良作用，可与洋地黄及(或)利尿药合用治疗慢性心力衰竭。

【合成】山梨醇在硫酸催化下经二甲苯脱水后生成二脱水山梨醇，再经硝酸酯化得到。

【作用】具有扩张血管平滑肌的作用，用于冠心病、心绞痛、急性心肌梗死和充血性心力后衰竭的治疗、预防与急救。因代谢产物有活性，作用较持久。

二、钾通道激活剂

用于抗心绞痛的钾通道激活剂主要有尼可地尔(nicorandil)、吡那地尔(pinacidil)和色满卡林(cromakalim)等。

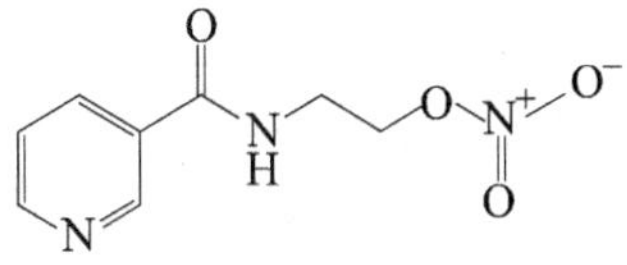

尼可地尔 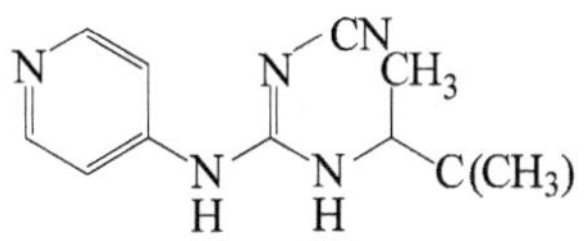　　　　　　　吡那地尔 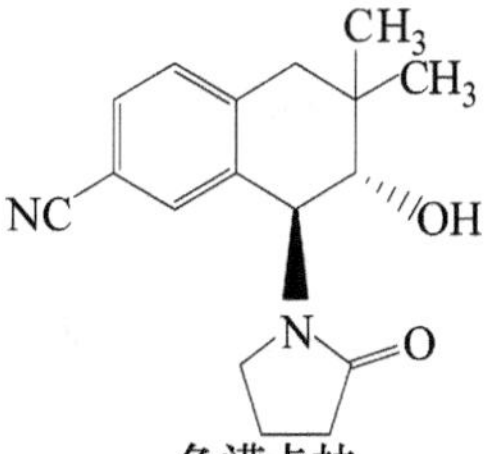　　　　　　　色满卡林

尼可地尔既能激活血管平滑肌细胞膜 K^+ 通道，促进 K^+ 外流，使细胞膜超级化，抑制钙离子内流，又能释放 NO，增加血管平滑肌细胞内 cGMP 生成，使冠状动脉血管扩张，减轻 Ca^{2+} 超载对缺血心肌细胞的损害。本品主要适用于变异性心绞痛和慢性稳定型心绞痛，且不宜产生耐受性。

第四节　硝酸异山梨酯的合成

【知识目标】

1. 熟悉具爆炸性化学品的相关操作、储藏注意事项。
2. 了解硝酸酯类相关药物的药理作用机制。

【技能目标】

1. 掌握共沸分水基本操作。
2. 熟悉减压蒸馏分离的基本操作。
3. 了解硝化反应的相关操作方法。

【硝酸异山梨酯简介】

通用名：硝酸异山梨醇。

化学名：1,4:3,6-二脱水山梨醇 2,5-二硝酸酯。

分子式：$C_6H_8N_2O_8$。

相对分子质量：236.1。

化学结构式：

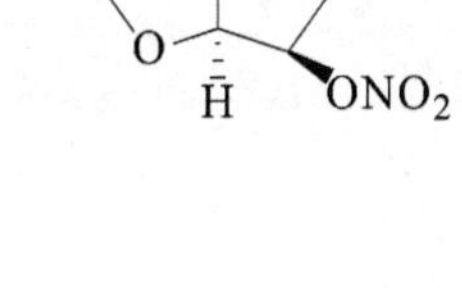

本品为白色结晶粉末，易溶于氯仿、丙酮，略溶于乙醇，微溶于水。熔点为 69～71℃。$[\alpha]_D^{25}$ 为 135°～140°(C=1,乙醇)，其爆炸性比硝酸甘油低。为速效、长效硝酸酯类抗心绞痛药物，用于治疗心绞痛、冠状动脉功能不全、心肌梗死、冠状动脉硬化症，预防心绞痛发作效果较好，也可用于治疗动脉内膜炎及伴有周围血管痉挛。密闭避光保存，防热防震，以免爆炸。

【合成路线】

【反应机制】

1)山梨醇在脱水剂的存在条件下，可脱去两分子水形成由两个五元环构成的脱水山梨醇。

2)醇类化合物亲核性较强，因此和苯环类化合物相比硝化更为容易。

【材料】山梨醇，浓硫酸，二甲苯，碳酸钠，浓硝酸。

【步骤】

1. 脱水山梨醇的制备　将 50%山梨醇溶液：硫酸：二甲苯=1：0.005：0.25 按比例加入带分水器的回流装置中的三颈瓶里，共沸蒸馏，蒸出的二甲苯经分水后回流到反应瓶中，连续回流，温度自 96℃上升至 140℃，至不再有水蒸出为止。冷却，分出二甲苯层，用碳酸钠中和至中性，减压蒸馏除去残留水和二甲苯，收集 150℃以上的馏分，冷却后可得浅黄色固体脱水山梨醇。

2. 硝酸异山梨醇的制备　将硝酸和硫酸配制成混酸，搅拌冰浴下冷却至 10℃以下，缓慢滴加脱水山梨醇溶液(脱水山梨醇加 0.1 份水微热溶解)，保温 2h。反应液倾入冰水中，搅拌静置结晶后，过滤，水洗至中性，固体低温减压干燥，得硝酸异山梨醇。

【结构确证】

1)核磁共振光谱法。

2)旋光度法。

【注意事项】

1)脱水环合反应中浓硫酸的量不宜过多。

2)硝化反应操作中滴加要缓慢，始终保持在低温条件下反应。

【思考题】

1)为何需将反应液用碳酸钠中和再进行减压蒸馏？

2)药师对使用硝酸酯类药物的患者，针对药品在日常生活中的保管可有哪些建议？

【知识要点】

1. 药物的分类：抗心律失常药、抗心绞痛药、强心药的分类。

2. 药物的结构与构效关系：地高辛类药物的结构特点、构效关系。

3. 代表药物及性质：硫酸奎尼丁、盐酸美西律、盐酸胺碘酮、硝酸甘油、硝酸异山梨酯、氯贝丁酯、洛伐他汀、氯吡格雷、华法林钠、地高辛。

4. 作用机制：NO 供体药物抗心绞痛的作用机制。

5. 化学合成：盐酸美西律、硝酸异山梨酯。

【目标训练】

1. 按 Vaughan Williams 的分类方法，抗心律失常药分为哪几类？每类各举一例。

2. 从盐酸胺碘酮的结构出发，简述其理化性质、代谢特点及临床用途。

3. 如何用化学方法鉴别硫酸奎尼丁？

4. 简述硝酸酯类抗心绞痛药物的作用机制。其长期使用后会出现耐药性，如何解决其耐药性问题？

【能力训练】

1. 某男性冠心病患者，突发心绞痛，随即用温开水服下硝酸甘油片，几分钟后症状并未缓解，再次服用后，仍未明显缓解。家人立即送往医院，经医务人员及时救治，患者症状逐渐缓解，并脱离了危险。请你判断一下，该患者心绞痛发作服用硝酸甘油后为何没有效果？你认为使用硝酸甘油时还需注意什么？

2. 请以 2,6-二甲基苯酚、甲基环氧乙烷、重铬酸钠、硫酸、乙醇、盐酸羟胺、盐酸、镍粉等为原料，设计一条合成盐酸美西律的反应路线。

（邢志华：第一节至第三节；郭平：第四节）

第七章 调血脂药和抗血栓药

【学习目标】
1. 掌握典型药物洛伐他汀、氯贝丁酯、氯吡格雷及华法林钠的化学结构、理化性质及临床用途；掌握阿司匹林的合成方法。
2. 熟悉调血制药和抗血栓药的作用机制；熟悉苯氧基烷酸类调血脂药的构效关系。
3. 了解调血脂药、抗血栓药的分类及典型药物的发现和发展。

第一节 调血脂药

按作用机制调血脂药可分为主要降低胆固醇和低密度脂蛋白的药物及主要降低三酰甘油和极低密度脂蛋白的药物。按结构类型调血脂药分为苯氧乙酸类、烟酸及其衍生物和羟甲戊二酰辅酶 A 还原酶抑制剂。

一、降胆固醇药

目前，降胆固醇的药物通过影响胆固醇在体内的吸收、生物合成、代谢等过程起作用。

(一)胆固醇生物合成抑制剂(羟甲戊二酰辅酶 A 还原酶抑制剂)

血浆中胆固醇的来源有外源性和内源性两种途径。外源性主要来源于食物，因此可以通过调整食物结构来控制胆固醇的摄入量。内源性胆固醇在肝脏肝细胞的细胞质中合成，由乙酸经过 26 步生物合成步骤合成，其中羟甲戊二酰辅酶 A(HMG-CoA)还原酶是胆固醇生物合成过程中的限速酶，若抑制此酶，则内源性胆固醇合成减少(图 7-1)。

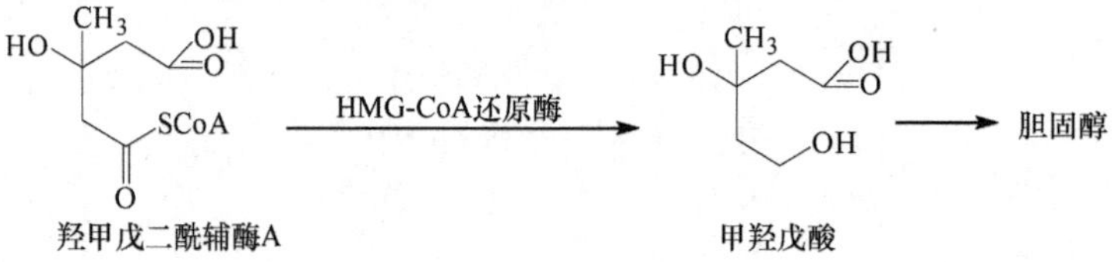

图 7-1 内源性胆固醇合成途径

他汀类(statin)药物是 HMG-CoA 还原酶抑制剂，可以有效地抑制内源性胆固醇的合成，用于治疗高胆固醇血症。常见的 HMG-CoA 还原酶抑制剂有美伐他汀(mevastatin)、洛伐他汀(lovastatin)、辛伐他汀(simvastatin)、普伐他汀(pravastatin)和氟伐他汀(fluvastatin)，结果如图 7-2 所示。

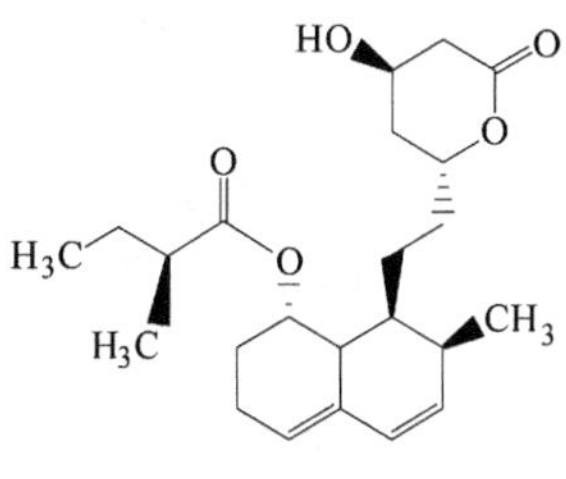

美伐他汀

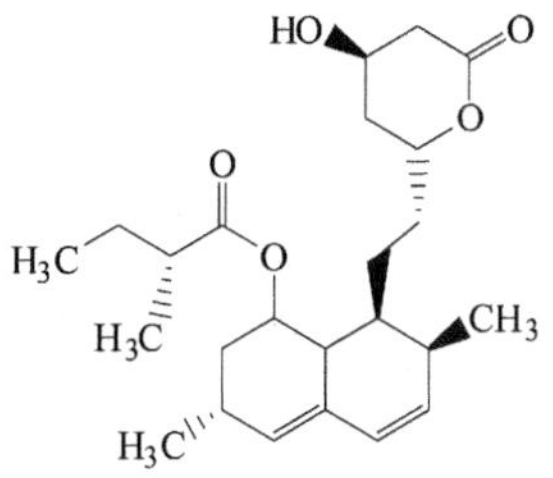

洛伐他汀

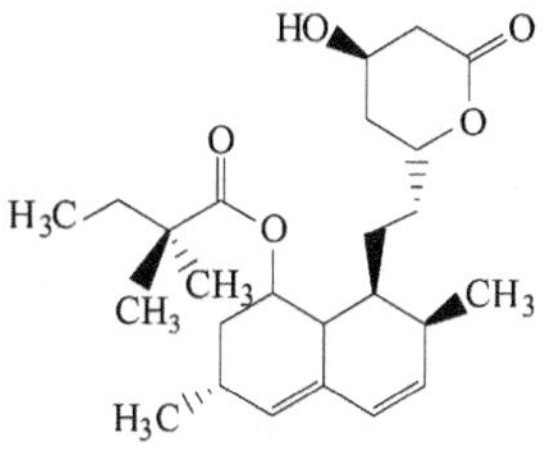

辛伐他汀

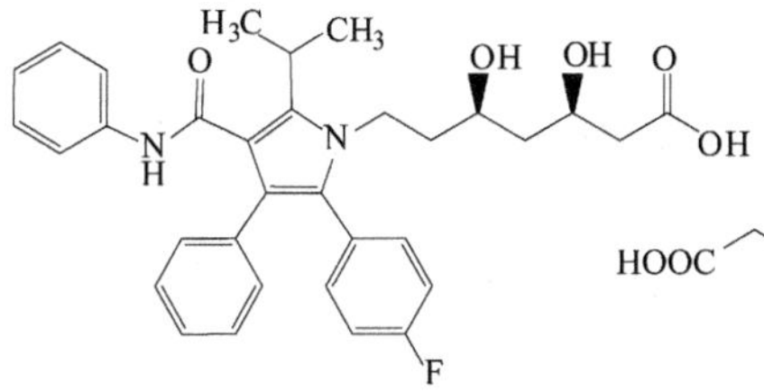

阿托伐他汀

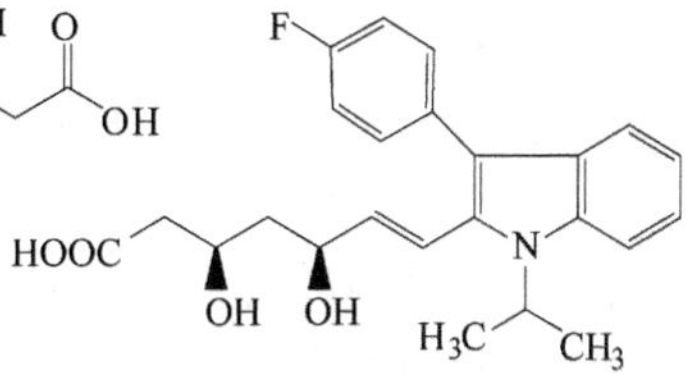

氟伐他汀

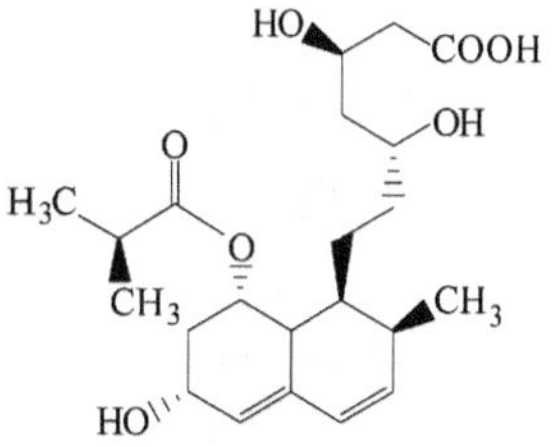

普伐他汀

图 7-2　常见的他汀类降胆固醇药物

洛伐他汀(lovastatin)

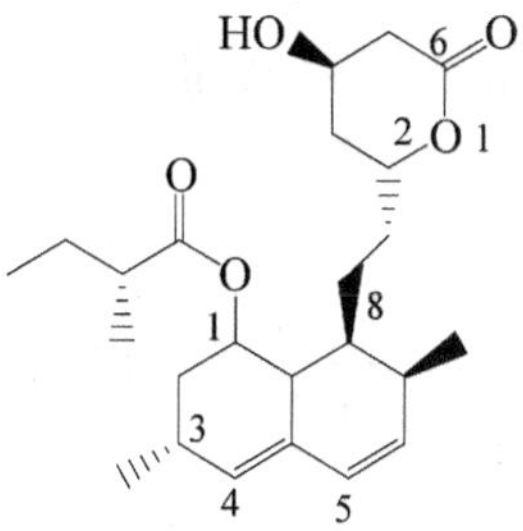

【化学名】(2S)-2-甲基丁酸(1S, 3R, 7S, 8S, 8*a*R)-1, 2, 3, 7, 8, 8*a*-六氢-3, 7-二甲基-8-(2-[(2R, 4R)-四氢-6-氧-2*H*-吡喃-2-基]乙基)-1-萘酯[(2S)-2-methylbutanoic acid(1S, 3R, 7S, 8S,8*a*R)-1, 2, 3, 7, 8, 8*a*-hexahydro-3, 7-dimethyl-8-(2-[(2R, 4R)-tetrahydro-4-hydroxy-6-oxo- 2*H*-pyran-2-yl]ethyl)-1-naphthalenyl ester]。

【结构特征】乙撑基连接六氢萘环和四氢吡喃环(六元内酯)，含二甲基丁酸酯基。

【理化性质】白色结晶性粉末，不溶于水，略溶于甲醇、乙醇和乙腈。水溶液中内酯环水解成羟基酸衍生物。

【代谢】洛伐他汀是一种无活性前药，在体内四氢吡喃环(六元内酯)水解为开环的 3,5-二羟基戊酸而呈现活性。其他代谢物，如 3-羟基、3-亚甲基、3-羟基甲基化物也有一定活性。

【作用】本品为羟基戊二酰辅酶 A 还原酶抑制剂，能降低血液中总胆固醇含量，也能降低 LDL、VLDL 水平，并能提高血浆中 HDL 水平，可用于治疗原发性高胆固醇血症和冠心病，也可用于预防冠状动脉粥样硬化。他汀类药物副作用主要为肝功能异常和肌毒性，在与通过 CYP3A4 酶系代谢的药物如贝特类降血脂药物、大环内酯类抗生素、唑类抗真菌药及烟酸等合用时，抑制了他汀类药物的代谢，血药浓度增加，从而增加肌肉不良反应的危险。

【发现与发展】1976 年日本学者 Akira Endo 等从橘青霉菌（*Penicillium citricum*）培养液中发现了美伐他汀能够抑制 HMG-CoA 还原酶，但有不良作用而未被应用。进一步研究，美伐他汀通过微生物修饰得到普伐他汀，普伐他汀含有一个开环的二羟基羧酸侧链。1989 年，日本三共公司和 Bristol-Myers Squibb 公司联合上市了新药普伐他汀。

1976 年，默克公司从成千上万个土壤样品中筛选出一个有效的 HMG-CoA 还原酶抑制剂洛伐他汀，1987 年在美国上市。默克公司还合成了辛伐他汀，比洛伐他汀在侧链上多了一个甲基，其药效是洛伐他汀的 2.5 倍。

阿托伐他汀和氟伐他汀是全合成品。此两者在调血脂的同时，还能抑制血小板聚集和改善胰岛素抵抗。

在这类药物中，二羟基庚酸结构或内酯环结构为抑制 HMG-CoA 还原酶的必需基团，但内酯环必须在体内代谢转换成相应开环羟基羧酸才显示活性。

(二)胆固醇吸收抑制剂

第一个胆固醇吸收抑制剂是依折麦布(ezetimibe)，也称依西咪贝，其化学结构为单环β-内酰胺类化合物，2002 年首次在德国上市。本品可抑制小肠刷状缘对胆固醇的吸收，减少胆固醇向肝脏的转移和储存，增加血液胆固醇清除，从而降低血浆胆固醇的含量。本品可单独使用，也可与他汀类药物合用，用于杂合子家族性高胆固醇血症。耐受性良好，不良反应较少。

依折麦布

(三)胆固醇代谢促进剂(树脂类胆汁酸螯合剂)

胆固醇在体内可以通过多种代谢途径转变为一系列有生理活性的化合物。例如，在肝脏 7α-羟化酶作用下代谢为胆汁酸；在肠黏膜细胞中转变为 7-脱氢胆固醇，储存在皮肤，在日光或紫外线照射下转变为维生素 D_3；在肾上腺皮质细胞内代谢转变为肾上腺皮质激素；在性腺可以转变为性激素，如雄激素、雌激素和孕激素等，其中转变为胆汁酸是胆固醇最主要的代谢途径。

胆固醇在肝内代谢转变为胆汁酸，胆汁酸参与脂肪的消化吸收后，经肝肠循环在肠道中重新被吸收，经门静脉又返回肝脏。若胆汁酸排出增多，就可促使胆固醇代谢转变为胆汁酸，从而使血中胆固醇含量降低。

胆汁酸螯合剂，与胆汁酸不可逆地结合，促使胆固醇代谢转变为胆汁酸，使其在肠道内吸收减少、排出增加，阻断胆酸的肝肠循环，使血中胆固醇含量降低。这类药物通常为碱性阴离子交换树脂，临床常用的有考来烯胺 (cholestyramine) 和考来替泊 (colestipol)等。考来烯胺可有效降低血浆中胆固醇及低密度脂蛋白中胆固醇水平，并呈剂量相关性，对杂合子家族性高胆固醇血症有较好疗效。考来替泊口服不吸收，与胆汁酸结合后由粪便排出，主要用于Ⅱ型高脂蛋白血症。本类药物不良反应主要为胃肠道反应，如恶心、腹胀、便秘、腹泻等。

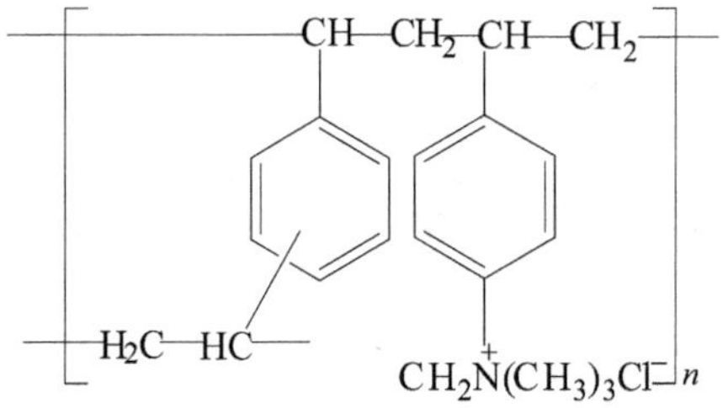

考来烯胺

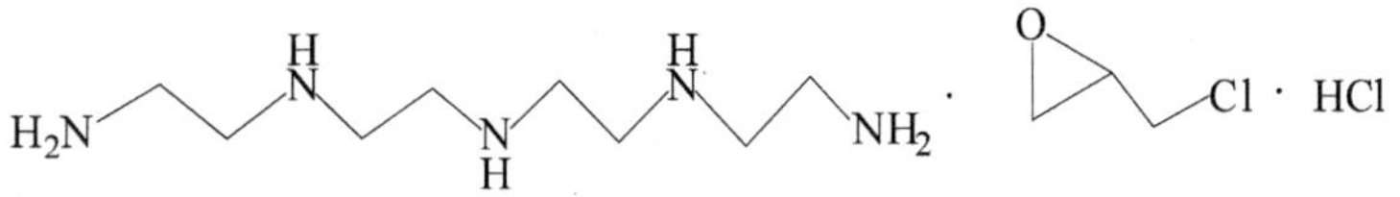

考来替泊

二、降三酰甘油药

(一)苯氧基烷酸类

胆固醇在体内的生物合成以乙酸为起始原料，因而设计合成大量的乙酸衍生物，以期寻找干扰胆固醇合成的降胆固醇药，结果在苯氧基烷酸衍生物中意外找到能主要降低三酰甘油的氯贝丁酯，也具有一定的降胆固醇作用。随后其他苯氧基烷酸类药物先后上市(图 7-3)。

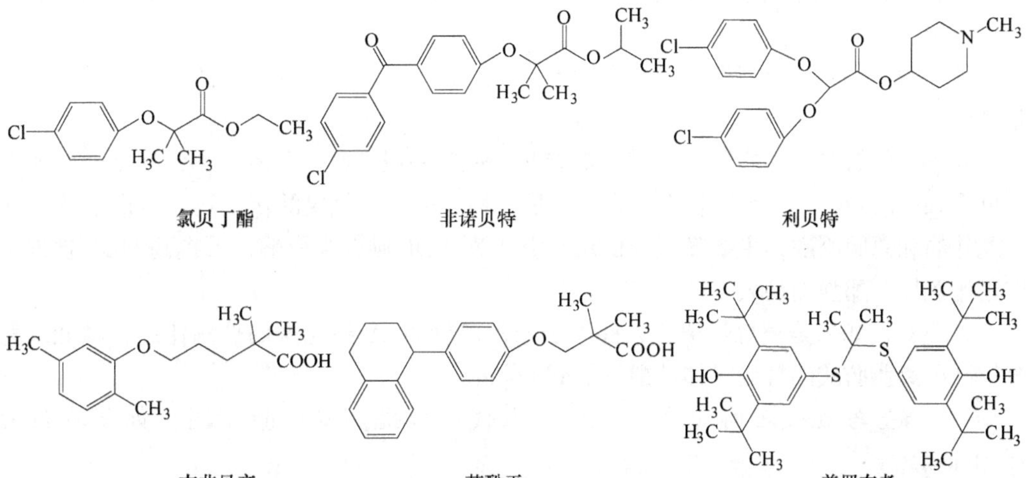

氯贝丁酯　　　　非诺贝特　　　　　　利贝特

吉非贝齐　　　　萘酚平　　　　　普罗布考

图 7-3　常见的苯氧基烷酸类药物

苯氧基烷酸类药为核内受体过氧化酶体增殖因子激活受体 α(PPAR-α)的激动剂，结合后能诱导脂蛋白酯酶基因表达，使脂蛋白酯酶增加，促进富含 TG 的 CM 及 VLDL 中 TG 的水解，从而降低血浆中 TG 的水平。

氯贝丁酯(clofibrate)

【化学名】2-(4-氯-苯氧基)-2-甲基丙酸乙酯[2-(4-chlorophenoxy)-2-methylpropnoic acid ethyl ester]。

【结构特征】对氯苯氧乙酸乙酯，含两个甲基。

【理化性质】无色或微黄色油状液体，有特臭，味初辛辣后变甜。易溶于乙醇、丙酮、氯仿、乙醚或石油醚；不溶于水。

遇光色渐变深，并慢慢分解为对氯苯酚(酚进一步氧化成醌)，应避光保存。

具有酯的性质，碱性条件下与羟胺生成异羟肟酸盐，用盐酸酸化后与三氯化铁作用显紫色。

【代谢】在血浆中被酯酶迅速分解为活性代谢物对氯苯氧丁酸，即氯贝酸。

【作用】有明显的降低三酰甘油的作用，主要降低极低密度脂蛋白。用于治疗高脂血症、尿崩症、可改善糖尿病性视网膜患者的视力和眼底病变。不良反应较多，长期使用后因胆结石造成的死亡率已超过改善冠心病的病死率。目前较少用。

【构效关系】对苯氧基烷酸类化合物的结构及活性进行研究，总结出其构效关系规律。

氯贝丁酯类结构可看成芳基和脂肪酸两部分。

(1)脂肪酸部分　　羧基或容易水解的酯基存在为活性必要条件。

苯氧基相连碳上再引入其他芳基或芳氧基，能显著降低三酰甘油含量，如利贝特(lifibrate)。

(2)芳基部分　　该部分保证了亲脂性，如果增加苯基数目，活性会显著增强，如非诺贝特。

苯环对位氯取代并非活性必需，被烷基、烷氧基或三氟甲基取代，活性不变。如吉非贝齐(gemfibrozil)，近年来备受关注，是一种非卤代苯氧戊酸衍生物，可以显著降低三酰甘油和总胆固醇，主要降低 VLDL 含量，对 LDL 则较少影响，可提高 HDL 含量，作用比氯贝丁酯强而持久。

芳环对位如果是环烷烃取代，能增强对乙酰辅酶 A 羧化酶的抑制作用，降低或完全控制游离脂肪酸的合成，如萘酚平(nafenopin)。

(3)芳基与羧酸之间的氧　　以硫取代可以提高降血脂作用，如普罗布考(probucol)。

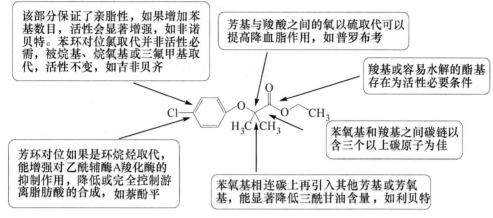

该部分保证了亲脂性，如果增加苯基数目，活性会显著增强，如非诺贝特。苯环对位氯取代并非活性必需，被烷基、烷氧基或三氟甲基取代，活性不变，如吉非贝齐

芳基与羧酸之间的氧以硫取代可以提高降血脂作用，如普罗布考

羧基或容易水解的酯基存在为活性必要条件

苯氧基和羧基之间碳链以含三个以上碳原子为佳

芳环对位如果是环烷烃取代，能增强对乙酰辅酶A羧化酶的抑制作用，降低或完全控制游离脂肪酸的合成，如萘酚平

苯氧基相连碳上再引入其他芳基或芳氧基，能显著降低三酰甘油含量，如利贝特

（二）烟酸类

脂肪组织中的三酰甘油在脂肪酶作用下可代谢分解成甘油和游离脂肪酸，两者可进一步氧化分解释放出能量供机体需要。游离脂肪酸在肝脏中可合成三酰甘油，三酰甘油与载脂蛋白结合，导致血浆中的 TG、VLDL、LDL 水平升高。烟酸类药物主要抑制 cAMP 的生成，导致激素敏感脂肪酶活性下降，使脂肪组织中 TG 的水解减少，达到降低血浆中总 TG 的水平。

烟酸属于 B 族维生素，大剂量烟酸可降低血清 TG，具有很强扩张血管和调节脂肪代谢异常作用，但烟酸降 TG 作用跟其维生素样作用无关。烟酸有皮肤潮红、瘙痒和胃肠不适的副作用。这些副作用主要由结构中的羧基引起，故对其结构进行改造，若将羧基酯化成前药后，副作用降低，作用持久，如戊四硝烟酯（niceritrol）、烟酸肌醇酯（inositol niacinate）和烟酸生育酚酯（tocopheryl nicotinate）。

烟酸　　　　戊四硝酯　　　烟酸肌醇酯

烟酸生育酚酯

第二节 抗血栓药

血栓是血流在心血管系统血管内面剥落处或修补处的表面所形成的小块。血栓栓塞性疾病(如心肌梗死,脑血栓、深静脉血栓形成的脑栓塞、肺栓塞等)是当前危害人类健康、导致病死率最高的原因之一。此外,血栓形成是许多疾病发病机制中涉及的一种重要病理过程。因此预防和治疗血栓形成,将已形成的血栓溶解已成为当前临床上重要的防治方法,其中抗凝治疗是首要的方法。导致血栓形成的因素及抗血栓药物分类见表7-1。

表 7-1　导致血栓形成的因素及抗血栓药物分类

致血栓因素	抗血栓药类别	典型药物
血小板在损伤的血管壁表面黏附和聚集	抗血小板药	阿司匹林、氯吡格雷、噻氯匹定、奥扎格雷、替罗非班
凝血因子激活促使凝血酶形成	抗凝血药	肝素、低分子肝素、水蛭素、华法林钠、双香豆素、戊聚糖钠、阿加曲班
纤维蛋白溶酶活性低下	溶血栓药	尿激酶、链激酶、基因工程药物

溶血栓药物多为酶类及基因工程药物,属于生物化学方面的内容。本节只介绍抗血小板药和抗血栓药中常见的化学药物。

(一)抗血小板药

抗血小板药又称血小板抑制剂,即抑制血小板的分泌、黏附及聚集,多用于心血管系统疾病如缺血性心脏病及血栓性疾病,如阿司匹林、氯吡格雷等,见图7-4。

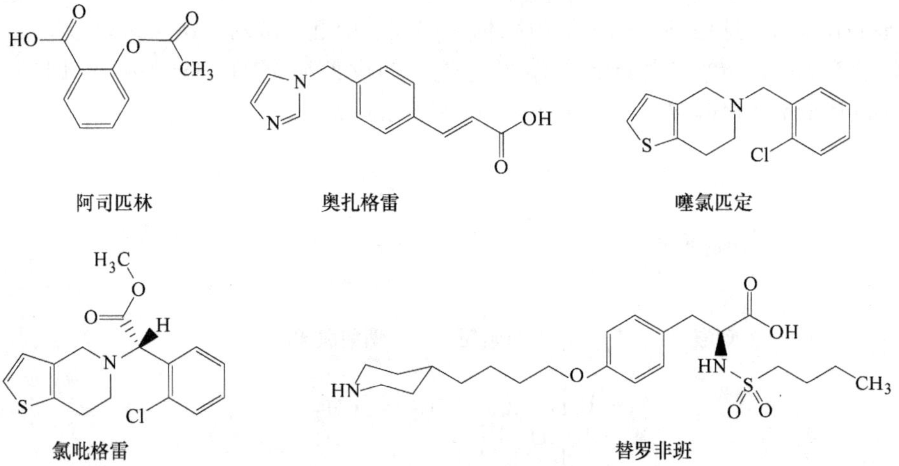

图 7-4　常见的抗血小板药

阿司匹林(aspirin)又称乙酰水杨酸,属于环氧合酶抑制剂,对胶原、ADP、抗原抗体复合物及某些病毒和细菌引起的血小板聚集有明显抑制,可防止血栓形成。有关此药的介绍见第八章。

奥扎格雷(ozagrel)为血栓素合成酶抑制剂,主要用于治疗急性血栓性脑梗死和脑梗死所伴随的运动障碍,还可改善蛛网膜下腔出血手术后的脑血管痉挛状态及伴发的脑缺血症状。

　　替罗非班(tirofiban)是一种非肽类的血小板受体 GP II_b/III_a 高选择性抑制剂，与该受体结合，可竞争性阻断纤维蛋白原及血管性血友病因子与血小板受体结合，阻止血小板聚集、黏附等活化反应。本品主要用于治疗急性冠状动脉综合征、不稳定型心绞痛和非 Q 波心肌梗死、急性心肌梗死和急性缺血性心脏猝死等。

氯吡格雷(clopidogrel)

【化学名】 (+)-(S)-α-(2-氯苯基)-6,7-二氢噻吩并[3,2-c]吡啶-5(4H)-乙酸甲酯[(+)-(S)-α-(2-chlorophenyl)6, 7-dihydrothieno[3, 2-c]pyridine-5(4H)-acetic acid methyl ester]。

【结构特征】 噻吩并四氢吡啶环，含氯苯基、乙酸甲酯基团。1 个手性碳，药用 S 构型，右旋体。

【理化性质】 无色油状物，其硫酸盐为白色或类白色结晶性粉末，在中性水溶液中几乎不溶，在 pH 为 1 的水溶液中易溶。

【作用】 本品为前药，体外无活性，口服后经肝细胞色素 P450 酶系转化为活性代谢物，与血小板膜上二磷酸腺苷(ADP)受体结合，抑制 ADP 诱导的血小板膜表面纤维蛋白原受体(PII_b/III_a)活化，导致纤维蛋白原无法与该受体发生粘连而抑制血小板聚集。

　　临床上用于预防缺血性脑卒中、心肌梗死及外周血管病等，其疗效强于阿司匹林。

（二）抗凝血药

　　抗凝血药是通过影响凝血因子，阻止血液里凝固过程的药物，主要用于防治静脉血栓形成和肺栓塞症，常用药物有华法林钠、双香豆素，肝素。

　　肝素因最初来自肝而得名。肝素为 D-葡糖胺、L-艾杜糖醛酸交替组成的黏多糖硫酸酯，其分子质量为 5～30kDa。

　　香豆素类(coumarins)是一类含有 4-羟基香豆素基本结构的物质，口服吸收后参与体内代谢，参与抗凝作用，故称口服抗凝剂，常用的有双香豆素(dicoumarol)、华法林钠(warfarin sodium)等。

华法林钠　　　　　双香豆素　　　　　醋硝香豆素

香豆素类是维生素 K 拮抗剂，抑制维生素 K 在体内的反复利用。

华法林钠(warfarin sodium)

【化学名】4-羟基-3-(3-氧代-1-苯基丁基)-2H-1-苯并吡喃-2-酮钠盐[sodium 4-hydroxy-3-(3-oxo-1-phenylbutyl)-2H-1-benzopyran-2-one]，又名华法林；苄丙酮香豆素。

【结构特征】母核：香豆素环(苯并吡喃-2-酮)，含苄丙酮基团，有 1 个手性碳，药用外消旋体。

【理化性质】结晶性粉末，无臭。极易溶于水，易溶于乙醇，几不溶于氯仿或乙醚。加水溶解后，加硝酸过滤，滤液中加重铬酸钾试液，振荡，几分钟后显淡绿蓝色。

【代谢】华法林钠有一手性中心，临床应用是由 S-华法林钠和 R-华法林钠构成的消旋体，S-华法林钠比 R-华法林钠在体内清除快，但其抗凝作用是 R-华法林钠的 3 倍以上。消旋体在代谢上有差异。R-(+)-异构体母核 7 位上进行羟化，羟化产物进入胆汁，随粪便排出体外。而 S-(−)-异构体经丙酮侧链还原而代谢，代谢物经尿液排泄。由于本品主要经肝脏 CYP450 酶代谢，因此能够抑制 CYP 活性的药物(如选择性 5-羟色胺再摄取抑制剂、奥美拉唑、西咪替丁、氯霉素及甲硝唑等)，均可使本品的代谢减慢，半衰期延长，抗凝作用加强，因此，使用本品时应注意与其他药物的相互作用。

【作用】通过抑制维生素 K 依赖的凝血因子而发挥凝血作用。主要口服用于防治血栓栓塞性疾病及心肌梗死等。作用时间较长，但显效慢，作用过于持久，不易控制。在防治静脉血栓和肺栓塞时一般先用肝素(作用快)，再用华法林钠维持。

第三节　阿司匹林的合成

【知识目标】

1. 掌握酯化反应的原理。
2. 掌握重结晶的原理。

【技能目标】

1. 掌握酯化反应的基本操作。
2. 掌握重结晶的基本操作。
3. 熟悉搅拌机的安装及使用方法。

【阿司匹林简介】

通用名：阿司匹林，乙酰水杨酸。

化学名：2-(乙酰氧基)苯甲酸。

分子式：$C_9H_8O_4$。

相对分子质量：180.2。

化学结构式：

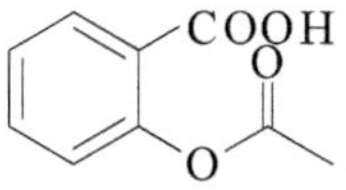

阿司匹林为白色针状或板状结晶，熔点为 135～140℃，易溶于乙醇，可溶于氯仿、乙醚，微溶于水。阿司匹林为解镇痛药，用于治疗伤风、感冒、头痛、发烧、神经痛、关节痛及风湿病等。近年来，又证明它具有抑制血小板凝聚的作用，其治疗范围又进一步扩大到预防血栓形成，治疗心血管疾患。

【合成路线】

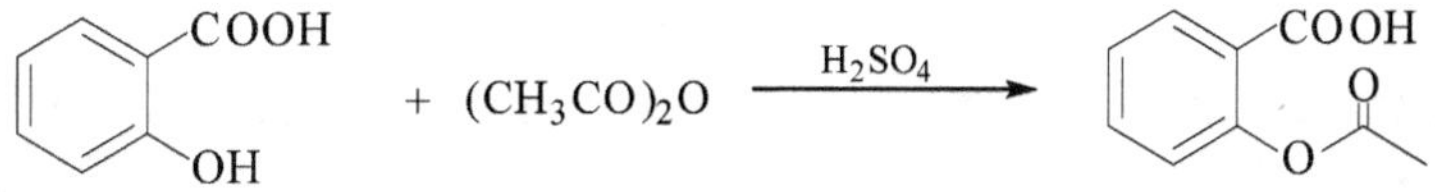

【反应机制】 水杨酸的酚羟基由于分子内氢键作用化学反应活性较低，使用相对温和的酸酐作为酰化剂时，加入硫酸作为催化剂，可破坏分子内氢键，使反应可在较低的温度下进行。

【材料】 水杨酸，浓硫酸，乙酸酐，乙醇，活性炭。

【步骤】

1. 阿司匹林的合成　　在装有搅拌棒及球形冷凝器的 100mL 三颈瓶中，依次加入水杨酸 10g、乙酸酐 14mL、浓硫酸 5 滴。开动搅拌机，置油浴加热，待浴温升至 70℃时，维持在此温度反应 30min。停止搅拌，稍冷，将反应液倾入 150mL 冷水中，继续搅拌，至阿司匹林全部析出。抽滤，用少量稀乙醇洗涤，压干，得粗品。

2. 阿司匹林的精制　　将所得粗品置于附有球形冷凝器 100mL 圆底烧瓶中，加入 30mL 乙醇，于水浴上加热至阿司匹林全部溶解，稍冷，加入活性炭回流脱色 10min，趁热抽滤。将滤液慢慢倾入 75mL 热水中，自然冷却至室温，析出白色结晶。待结晶析出完全后，抽滤，用少量稀乙醇洗涤，压干，置红外灯下干燥(干燥时温度以不超过 60℃为宜)，测熔点，计算收率。

【结构确证】

1)红外吸收光谱法。

2)熔点测定法。

3)标准物 TLC 对照法。

【注意事项】

1)反应中用于催化的浓硫酸量不宜过多。

2)洗涤用的稀乙醇浓度为 10% 以下，浓度不宜过高。

【思考题】

1)向反应液中加入少量浓硫酸的目的是什么？是否可以不加？为什么？

2)本反应可能发生哪些副反应？产生哪些副产物？

3)阿司匹林精制选择溶媒的依据什么原理？为何滤液要自然冷却？

【知识要点】

1.调血脂药、抗血栓药的药物的分类。

2.苯氧基烷酸类药物的结构特点与构效关系。

3.代表药物氯贝丁酯、洛伐他汀、氯吡格雷、华法林钠的结构及性质。

4.作用机制。

(1)羟甲戊二酰辅酶A还原酶抑制剂降胆固醇作用机制。

(2)苯氧基烷酸类药物降三酰甘油作用机制。

(3)香豆素类化合物抗血栓作用机制。

(4)氯吡格雷抗血栓作用机制。

【目标训练】

1.谈谈你对高脂血症的认识，从引起高脂血症的因素、危害、预防、治疗等几个方面分析。

2.简述血栓的形成及危害，目前治疗血栓的药物有哪些？其作用机制如何？

3.简述苯氧基烷酸类药物的结构特点与构效关系。

【能力训练】

1.他汀类药物能否与贝特类药物一起使用治疗高脂血症？为什么？

2.男性患者，48岁，临床无明显症状，体态较胖。例行健康体检时，血脂化验结果为：TG 14mmol/L，TC 28.2mmol/L，LDL-Ch 2.8mmol/L，HDL-Ch 0.87mmol/L；空腹抽取血浆，4℃放置24h，呈奶油样浑浊。诊断为高脂蛋白血症(Ⅳ型)，请给出用药方案(注：Ch表示游离胆固醇)。

(邢志华：第一节至第二节；郭平：第三节)

第八章　抗高血压药和利尿药

【学习目标】
1. 掌握卡托普利的化学结构、理化性质、体内代谢、临床应用及合成路线；了解二氢吡啶类、芳氧丙醇胺及芳基乙醇胺类药物的构效关系。
2. 熟悉抗高血压药物的分类及作用机制；氯沙坦的结构、化学名及应用；硝苯地平的合成；ACEI 及 Ang Ⅱ受体拮抗剂的作用机制。
3. 了解利尿药的分类及各类药物的作用机制。了解其他普利类、沙坦类抗高血压药的结构特征及临床用途。

第一节　抗高血压药

高血压是脑卒中、心力衰竭、肾衰竭的主要危险因素，与冠心病和糖尿病关系密切。正常人血压应低于 140mmHg[①]/90mmHg。一般认为，经不同日的数次测压，血压仍≥150mmHg/95mmHg 即需治疗。如有以下危险因素中的 1 或 2 条，血压≥140mmHg/90mmHg 就要治疗。这些危险因素为：老年、吸烟、肥胖、血脂异常、缺乏体力活动、糖尿病等。高血压的治疗要强调终生治疗。

高血压的发病机制还不甚清楚，但已知体内许多系统与血压调节有关，最主要的有交感神经-肾上腺素系统及肾素-血管紧张素-醛固酮系统（RAS）等，如图 8-1 所示。抗高血压药分别作用于上述不同环节。血压的高低取决于心输出量和外周血管阻力。直接影响血压的组织和器官有小动脉、小静脉、心脏和肾脏等。根据各种药物的作用机制和作用部位将抗高血压药分为以下几种。

1. 肾素-血管紧张素系统抑制剂

1）血管紧张素转换酶抑制剂（ACEI）：卡托普利等。

2）血管紧张素Ⅱ（AngⅡ）受体拮抗剂：氯沙坦等。

2. 交感神经系统抑制剂

1）作用于 α 受体药物：酚妥拉明、哌唑嗪、可乐定等。

2）β 受体阻滞剂：普萘洛尔、美托洛尔等。

3）其他：利舍平、胍乙啶、美卡拉明。

3. 钙通道阻滞剂　　硝苯地平等。

4. 利尿药　　氢氯噻嗪等，见本章第二节。

---

①1mmHg=1.333 22 × 10^2Pa

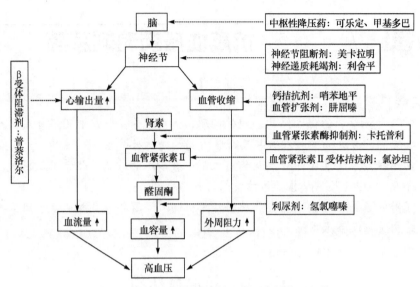

图 8-1　高血压的发生机制及降压药的作用部位

5. 血管扩张药　　肼屈嗪、硝普钠等。

6. 其他类　　其中，第一线抗高血压药为：ACEI、β受体阻滞剂、钙通道阻滞剂和利尿药。临床治疗多采用联合用药。

一、肾素-血管紧张素系统抑制剂

肾素-血管紧张素-醛固酮(RAS)系统对血压调节有重要影响，其中 ACEI 和 Ang Ⅱ 受体拮抗剂的发展较快。

肾素-血管紧张素-醛固酮系统是一种复杂、高效调节血流量、电解质平衡及动脉血压所必需的系统。这个系统的两个主要部分是肾素和血管紧张素转移酶。肾素是一种天冬氨酰蛋白酶，它能使在肝脏产生的血管紧张素原(由 453 个氨基酸残基组成)转化为由 10 个氨基酸残基组成的血管紧张素Ⅰ，血管紧张素Ⅰ在血管紧张素Ⅰ转化酶 (angiotensin converting enzyme，ACE)的作用下生成活性八肽血管紧张素Ⅱ(AⅡ)，最后转化为能促进醛固酮分泌的血管紧张素Ⅲ并灭活。血管紧张素Ⅱ是一种作用极强的肽类血管收缩剂，并能促进去甲肾上腺素从神经末梢释放。血管紧张素Ⅱ作用于血管紧张素受体，产生激动作用，引起血管收缩，血压上升。如图 8-2 所示。另外，缓激肽在血管紧张素酶作用下转变成无活性的片段。而缓激肽具有血管扩张活性。所以，抑制血管紧张素酶、拮抗血管紧张素Ⅱ受体可以直接或间接降低血压。目前这两类药物成为临床上的一线抗高血压药物。

(一)血管紧张素转换酶抑制剂

血管紧张素转换酶抑制剂可用于治疗高血压，特别适用于患有慢性充血性心力衰竭、左心室功能障碍或糖尿病的高血压患者。ACEI 可以单独使用，也可以与其他降压

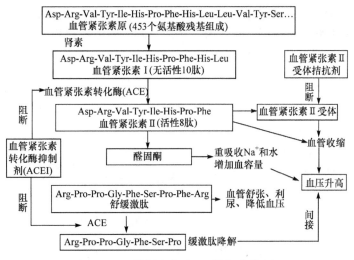

图 8-2　血管紧张素对血压的调节作用

药联合使用。与其他常用的抗高血压药物相比，ACEI 有许多优点：不会像 α-肾上腺素阻滞剂那样引起直立性低血压；长期使用不会产生耐受性；也不会像 β-肾上腺素受体拮抗剂那样停药后血压反弹。此外，ACEI 可使左心室肥厚消退，而左心室肥厚是高血压的重要并发症。

　　ACEI 的降压效果是肯定的，由于 ACE 对底物的选择性不高，ACEI 在减少 A Ⅱ 生成的同时也抑制了缓激肽和脑啡肽等生物活性肽的灭活，因而产生咳嗽、血管神经性水肿等副作用。

　　自 1981 年第一个可口服的血管紧张素转换酶抑制剂上市以来，此类药物发展很快，代表药物有卡托普利(captopril)、阿拉普利(alacepril)、依那普利(enalapril)、赖诺普利(lisinopril)、培垛普利(perindopril)和福辛普利(fosinopril)。

卡托普利(captopril)

【化学名】1-[(2S)-2-甲基-3-巯基-1-氧代丙基]-L-脯氨酸(1-[(2S)-3-mercapto-2-methyl-1-oxopropyl]-L-proline)，又名巯甲丙脯酸、开博通。

【结构特征】两个手性碳，都是 S 构型，含巯基、脯氨酸。

【理化性质】本品是一种白色或类白色结晶性粉末，略带有大蒜气味。本品有两种晶型，一种为不稳定型，熔点为 87～88℃，另一种为稳定型，熔点为 105.2～105.9℃。极易溶于甲醇，溶于无水乙醇、丙酮，略溶于水，难溶于乙醚，不溶于己烷。比旋度为 −126°～−132°(2%乙醇)。

　　本品具有酸性，羧基的酸性强 $pK_{a_1}=3.7$，巯基显弱酸性，$pK_{a_2}=9.8$。结晶固体稳定性好，其甲醇溶液也是稳定的，其水溶液则发生氧化反应，通过巯基双分子缩合成二硫化物。在强烈影响下，酰胺也可水解，生成半胱氨酸二硫化物。氧化反应受 pH、金属离子（Cu^{2+}、Fe^{3+}）、本身浓度的影响。

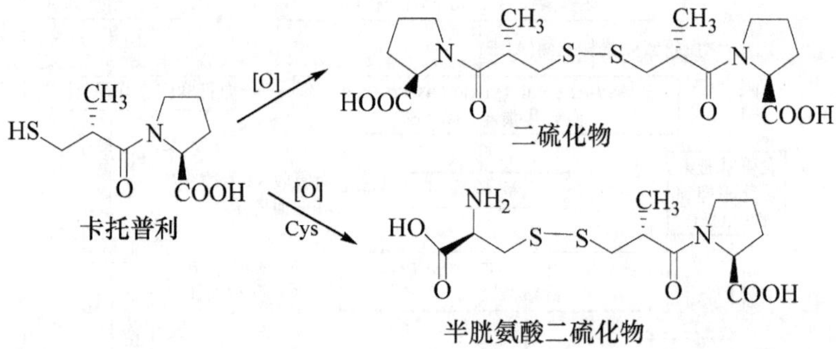

本品与亚硝酸作用，生成亚硝酰硫醇酯，呈红色，可供鉴别反应。

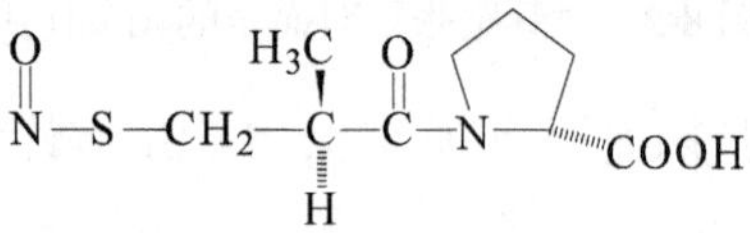

【合成】以 2-甲基丙烯酸和硫氢乙酸进行加成，得到外消旋 2-甲基-3-乙酰巯基丙酸，该酸经氯化反应转化为酰氯，继而与 L-脯氨酸反应生成乙酰卡托普利（R,S）混合物。加入二环己基胺成盐，以其在硫酸氢钾溶液中溶解度的不同达到分离，得到（S,S）体，最后用碱水去除保护基得到卡托普利。

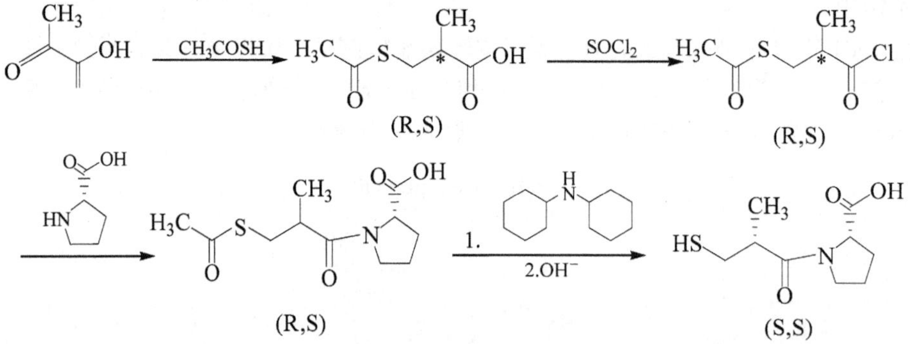

【作用】对多种类型高血压均有明显的降压作用，能改善充血性心力衰竭患者的心脏功能。使用后无反射性心率加快，不减少脑、肾的血流量，无中枢副作用，无耐受性，停药后也无反跳现象。少数患者出现皮疹和味觉消失，与结构中的巯基有关。

知识链接

    D、L 命名法：在 X 射线衍射法问世之前，费歇尔选择甘油醛作为标准，将主链竖向排列，氧化态高的碳原子放在上方，氧化态低的碳原子放在下方，写出甘油醛的费歇尔投影式。并人为规定羟基在碳链右边者为右旋甘油醛，称为 D 型，反之为 L 型。

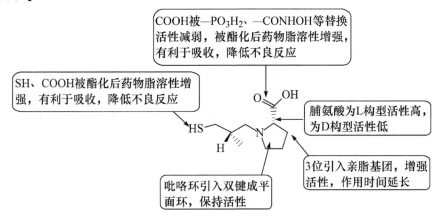

D-(+)-甘油醛　　　　L-(−)-甘油醛

【构效关系】

COOH被—PO₃H₂、—CONHOH等替换
活性减弱，被酯化后药物脂溶性增强，
有利于吸收，降低不良反应

SH、COOH被酯化后药物脂溶性增
强，有利于吸收，降低不良反应

脯氨酸为L构型活性高，
为D构型活性低

吡咯环引入双键成平
面环，保持活性

3位引入亲脂基团，增强
活性，作用时间延长

(二)血管紧张素Ⅱ受体拮抗剂

ACEI 会使缓激肽积累。缓激肽除有降压作用外，还会引起炎性反应，如干咳、皮疹。血管紧张素Ⅱ(AⅡ)是 RAS 发挥作用的活性物质，阻断 AⅡ与受体结合即可阻断 RAS 的生物效应。AⅡ受体主要有 AT₁ 和 AT₂两种。其中 AⅡ受体拮抗剂是作用最直接的抗高血压药物，而且不影响缓激肽的水平。代表药有氯沙坦(losartan)、缬沙坦(valsartan)、坎地沙坦(candesartan)、沙拉新(saralasin)等。

氯沙坦

缬沙坦

坎地沙坦

Sar-Arg-Val-Tyl-Val-His-Pro-Ala
Sar=Gly(Me)

沙拉新

氯沙坦(losartan)

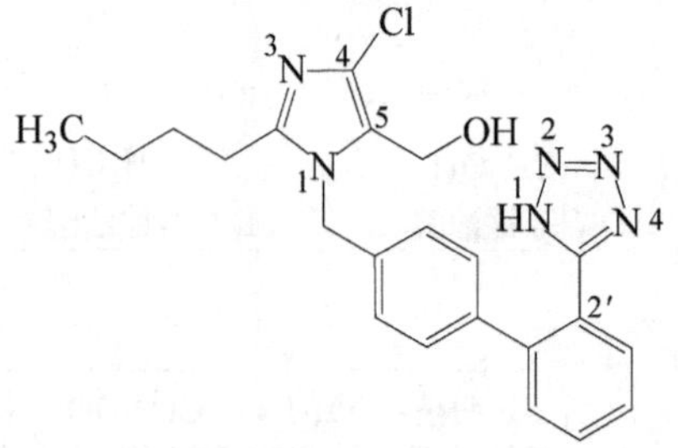

【化学名】2-丁基-4-氯-1-([2′-(1H-四唑-5-基)[1,1′-联苯]-4-基]甲基)-1H-咪唑-5[2-butyl-4-chloro-1-([2′-(1H-tetrazol-5-yl)[1,1′-biphenyl]-4-yl]methyl)-1H-imidazole-5-methanol)。

【结构特征】四氮唑环、联苯、咪唑环。

【理化性质】淡黄色结晶，熔点为 183.5～184.5℃。有一定酸性(四氮唑 1 位 N)，pK_a 为 5～6，可与碱成盐。

【代谢】口服吸收良好，经肝脏代谢，其中 3-羟甲基被氧化为羧基，该代谢物也有降压活性。

【作用】第一个可以口服的非肽类血管紧张素 II 受体拮抗剂。临床用于抗高血压和充血性心力衰竭。

【发现与发展】A II 受体拮抗剂是从 20 世纪 70 年代初发展起来的。沙拉新是肽类的拮抗剂，其性质类似 A II，对 A II 受体特异性高，但只呈非竞争性抑制，且对 A II 受体有部分激动作用，口服无效、作用时间短，临床应用受到很大限制。

研究人员随后发现了一些 N-苄基咪唑类化合物具有微弱的、竞争性的 A II 受体拮抗作用。这样带动了非肽类拮抗剂的发展。非肽类的结构类型主要有咪唑类和四氢咪唑类。而氯沙坦是第一个可以口服高效，高选择性、竞争性和高特异性的 AT II 受体拮抗剂，作用时间长，无内在拟 AT II 活性。

二、交感神经系统抑制剂

(一)作用于肾上腺素 α 受体药物

肾上腺素受体分为 α 受体和 β 受体，其生理效应如图 8-3 所示。

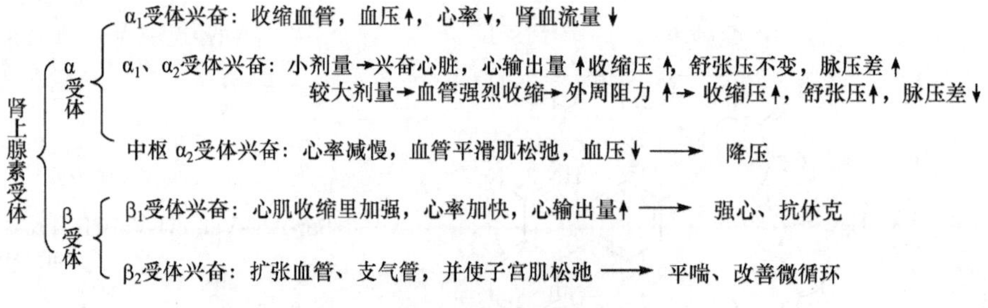

图 8-3　肾上腺素受体分类及生理效应

α 受体兴奋可使皮肤、黏膜的血管收缩、血压升高。那么与 α 受体有关的降压药分

为非选择性 α 受体拮抗剂、α₂ 受体激动剂。

1. 非选择性 α 受体拮抗剂　　α 受体拮抗剂选择性阻断了 α 受体，肾上腺素的缩血管作用被取消，而与血管舒张有关的 β 受体不受影响，血管舒张作用充分表现出来，故导致血压下降。

非选择性 α 受体拮抗剂分为两类，短效的竞争性 α 受体拮抗剂和长效的非竞争性 α 受体拮抗剂。如图 8-4 所示。

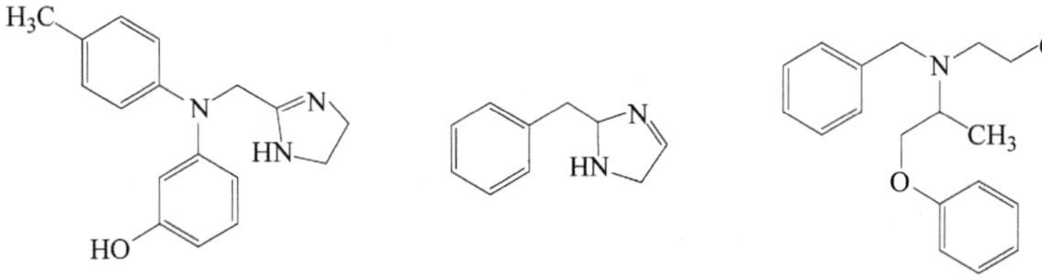

酚妥拉明　　　　　　　　妥拉唑啉　　　　　　　　酚苄明

图 8-4　非选择性 α 受体拮抗剂

酚妥拉明 (phentolamine) 和妥拉唑啉 (tolazoline) 属于咪唑衍生物，其结构与去甲肾上腺素有些相似，能阻断 α 受体，但对 α₁ 受体和 α₂ 受体的选择性不高。由于分子中含有组胺的部分结构，均有较强的组胺样作用。常见皮肤潮红、胃酸分泌增加，易引发溃疡等不良反应。

酚苄明 (phenoxybenzamine) 为长效的非竞争性 α 受体拮抗剂的代表，是一种 β-氯乙胺类衍生物，其结构与抗肿瘤药物氮芥相似，具有较强的烷基化作用。

在生理 pH 下，易发生分子内环化，生成具有高度反应活性的乙撑亚胺离子，进而与 α 受体的亲核基团 (如巯基、羟基、氨基等) 发生烷基化作用，生成稳定的、不被肾上腺素逆转的共价物。所以该药物作用较持久，属非竞争性 α 受体拮抗剂。

2. 选择性 α₁ 受体拮抗剂　　α₁ 受体拮抗剂不影响 α₂ 受体，降低动脉血管阻力，增加静脉容量，增加血浆肾素活性，不易引起反射性心率增加。其最大优点在于，对代谢没有明显不良影响，并对血脂代谢有良好作用。可用于各种程度的高血压治疗。代表药为哌唑嗪 (prazosin)、特拉唑嗪 (terazosin)、多沙唑嗪 (doxazosin)、吲哚拉明 (indoramin) 等。

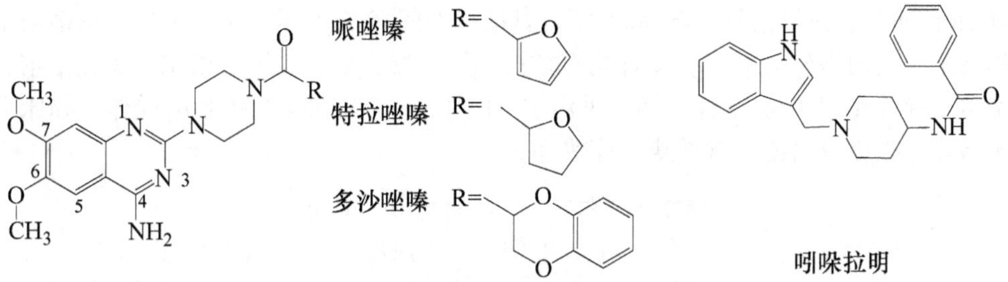

哌唑嗪　　特拉唑嗪　　多沙唑嗪　　吲哚拉明

哌唑嗪是第一个被发现的 α₁ 受体拮抗剂，后来发现了不少同类药物，如特拉唑嗪、多沙唑嗪、曲马唑嗪等。结构中 4-氨基-6,7 二甲氧基喹唑啉与取代哌嗪环连接。

吲哚拉明结构中有吲哚环，除了阻断 α₁ 受体外，还阻断组胺 H₁ 受体和 5-羟色胺受体，故用于抗高血压的时候会出现口干、嗜睡和头昏的副作用。

3. α₂ 受体激动剂　　中枢性降压药主要通过激动中枢的肾上腺素 α₂ 受体而产生降压作用。α₂ 受体激动剂，突触后膜 α₂ 受体兴奋后，可使去甲肾上腺素释放减少，引起心率减慢，血管平滑肌松弛，血压下降。

此类药物具有较高的脂溶性，可通过血脑屏障，产生中等强度的降压作用。代表药物有可乐定(clonidine)和甲基多巴(methyldopa)。

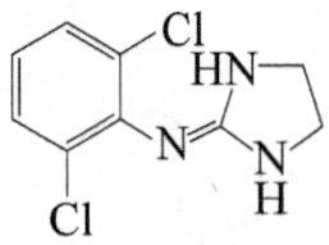

可乐定 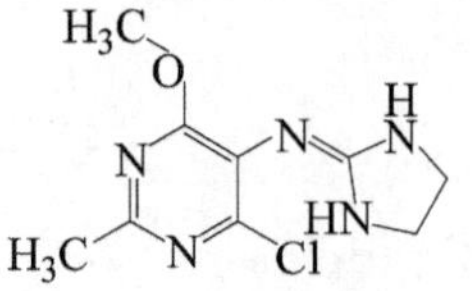　　　　　　莫索尼定 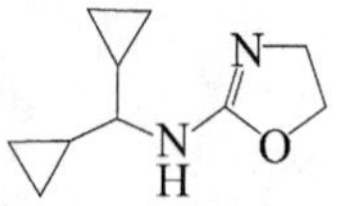　　　　　利美尼定 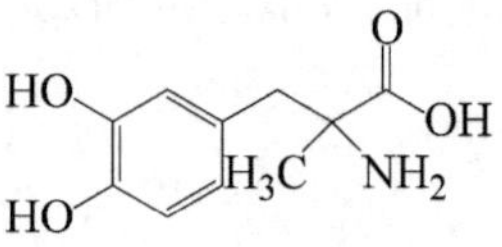　　　　　甲基多巴

研究表明，可乐定除激动肾上腺素 α₂ 受体外，还激动咪唑啉 I₁ 受体，适用于治疗中度高血压，不影响肾血流量和肾小球滤过，可用于高血压的长期治疗。莫索尼定、雷美尼定对咪唑啉 I₁ 受体激动作用较强，对 α₂ 受体亲和力较低，因此副作用可能小，但并不是最理想的中枢性降压药，目前人们还在研发选择更好的中枢性降压药。

甲基多巴是光学活性物质，药用其左旋体。该药为一生物前体药物，在体内经过脱羧和氧化被代谢为甲基去甲肾上腺素和甲基肾上腺素，兴奋中枢突触后膜 α₂ 受体，同样使去甲肾上腺素释放减少，而使血管扩张。

（二）β-受体阻滞剂

肾上腺素能受体可分为 β₁ 和 β₂ 两种亚型。

β 受体阻滞剂可竞争性与 β 受体结合，拮抗肾上腺素等递质和拟肾上腺素药物的 β 型作用，使心率减慢、心收缩力减弱、心输出量减少、心肌耗氧量降低。临床上主要用于治疗心律失常、心绞痛、高血压、心肌梗死等心血管疾病，也用于治疗甲状腺功能亢进、偏头痛和青光眼等。

根据 β 受体阻滞剂与两种亚型受体亲和力的差异，分为非选择性 β 受体阻滞剂、选择性 β₁ 受体阻滞剂和非典型的 β 受体阻滞剂三类。常见的药物有普萘洛尔(propranolol)、纳多洛尔(nadolol)、醋丁洛尔(acebutolol)、阿替洛尔(atenolol)、美托洛尔(metoprolol)、拉贝洛尔(labetalol)等，其结构如图 8-5 所示。普萘洛尔、纳多洛尔、噻吗洛尔、艾司洛尔对 β₁、β₂ 受体均有拮抗作用；醋丁洛尔、阿替洛尔、美托洛尔、比索洛尔选择性作用于 β₁ 受体；而拉贝洛尔阻断 β 受体的同时还阻断 α₁ 受体，临床上多用于治疗中重度高血压，起效快、疗效好。

盐酸普萘洛尔(propranolol hydrochloride)

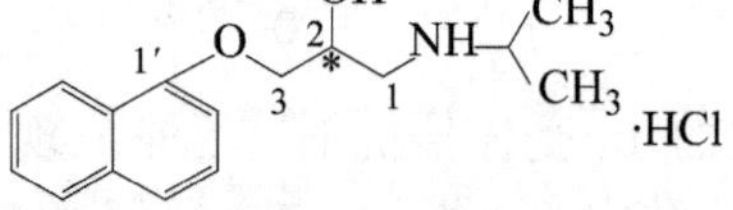

【化学名】(±)-1-异丙氨基-3-(1-萘氧基)-2-丙醇盐酸盐 [(±)-1-(Isopropylamino)-3-(1-naphthyloxy)-2-propanol hydrochloride)]，又名心得安。

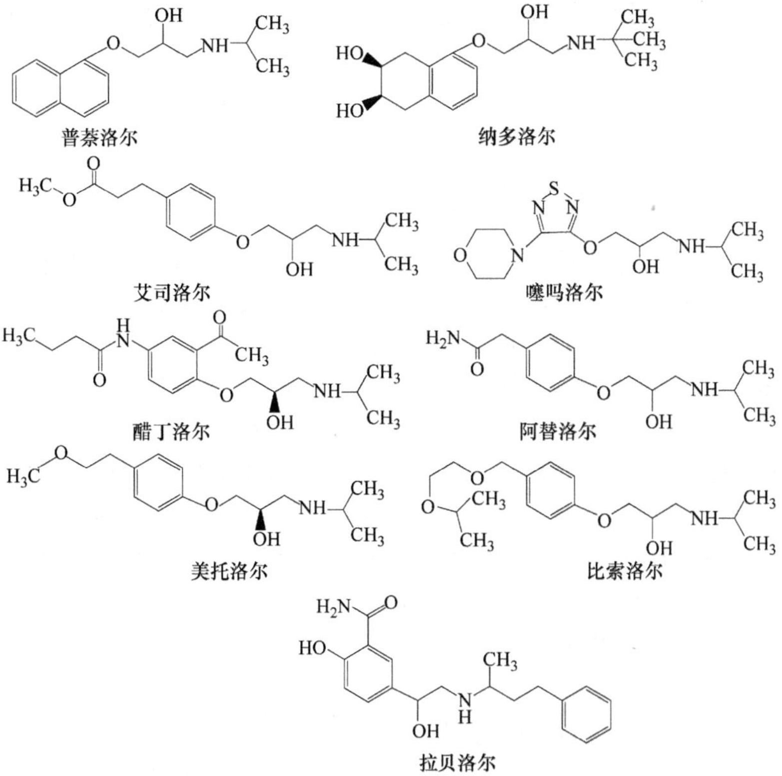

图 8-5 常见的 β 受体阻滞剂

【结构特征】含有一个手性碳,左旋体活性强于右旋体,药用品为外消旋体。取代芳环、仲醇(氧代丙醇)、仲胺。

【理化性质】白色或类白色结晶粉末,无臭,味微甜而后苦。遇光易变质。熔点为162~165℃,溶于水、乙醇,微溶于氯仿。其水溶液显弱酸性。对光、酸不稳定,在酸溶液中,侧链容易氧化分解。分解产物 α-萘酚(或未反应完的反应物)与对重氮苯磺酸盐反应呈橙红色,可作为杂质检查反应。

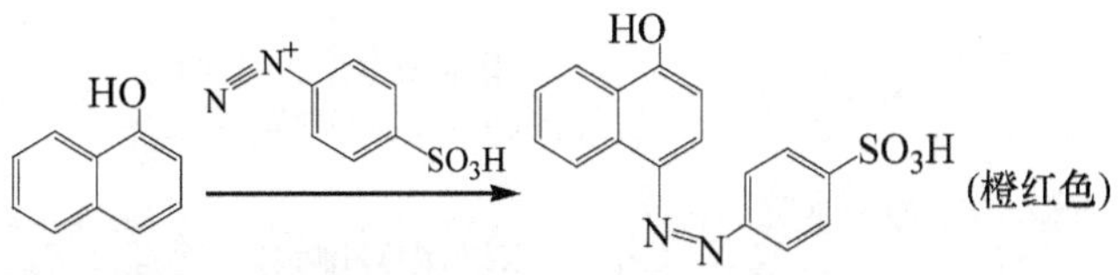

该品水溶液与硅钨酸试液反应呈淡红色沉淀。

【代谢】普萘洛尔主要在肝脏代谢,分解成 α-萘酚或者侧链氧化成酸。α-萘酚以葡糖醛酸形式排出。

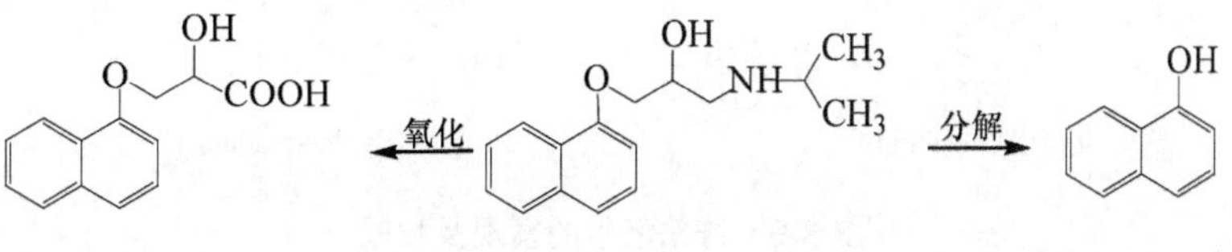

【合成】以 α-萘酚和氯代环氧丙烷为原料，反应得 1,2-环氧-3-丙烷，继而与异丙胺缩合得到 1-异丙氨基-3-(α-萘氧)-2-丙醇，与盐酸成盐即得。

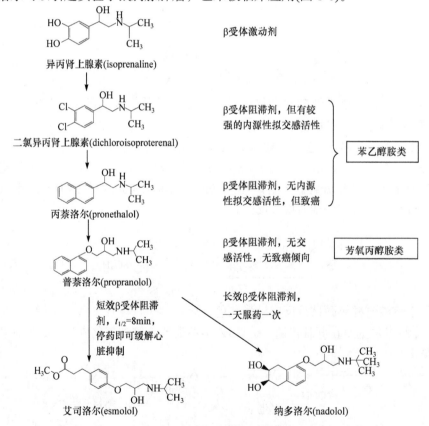

【作用】非选择性 β 受体阻滞剂。减慢心率，减弱心肌收缩力，减少心排出量，减少心肌耗氧量。临床上用于治疗心绞痛、高血压、心律失常等。主要缺点：脂溶性高，易透过血脑屏障，产生中枢效应；可引起支气管痉挛及哮喘。

【发现与发展】1958 年，礼来公司的鲍威尔和斯莱特在寻找一种长效且专一的支气管扩张剂来与异丙肾上腺素竞争拮抗。制备了二氯异丙肾上腺素(dichloroisoproterenal，DCI)，DCI 在高浓度时能阻断肾上腺素能激动剂引起的心脏兴奋和周围血管扩张，但不影响其血管收缩作用。该药可以选择性阻断 β 受体，是人类药物疗法的一次显著进步。但是 DCI 有较强的内源性肾上腺素样活性，而未曾应用于临床。萘环替代苯环后得到了丙萘洛尔(pronethalol)，可以使心脏避免激动效应(即无内在拟交感神经活性)。但丙萘洛尔可以引起实验小鼠胸腺肿瘤，也未被临床应用(图 8-6)。

图 8-6　普萘洛尔的发现及发展

在改变丙萘洛尔的结果中发现，在芳环乙醇结构中插入氧亚甲基(—O—CH₂—)得到芳氧丙醇胺类，其对β受体的阻断作用强于芳基乙醇胺类。其中代表药物为普萘洛尔(propranolol)。这类药物一般无拟交感活性、无致癌倾向。普萘洛尔属于非选择性β受体阻滞剂，其缺点是对心脏的抑制，对哮喘或慢性阻塞性肺疾病患者诱发哮喘。为了克服此缺点，利用软药原理，在分子中引入易代谢的基团，得到一类超短效β受体阻滞剂，如艾司洛尔(esmolol)，半衰期仅8min，适用于室性心律失常和急性心肌局部缺血，一旦发生副作用，停药即可消失。

为了适应高血压患者长期服药的特点，研究开发了一类长效β受体阻滞剂，如纳多洛尔、塞利洛尔。其长效作用与水溶性有关，所以血浆半衰期较长。纳多洛尔每日只需口服一次，中枢副作用较小。

噻吗洛尔是已知作用最强的β受体阻滞剂，其作用强度为普萘洛尔的8倍，临床上用于治疗高血压、心绞痛和青光眼。特别对原发性开角型青光眼有良好效果，优于传统的降眼压药物。

苯环4位取代的药物均为特异性β₁受体阻滞剂，如图8-6所示，其中比索洛尔特异性最强，且强效长效，作用为普萘洛尔的4倍，美托洛尔的5～10倍。对胰腺受体抑制较轻，所以对于伴有糖尿病的高血压患者更有利。

【构效关系】 自普萘洛尔问世起，β受体阻滞剂的研究飞速发展，开发出许多结构类型，大多数为芳氧丙醇胺类，少数为芳基乙醇胺类。

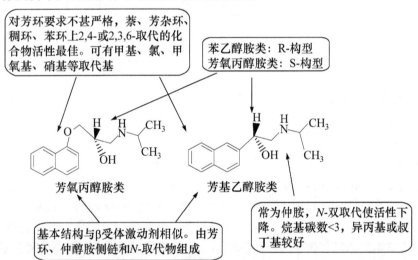

对芳环要求不甚严格，萘、芳杂环、稠环、苯环上2,4-或2,3,6-取代的化合物活性最佳。可有甲基、氯、甲氧基、硝基等取代基

苯乙醇胺类：R-构型
芳氧丙醇胺类：S-构型

芳氧丙醇胺类　　　芳基乙醇胺类

基本结构与β受体激动剂相似。由芳环、仲醇胺侧链和N-取代物组成

常为仲胺，N-双取代使活性下降。烷基碳数<3，异丙基或叔丁基较好

美托洛尔(metoprolol)为选择性β₁受体阻滞剂，作用于心脏，减慢心率，抑制心收缩率，血压降低，心衰加重。脂溶性大，易透过中枢神经系统，故不良反应多。拉贝洛尔(labetalol)为非典型β受体阻滞剂，具有选择性α₁受体拮抗作用和非选择性β受体拮抗作用，两者均有降压作用，其作用比例为1:3。对β₁和β₂无选择性。结构如下。

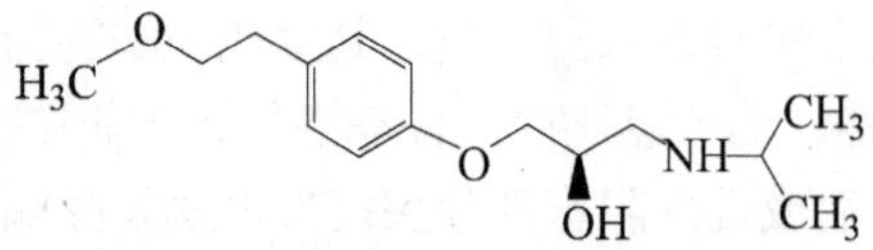

美托洛尔

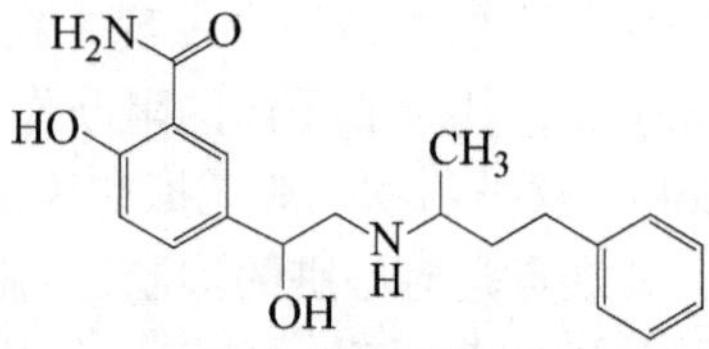

拉贝洛尔

(三)其他

作用于交感神经介质而产生降压作用的还有利舍平（reserpine）和胍乙啶（guanethidine）。利舍平是从萝芙木树根中提取出来的生物碱之一，是第一个从植物中提取出的有效抗高血压药物。利舍平可使交感神经末梢囊泡内的神经递质释放增加；同时又阻止交感神经递质进入囊泡，这些作用导致囊泡内的递质减少，并可使交感神经的传导受阻，表现出降压作用。作用较利舍平温和、持久。用于治疗轻中度早期高血压。因有安定作用，所以对老年和有精神症状的患者尤为适用。

利舍平(reserpine)

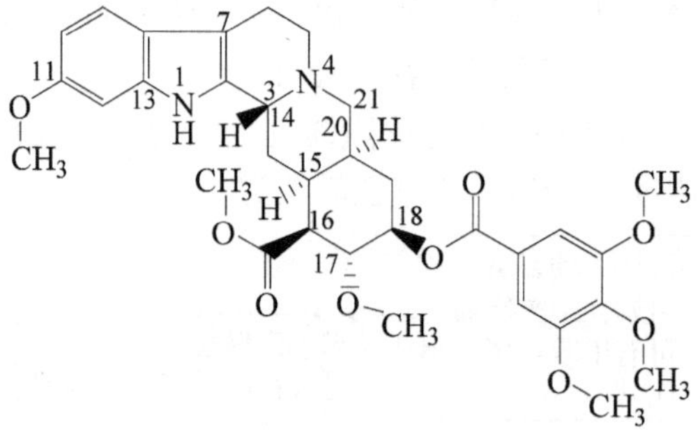

【化学名】11,17α-二甲氧基-18β-[(3,4,5-三甲氧基苯甲酰)氧]-3β,20-育亨烷-16β-甲酸甲酯[11, 17α-dimethoxy-18 β-[(3, 4, 5-trimethoxy benzoyl)oxy]-3β, 20-yohimban-16β-carboxylic acid methylerter]。

【结构特征】结构中具有2个酯键、5个甲氧基、氢化吲哚环。

【理化性质】具有酯键，pH 3.0时最稳定。在酸性或碱性条件下易水解，生成利舍平酸。

光照和加热条件下，3β-H位发生差向异构化，生成3-异利舍平(无活性)。

在光和氧的作用下发生氧化。这是引起利血平分解的主要因素。所以要避光保存。先被氧化成 3,4-二去氢利舍平(黄绿色荧光)，继而氧化成 3,4,5,6-四去氢利舍平(蓝色荧光)，再进一步氧化成无荧光的褐色或黄色聚合物。其反应方程如图8-7所示。

具有吲哚环，因而有吲哚类生物碱的呈色反应。与香草醛盐酸液反应，显玫瑰红色；与十二甲基苯甲醛(硫酸和冰醋酸存在的条件下)，先变绿后变红。

胍乙啶(guanethidine)具有进入神经细胞囊泡中将去甲肾上腺素取代出来的作用，也起到和利舍平相似的耗竭神经递质的作用，故有降压作用。胍乙啶作用较强，用于中重度舒张压高的高血压。但会导致体位性低血压、血流不足等不良反应。

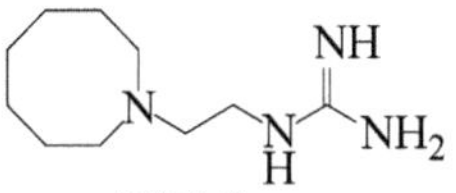

胍乙啶

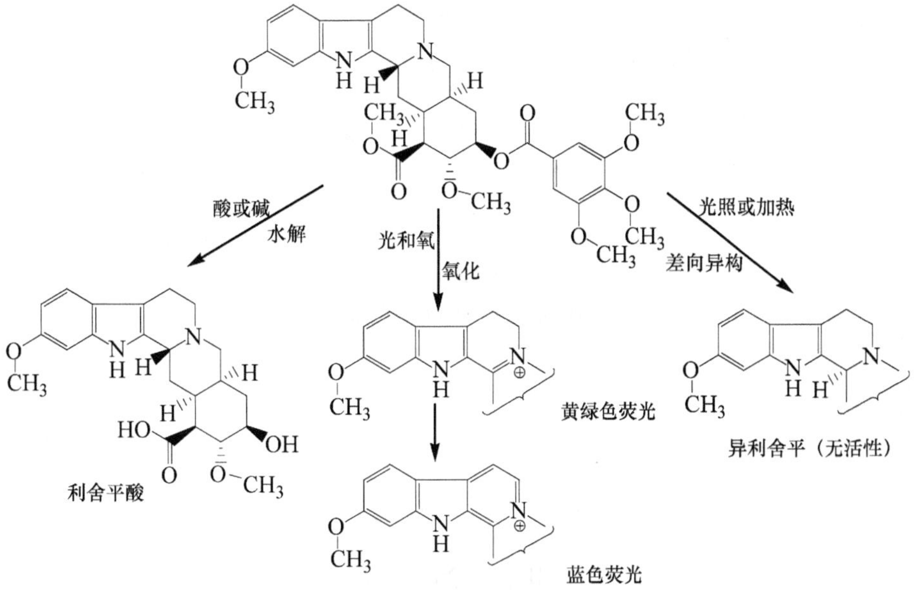

酸或碱
水解

光和氧
氧化

光照或加热
差向异构

利舍平酸

黄绿色荧光

异利舍平（无活性）

蓝色荧光

图 8-7　利舍平的化学性质

三、钙通道阻滞剂

Ca^{2+}是生物细胞的重要信使，参与细胞多种重要功能的调节，其中包括心脏起搏、心肌细胞和骨骼肌及血管平滑肌的兴奋-收缩偶联。钙通道阻滞剂(calcium channel blocker)是一类选择性阻滞 Ca^{2+}进入细胞的药物。在 20 世纪 60 年代初，Fleckenstein 在动物实验中发现维拉帕米(verapamil)可降低心肌收缩力而不影响其动作电位，类似心肌细胞脱钙现象，使兴奋-收缩脱偶联，这种抑制作用可被 Ca^{2+}逆转，从而提出钙阻滞剂的概念。

钙通道阻滞剂抑制细胞外 Ca^{2+}内流，导致心肌收缩力减弱、心率减慢、心输出量减少，血管松弛、外周阻力降低，血压下降，降低心肌做功量和耗氧量。临床主要用于抗心绞痛、抗心律失常和抗高血压，是一类治疗缺血性心脏病的重要药物。

1987 年世界卫生组织(WHO)根据药物对钙通道的选择性，分为选择性钙通道阻滞剂和非选择性钙通道阻滞剂。结构式如图 8-8 所示。

1)选择性钙通道阻滞剂：①芳基烷胺类(aralkylamine derivatives)，如维拉帕米(verapamil)；②二氢吡啶类(dihydropyridines，DHP)，如硝苯地平(nifedipine)；③苯并硫氮䓬类(benzothiazepine derivatives)，如地尔硫䓬(benzothiazepine)。

2)非选择性钙通道阻滞剂：氟桂利嗪(flunarizine)、普尼拉明(prenylamine)。

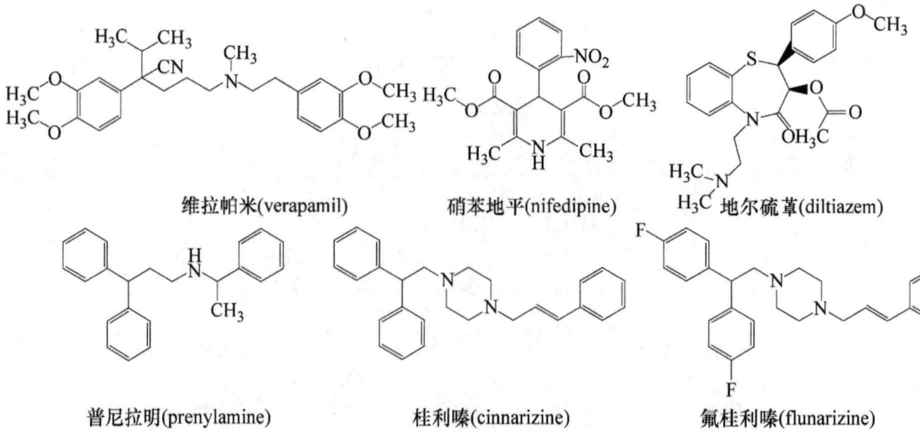

维拉帕米(verapamil)　　硝苯地平(nifedipine)　　地尔硫䓬(diltiazem)

普尼拉明(prenylamine)　　桂利嗪(cinnarizine)　　氟桂利嗪(flunarizine)

图 8-8　常见钙通道阻滞剂

硝苯地平(nifedipine)

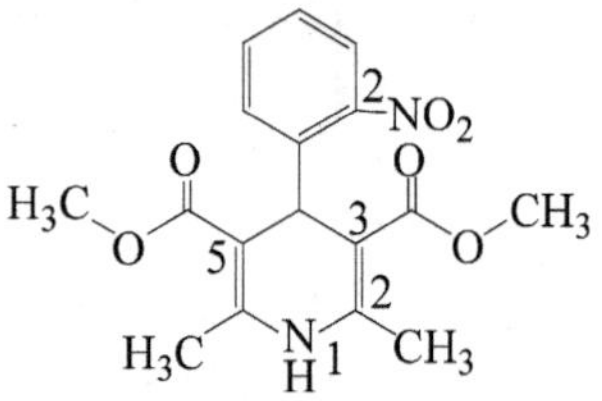

【化学名】1,4-二氢-2,6-二甲基-4-(2-硝基苯基)-3,5-吡啶二甲酸甲酯[1,4-dihydro-2,6-dimethyl-4-(2-nitrophenyl)-3, 5-pyridinedicarboxylic acid dimethyl ester]，又名心痛安、利心平、硝苯吡啶。

【结构特征】1,4-二氢吡啶环。X 射线晶体衍射表明，苯环与二氢吡啶环在空间上几乎互相垂直。

【理化性质】黄色无臭无味的结晶粉末，熔点为 172～174℃。无吸湿性，易溶于丙酮、氯仿，略溶于乙醇，几乎不溶于水。

硝苯地平的丙酮溶液，加 20% NaOH 溶液，摇匀显橙红色。

硝苯地平遇光不稳定，发生光催化的歧化反应，生成硝基苯吡啶和亚硝基苯吡啶。所以在生产和储存过程中应避光。

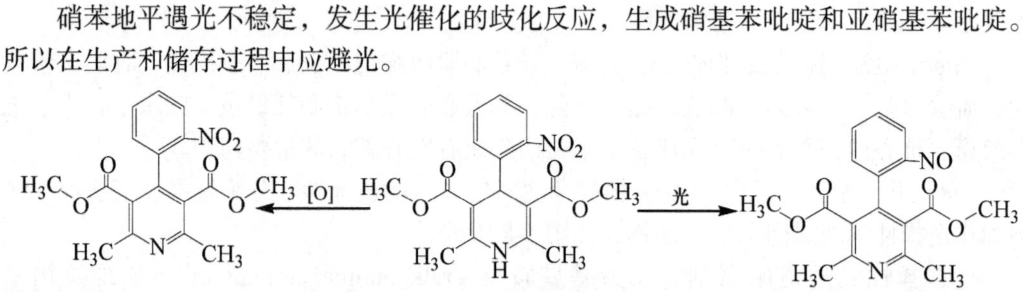

【代谢】硝苯地平口服生物利用度为 45%～65%，口服吸收良好，10min 即可起效，1～2h 达到最大血药浓度，维持 6～7h。经肝脏代谢，代谢物均无活性，80%由肾脏排泄。

【合成】由邻硝基苯甲醛和两分子的乙酰乙酸甲酯和过量氨水在甲醇中进行 Hantzsch 反应即可得到。

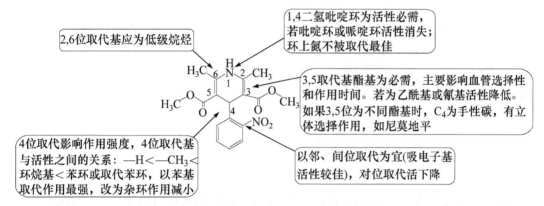

【作用】属于二氢吡啶类钙通道阻滞剂，主要抑制心肌及血管平滑肌细胞膜的 Ca^{2+} 内流，使血压下降和冠状动脉扩张，临床上用于治疗高血压，预防心绞痛等。

【构效关系】

1,4二氢吡啶环为活性必需，若吡啶环或哌啶环活性消失；环上氮不被取代最佳

2,6位取代基应为低级烷烃

3,5取代基酯基为必需，主要影响血管选择性和作用时间。若为乙酰基或氰基活性降低。如果3,5位为不同酯基时，C_4 为手性碳，有立体选择作用，如尼莫地平

4位取代影响作用强度，4位取代基与活性之间的关系：—H＜—CH_3＜环烷基＜苯环或取代苯环，以苯基取代作用最强，改为杂环作用减小

以邻、间位取代为宜(吸电子基活性较佳)，对位取代活下降

【发展】尼莫地平(nimodipine)，药用品为消旋体，进入体内后能透过血脑屏障，作用于脑血管平滑肌，可以治疗缺血性脑血管疾病。尼莫地平的这一作用开辟了一类新型的对脑血管疾病有效的钙通道阻滞剂。经结构修饰选择性得到提高。如尼卡地平(nicardipine)、氨氯地平(amlodipine)、尼群地平(nitrendipine)和尼索地平(nisodipine)。尼卡地平适用于各种缺血性脑血管疾病、风湿性心脏病及各种类型心绞痛，并用于高血压的治疗。氨氯地平起效较慢，但使用持续时间长，适用于高血压和心绞痛。尼群地平可作为脑血管扩张性抗高血压药。尼索地平适于治疗心衰和高血压危象，作用迅速，持续时间长，耐受性好。其结构如图 8-9 所示。

尼莫地平 尼卡地平 氨氯地平

尼群地平 尼索地平

图 8-9 二氢吡啶类钙通道阻滞剂

盐酸地尔硫䓬(diltiazem hydrochloride)

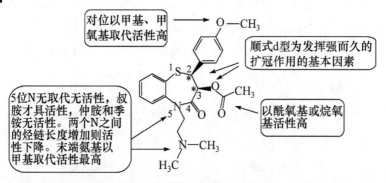

【化学名】(2S-顺)-3-乙酰氧基-5-[2-(二甲氨基)乙基]- 2, 3-二氢-2-(4-甲氧苯基)-1, 5-苯并硫氮杂䓬 -4(5H)-酮 盐酸盐 [(2S-*cis*)-3-acetyloxy-5-[2-(dimethylamino)ethyl]-2,3-dihydro-2-(4-methoxyphenyl)-1,5-benzothiazepin-4(5H)-one hydrochloride]。

【结构特征】苯并硫氮杂䓬类，2 个手性碳，4 个立体异构体，顺式 d-异构体(2S, 3S)活性最高，2R-顺异构体活性较弱，另两个反式异构体几乎无作用。临床用 d-异构体。

【理化性质】白色或类白色结晶或结晶性粉末，无臭，味苦。易溶于水、甲醇或氯仿，不溶于乙醚或苯。

【代谢】口服吸收迅速完全，但有较高的首过效应，导致生物利用度下降，口服后生物利用度为 25%。经肝肠循环，主要代谢途径为去乙酰基、*N*-去甲基和 *O*-去甲基化。

【作用】高度特异性的钙通道阻滞剂，具有扩血管作用，特别是对大的冠状动脉和侧支循环均有较强扩张作用，用于治疗高血压、心绞痛及心律失常。副作用低、无耐药性、疗效好，可长期使用。

【构效关系】

盐酸维拉帕米(verapamil hydrochloride)

【化学名】α-(3-[[2-(3,4-二甲氧苯基)乙基]甲氨基]丙基)-3,4-二甲氧基-α-异丙基苯乙腈盐酸盐 [α-(3-[[2-(3,4-diethoxyphenyl)ethyl]methylamino]propyl)-3,4-dimethoxy-α-(1-methylethyl)benzeneacetonitrile hydrochloride]。

【结构特征】属于苯烷胺类，含有手性碳，右旋体强于左旋体，药用为外消旋体。

【理化性质】白色粉末，无臭，易溶于水。其游离的维拉帕米为黏稠油状物，淡黄色，溶于己烷、乙酸乙酯和氯仿，不溶于水。

化学稳定性良好，在加热、光化学降解条件，酸、碱水溶液，均稳定。但其甲醇液经紫外线照射 2h 降解 50%。

【代谢】发生 N-去烷基、N-去甲基、苯环上 O-去甲基化合物。代谢物活性低。

【作用】抑制血管平滑肌细胞和心肌，用于治疗心绞痛、高血压和心律失常等。抑制非血管平滑肌(如胃肠道)，引起便秘等。

四、血管扩张药

血管扩张药通过直接扩张血管而产生降压作用。代表药为肼屈嗪(hydralazine)、双肼屈嗪(dihydralazine)和硝普钠(sodium nitroprusside)。

肼屈嗪　　　　双肼屈嗪　　　　硝普钠

肼屈嗪用于治疗轻中度高血压。主要扩张小动脉，外周阻力下降而降低血压，对血容量无明显作用。有心悸、诱发心绞痛、导致水钠潴留等不良反应。双肼屈嗪可直接作用于周围血管，降低血压。在降压的同时，心、脑、肾和内脏血流量增加，并伴有肾素分泌增加及水钠潴留。通常与其他药物联合治疗各型高血压。因降低舒张压明显及增加血流量，尤其适合肾功能不全和舒张压高的患者，很少出现直立性低血压。

硝普钠对小动脉和静脉都有扩张作用，在血管平滑肌代谢产生一氧化氮(NO)。适用于高血压急症的治疗和手术麻醉时的控制性低血压。

扩张血管平滑肌的药物不良反应较多，一般不单独用于治疗高血压，在其他降压药无效时才加用此类药物。

第二节 利 尿 药

利尿药(diuretic)促进水、钠排泄,有利于降低血压,这类药是治疗高血压的基础药物。临床上主要用于治疗各种原因引起的水肿,也可用于非水肿性疾病,如高血压、肾结石、高血钙症等。按作用部位、作用机制和化学结构,临床常用利尿药为碳酸酐酶抑制剂、髓袢利尿药、保钾利尿药及噻嗪类利尿药。其中作用于髓袢升支粗段的,如呋塞米、依他尼酸等,利尿作用强大;噻嗪类利尿药,作用于远曲小管近端,利尿效能中等;碳酸酐酶抑制剂(如乙酰唑胺)主要作用于远曲小管和集合管,利尿作用弱。

利尿药根据化学结构可分类如下。

1)多羟基化合物,如甘露醇、山梨醇。

2)有机汞类化合物,如汞撒利。

3)磺酰胺类化合物,如氢氯噻嗪、呋塞米、乙酰唑胺等。

4)含氮环状化合物,如氨苯蝶啶。

5)苯氧乙酸类化合物,如依他尼酸、替尼酸。

6)甾环类化合物,如螺内酯。

其中,主要代表药如下所示。

呋塞米　　　　氢氯噻嗪　　　乙酰唑胺　　　氨苯蝶啶

氢氯噻嗪(hydrochlorothiazide)

【化学名】6-氯-3, 4-二氢-2*H*-1, 2, 4-苯并噻二嗪-7-磺酰胺-1, 1-二氧化物(6-chloro-3, 4-dihydro-2*H*-1, 2,4-benzothiadiazine-7-sulfonamide)。

【理化性质】白色结晶性粉末,无臭,味微苦。几乎不溶于水、氯仿、乙醚,微溶于乙醇,易溶于二甲基甲酰胺和碱溶液。固体室温贮存稳定,5 年未见显著降解,对日光稳定,但不可强光下曝晒。2, 7 位为酸性基团,pK_a 分别为 7.9 和 9.2,可溶于碱液,慢慢分解。

【代谢】氢氯噻嗪很少经肝脏代谢，主要以原型由肾小管排泄。

【作用】主要通过抑制髓袢升支粗段皮质部和远曲小管前段对 Na^+、Cl^-和 H_2O 的重吸收而发挥作用。对碳酸酐酶作用很弱。

【合成】以间氯苯胺和过量氯磺酸进行氯磺酰化，生成 4-氯-5-氨基-间苯二磺酰胺氯，然后在氯化铵水溶液中，通入氨气，至 pH 8～9，得到 4-氯-6-氨基-间苯二磺酰胺，继而与等物质的量的甲醛缩合，即得本品。

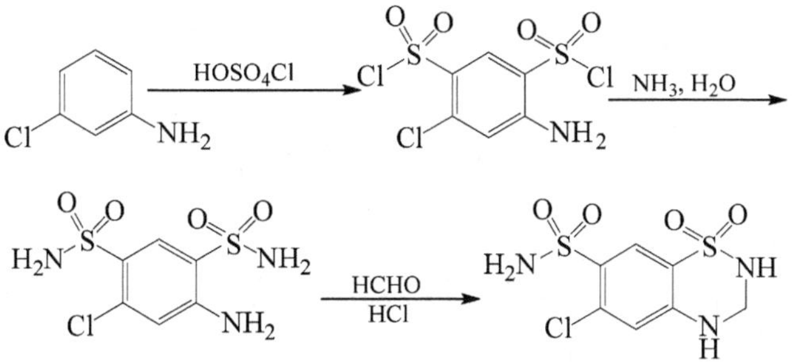
HOSO4Cl
NH3, H2O
HCHO
HCl

【构效关系】

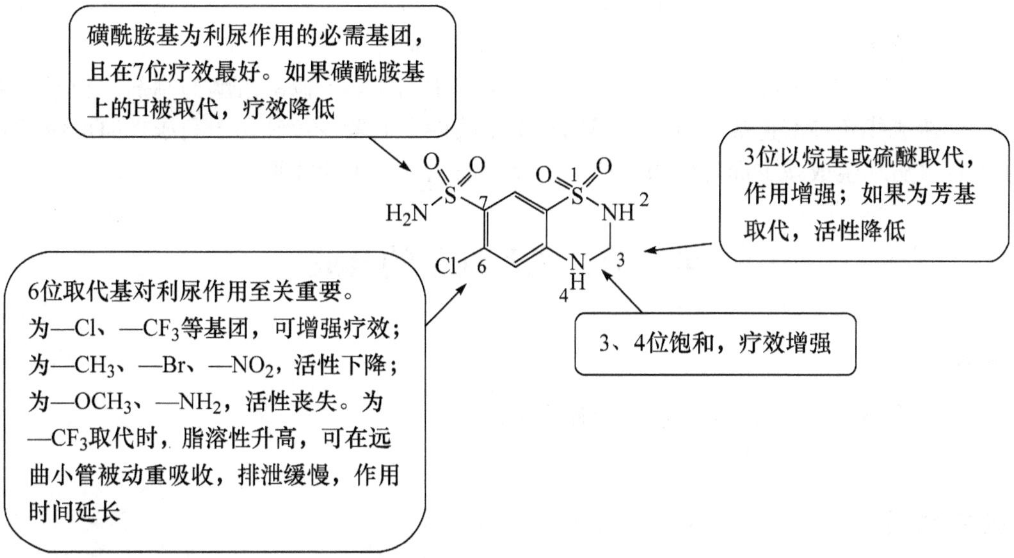
磺酰胺基为利尿作用的必需基团，且在7位疗效最好。如果磺酰胺基上的H被取代，疗效降低
3位以烷基或硫醚取代，作用增强；如果为芳基取代，活性降低
6位取代基对利尿作用至关重要。为—Cl、—CF3等基团，可增强疗效；为—CH3、—Br、—NO2，活性下降；为—OCH3、—NH2，活性丧失。为—CF3取代时，脂溶性升高，可在远曲小管被动重吸收，排泄缓慢，作用时间延长
3、4位饱和，疗效增强

呋塞米(furosemide)

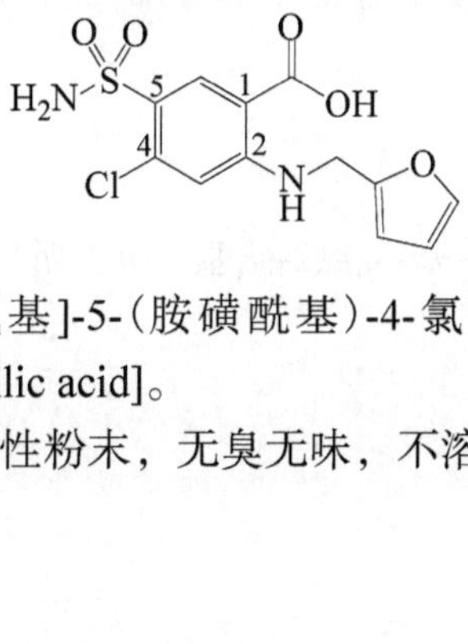

【化学名】2-[(2-呋喃甲基)氨基]-5-(胺磺酰基)-4-氯苯甲酸[2-[(2-furanyl)amino]-5-(aminosulfonyl)-4-chloroanthranilic acid]。

【理化性质】白色或类白色结晶性粉末，无臭无味，不溶于水，可溶于甲醇、乙醇、丙

酮及碱性溶液。具有酸性（pK_a=3.9）。钠盐水溶液，加 $CuSO_4$ 试液生成绿色沉淀。其醇液加对-二甲氨基苯甲醛后显红色。

【代谢】 大部分以原药排泄，其次与葡糖醛酸结合，少量代谢为 5-磺酰胺基-4-氯-邻氨基苯甲酸。

【作用】 用于急性左心衰、肺水肿、脑水肿、高血压及慢性肾功能不全。长期服用导致低钾血症、低氯血症。

乙酰唑胺(acetazolamide)

【化学名】 *N*-[5-(磺酰胺基)-1, 3, 4-噻二唑-2-基]乙酰胺。

【结构特征】 磺酰胺、1, 3, 4-噻二唑。

【理化性质】 白色针状结晶或结晶性粉末，无臭，味微苦。易溶于碱液，微溶于水和乙醇，不溶于乙醚和氯仿。可形成钠盐并能与重金属盐形成沉淀，如与硝酸汞试剂成白色沉淀，与硫酸铜试剂生成蓝绿色沉淀，可以此进行鉴定。

【作用】 乙酰唑胺是 1953 年用于临床的第一个非汞利尿药，碳酸酐酶抑制剂，利尿作用弱，会造成代谢性酸血症，且长期服用产生耐药性，而较少单独用于利尿。但可使青光眼患者眼房水生成减少而降低眼内压，因此目前主要用于治疗青光眼。

第三节　硝苯地平的合成

【知识目标】

　　1. 熟悉环合反应的种类、特点及操作条件。

　　2. 了解二氢吡啶类药物理化性质。

【技能目标】

　　1. 掌握常压蒸馏、重结晶的基本操作。

　　2. 熟悉含气体溶液（如甲醇氨、盐酸甲醇等）的配制方法。

【硝苯地平简介】

　　通用名：硝苯地平。

　　化学名：1, 4-二氢-2, 6-二甲基- 4 -(2-硝基苯基)-吡啶-3, 5-二羧酸二甲酯。

　　分子式：$C_{17}H_{18}N_2O_6$。

　　相对分子质量：346.3。

　　化学结构式：

本品为黄色无臭无味的结晶粉末，熔点为 172～174℃，无吸湿性，极易溶于丙酮、二氯甲烷、氯仿，溶于乙酸乙酯，微溶于甲醇、乙醇、几乎不溶于水。二氢吡啶钙离子拮抗剂具有很强的扩血管作用，适用于冠脉痉挛、高血压、心肌梗死等症。

【合成路线】

【反应机制】

1) 苯环的硝化反应，醛基为邻、对位定位基，可用混酸硝化分离得到邻位产物。

2) 乙酰乙酸乙酯的亚甲基在碱性下活化，可与醛基缩合，而其羰基可与氨缩合成环。

【材料】邻硝基苯甲醛，甲醇氨饱和溶液(新鲜配制)，乙酰乙酸乙酯，95%乙醇。

【步骤】在装有球型冷凝器 100mL 圆底中，依次加入邻硝基苯甲醛 5g、乙酰乙酸乙酯 9mL、甲醇氨饱和溶液 30mL 及沸石一粒，油浴加热回流 5h，然后改为蒸馏装置，蒸出甲醇至有结晶析出为止，抽滤，结晶用 95%乙醇 20mL 洗涤，压干，得黄色结晶性粉末，干燥。粗品以 95%乙醇(5mL/g)重结晶，干燥，测熔点，称重，计算收率。

【结构确证】

1) 红外吸收光谱法。

2) 标准物 TLC 对照法。

3) 核磁共振光谱法。

【注意事项】

1) 甲醇氨饱和溶液应新鲜配制。

2) 反应回流装置待反应完成后宜适当冷却后再改为蒸馏装置。

【思考题】

1) 邻硝基苯甲醛可通过什么方法制备？与异构体对硝基苯甲醛如何分离？

2) 硝苯地平有哪些药理作用？其日常的储藏保管应注意哪些？

【知识要点】

1. 抗高血压药的分类。

2. 构效关系：ACEI 类、β 受体阻滞剂、二氢吡啶类钙通道阻滞剂。

3. 典型药物(卡托普利、氯沙坦、普萘洛尔、硝苯地平、地尔硫䓬)的结构、名称、性质、合成路线、作用。

【目标训练】

1. 以卡托普利为例，简要说明 ACEI 类抗高血压药的作用机制。

2. 以卡托普利为例，试述合理药物设计的方法。

3. 以普萘洛尔为例，分析芳氧丙醇类 β 受体阻滞剂的结构特点及构效关系。

4. 简述二氢吡啶类钙通道阻滞剂的结构特点及构效关系。

【能力训练】

1. 如何用化学方法区别硝苯地平和卡托普利？

2. 为克服卡托普利的缺点，如何对其进行结构改造？

(刘剑敏：第一节与第二节；　郭平：第三节)

第九章

消化系统药物

【学习目标】

1. 掌握联苯双酯、雷尼替丁、多潘立酮、昂丹司琼的结构、化学名、理化性质、体内代谢及用途。

2. 熟悉抗溃疡药的结构类型和作用机制。

3. 了解甲氧氯普胺、水飞蓟宾、熊去氧胆酸和地芬尼多的结构特征及用途；了解肝胆疾病辅助治疗药物的现状；了解苯丙醇的合成。

消化系统疾病是临床常见多发疾病，用药繁杂。根据治疗目的可分为抗消化性溃疡药、促动力药、助消化药、止吐药和催吐药、泻药和止泻药、肝胆病辅助治疗药等几大类。

第一节 抗溃疡药

临床上使用的抗溃疡药根据作用机制可分为中和过量胃酸的抗酸药、抑制胃酸分泌的抑酸药、加强胃黏膜抵抗力的黏膜保护药和抗幽门螺杆菌感染的药物。

抑制胃酸分泌的药物可分为受体拮抗剂和质子泵抑制剂。受体拮抗剂包括 M 受体拮抗剂、H_2 受体拮抗剂和胃泌素受体拮抗剂。质子泵抑制剂抑制 H^+/K^+-AMP 酶的活性，作用于胃酸分泌的最后一步，可以完全阻断任何刺激引起的胃酸分泌。

本节主要介绍最常用的抑制胃酸分泌的 H_2 受体拮抗剂和质子泵抑制剂。

一、H_2 受体拮抗剂

以含有甲硫乙胍的侧链代替 H_1 受体阻断药的乙基胺链，获得有选择作用的 H_2 受体阻断药，它拮抗组胺引起的胃酸分泌，对 H_1 受体无作用。H_2 受体阻断药是治疗消化性溃疡很有价值的新药。按化学结构可分为咪唑类、呋喃类、噻唑类、哌啶甲苯醚类和其他类。当前临床应用的有西咪替丁(cimetidine)、雷尼替丁(ranitidine)、法莫替丁(famotidine)和尼扎替丁(nizatidine)。

第一个 H_2 受体拮抗剂西咪替丁(cimetidine，泰胃美)于 1976 年上市，它很快就取代了传统的抗酸药，成为当时治疗消化性溃疡的首选药物，掀起了消化性溃疡治疗史上的"泰胃美"革命。雷尼替丁(ranitidine)、法莫替丁(famotidine)分别于 1983 年和 1986 年上市，一系列的 H_2 受体拮抗剂相继问世，使 H_2 受体拮抗剂在消化性溃疡的临床治疗中发挥重要作用。

H_2 受体拮抗剂能选择性地阻断壁细胞膜上的 H_2 受体，使胃酸分泌减少。不仅抑制基础胃酸的分泌，还能部分地阻断组胺、五肽胃泌素、拟胆碱药和刺激迷走神经等所致的胃酸分泌。按照其结构的不同可分为咪唑类、呋喃类、噻唑类、哌啶甲苯醚类等。

(一)咪唑类 H_2 受体拮抗剂

此类药物结构特点是含有咪唑环，为第一代 H_2 受体拮抗剂，代表药物西咪替丁，其他常见药物见表 9-1。

表 9-1　咪唑类 H_2 受体拮抗剂

结构类型	药物名称	药物结构	特点和用途
咪唑类	西咪替丁 (cimetidine)		本品为组胺 H_2 受体拮抗剂，具有抑制胃酸分泌的作用。对应激性溃疡和上消化道出血也有明显疗效
	奥美替丁 (oxmetidine)		脂溶性高，作用强于西咪替丁
	唑替丁 (zaltidine)		中间连接部分为噻唑基，长效抑酸
	咪芬替丁 (mifentidine)		中间连接部分为苯环，抑制酸作用与法莫替丁相似
	比芬替丁 (bisfentidine)		作用与咪芬替丁相似

(二)呋喃类 H_2 受体拮抗剂

此类药物结构特点是含有呋喃环，为第二代 H_2 受体拮抗剂，代表药物雷尼替丁 (表 9-2)。

表 9-2　呋喃类 H_2 受体拮抗剂

结构类型	药物名称	药物结构	特点和用途
呋喃类	雷尼替丁 (ranitidine)		作用强于西咪替丁，具有速效、长效特点
	鲁匹替丁 (lupitidine)		异胞嘧啶取代，脂溶性高，作用强于雷尼替丁

盐酸雷尼替丁(ranitidine hydrochloride)

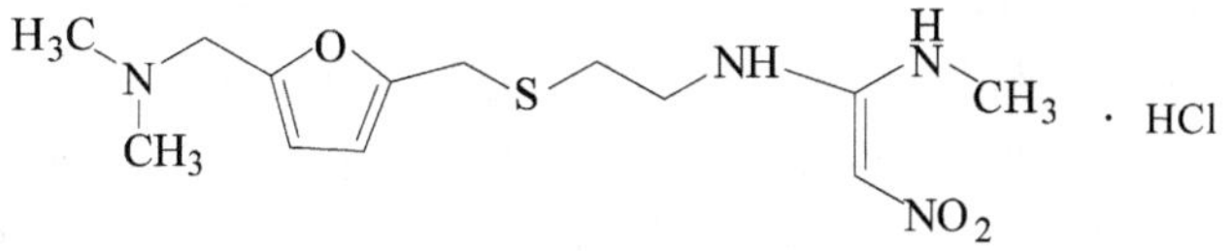

【化学名】*N*′-甲基-*N*-[2([5-[(二甲氨基)甲基-2-呋喃基]甲基]硫代)乙基]-2-硝基-1,1-乙烯二胺盐酸盐（*N*-[2-([5-[(dimethylamino)methyl]furfuryl]thio)ethyl]-*N*′-methyl-2-nitro-1,1-ethanediaminel hydrochloride），又名甲硝呋呱、呋喃硝铵。

【理化性质】本品为类白色或淡黄色结晶性粉末；有异臭；味微苦带涩；极易潮解，吸潮后颜色变深。本品在水或甲醇中易溶，在乙醇中略溶，在丙酮中几乎不溶。熔点为137～143℃，熔融时同时分解。

本品与西咪替丁都具有含硫化合物的鉴别反应：灼热后产生硫化氢气体，能使湿润的乙酸铅试纸显黑色。

【合成】盐酸雷尼替丁的合成是首先合成中间体 N-甲基-1-甲硫基-2-硝基乙烯。利用硝基甲烷和二硫化碳反应，再进行甲基化，与甲胺反应得到中间体 N-甲基-1-甲硫基-2-硝基乙烯。盐酸雷尼替丁的合成过程如图9-1所示。

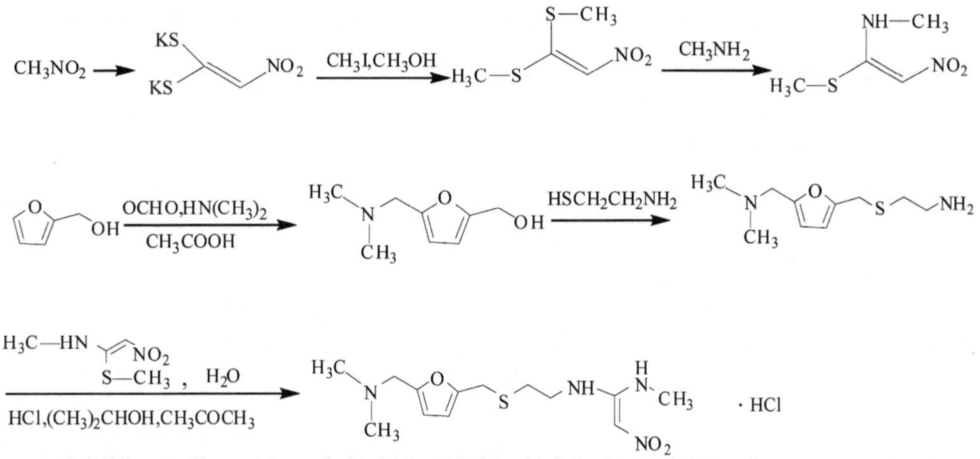

图9-1 盐酸雷尼替丁的合成过程

(三)噻唑类 H_2 受体拮抗剂

法莫替丁(famotidine)

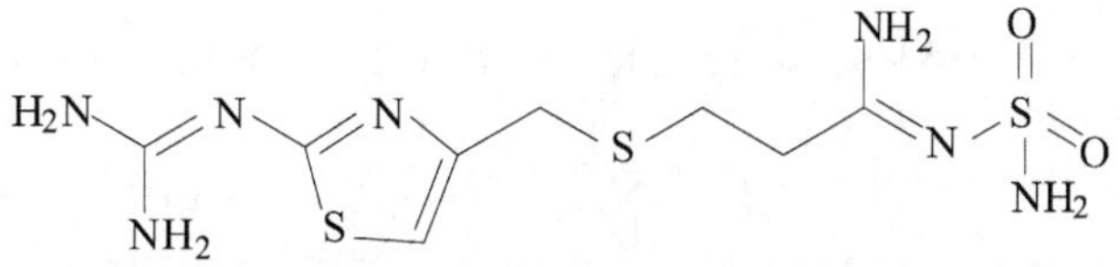

【化学名】*N*-氨磺酰基-3-[[[2-[(二氨基亚甲基)氨基]-4-噻唑基]甲基]硫基]丙咪(3-[[[2-

[(diaminomethylene)amino]-thiazoly]meheyl]thio]-*N*-aminosulfony propylamidine].

【结构特征】含有噻唑环、胍基。

【理化性质】本品为白色结晶性粉末，味微苦。在甲醇中微溶，在水或三氯甲烷中几乎不溶，易溶于二甲基甲酰胺或冰醋酸。熔点为 163～164℃，熔融时同时分解。

　　本品含胍基，与铜离子反应生成有色沉淀。与雷尼替丁、西咪替丁一样可发生硫原子的鉴别反应。

【代谢】本品 $t_{1/2}$ 为 3h，作用时间较西咪替丁和雷尼替丁长。口服生物利用度为 50%。不良反应少，无雄性激素拮抗活性，不影响肝药酶代谢，与其他药物相互作用小。

　　(四)哌啶甲苯醚及其他类 H_2 受体拮抗剂

　　此类药物结构中含有哌啶甲苯基，为第四代 H_2 受体拮抗剂，代表药物罗沙替丁（表 9-3）。

表 9-3　哌啶甲苯醚类及其他类 H_2 受体拮抗剂

结构类型	药物名称	药物结构	特点和用途
哌啶甲苯醚类	罗沙替丁 (roxatidine)		极性基团为羟乙酰胺，作用为西咪替丁的 4～6 倍
	哌芳替丁 (pifatidine)		吸收后迅速代谢为罗沙替丁
	兰替丁 (lamtidine)		作用较雷尼替丁强 8 倍
其他类	拉夫替丁 (lafutidine)		具有抑酸作用和黏膜保护作用，活性是西咪替丁的 4～10 倍

二、质子泵抑制剂

奥美拉唑(omeprazole)

【化学名】5-甲氧基-2-[[(4-甲氧基-3,5-二甲基-2-吡啶基)-甲基]-亚磺酰基]-1*H*-苯并咪唑(5-

methoxy-2-[[（4-methoxy-3,5-dimethyl-2-pyridinyl）methyl]sulfinyl]-1*H*-benzimidazole）。又名洛赛克、奥克。

【结构特征】含有苯并咪唑环。

【理化性质】奥美拉唑为白色结晶或结晶性粉末，溶于二氯甲烷、三氯甲烷，几乎不溶于乙腈和乙酸乙酯，熔点为 147～150℃。

奥美拉唑呈弱碱性，在 pH=7～9 的条件下化学稳定性好。

本品含胍基，与铜离子反应生成有色沉淀。与雷尼替丁、西咪替丁一样可发生硫原子的鉴别反应。

【作用】高度选择性的 H_2 受体拮抗剂，属于噻唑类的代表药物，为第三代 H_2 受体拮抗剂。对 H_1 受体，胆碱 M 受体和 N 受体，肾上腺素 α 受体和 β 受体及 5-HT 受体均无影响。其抑制胃酸分泌的作用是西咪替丁的 50 倍，比雷尼替丁强约 10 倍。尤为特殊的是，法莫替丁在低浓度时对 H_2 受体有竞争性的拮抗作用，在高浓度时产生不可逆的拮抗。没有雄激素的副作用。

第二节　促胃肠动力药

促胃肠动力药是能增加胃肠推进性蠕动的一类药物。胃动力低下时，胃内容物排空滞迟，可引起许多胃肠疾病，表现为恶心、呕吐、胃灼热、饭后不适及消化不良等，并可引起胃、食管返流，导致食管溃疡等。

胃肠道有较多的多巴胺受体表达，多巴胺能够降低食管下括约肌的节律和胃内压力，影响胃窦、十二指肠运动的协调性，多巴胺的这些影响效应是通过激活多巴胺能受体起作用的。

此类主要的代表药物包括甲氧氯普胺（商品名：胃复安、灭吐灵）和多潘立酮（商品名：吗叮啉）。胃复安是 1964 年合成的、临床上最早应用的促胃肠动力药，是中枢与外周多巴胺受体拮抗剂。多潘立酮是 20 世纪 90 年代末第一个外周多巴胺受体拮抗剂，不易透过血脑屏障，中枢神经系统不良反应少，避免了甲氧氯普胺的中枢不良反应。甲氧氯普胺和多潘立酮作用于多巴胺 D_2 受体以阻断多巴胺对消化道平滑肌的抑制作用，尤其是对近端胃肠。D_2 受体的兴奋与乙酰胆碱递质释放呈负反馈调节，甲氧氯普胺和多潘立酮除拮抗 D_2 受体兴奋引起的抑制作用外，也相对增强乙酰胆碱的兴奋平滑肌作用。这类药物可增加食管蠕动，促进胃的排空，同时作用于中枢化学感受器区而具有较强的抗呕吐作用。甲氧氯普胺还能兴奋 5-羟色胺受体，有更明显的胃排空效应。多潘立酮还可以增加胃窦、十二指肠的运动，协调幽门收缩，促进胃排空，胃肠壁张力恢复正常。

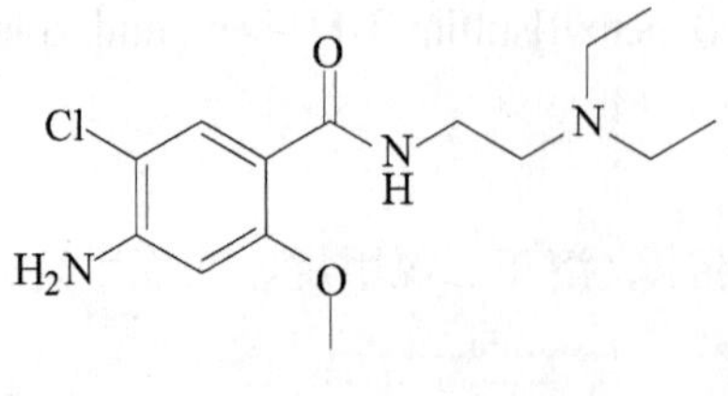

甲氧氯普安

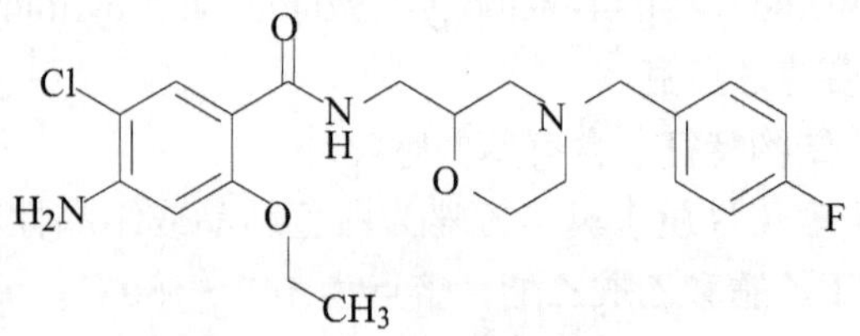

西沙必利

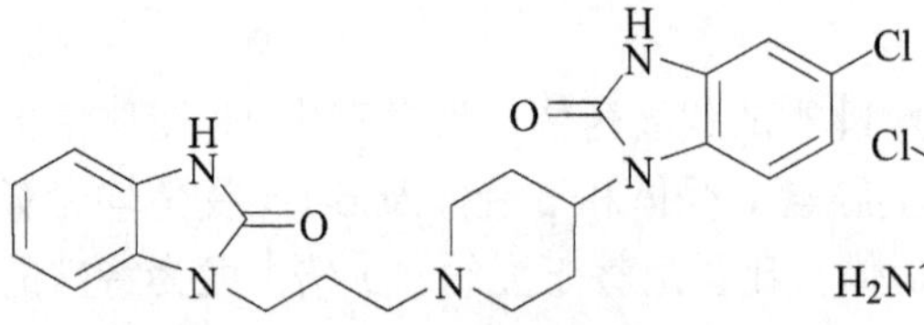

多潘立酮

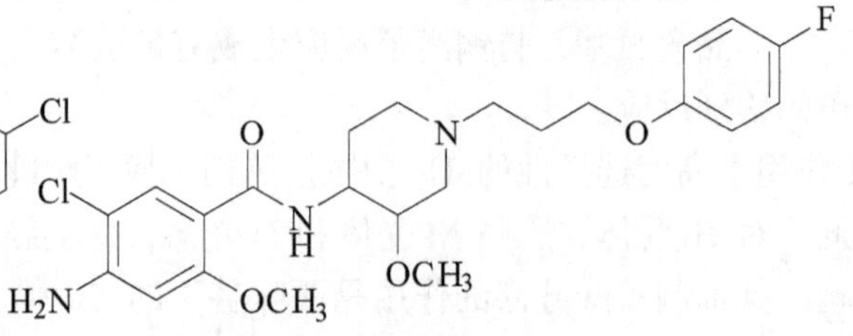

莫沙比利

甲氧氯普安(metoclopramide)

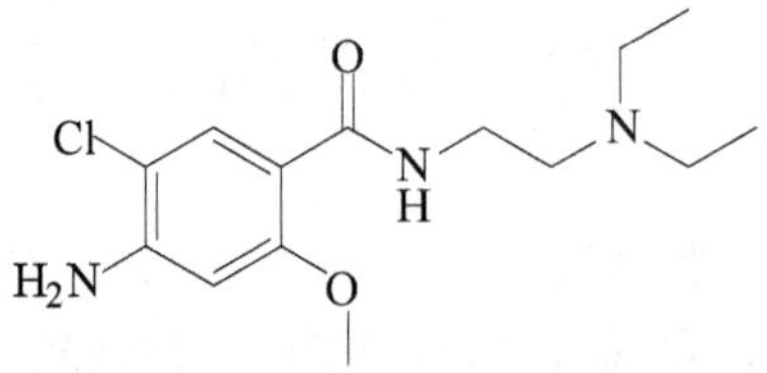

【化学名】*N*-[(2-二乙氨基)乙基]-4-氨基-2-甲氧基-5-氯-苯甲酰胺[4-amino-5-chloro-*N*-[(2-diethylamino)ethyl]-2-methoxybe nzamide]，又名胃复安、灭吐灵。

【理化性质】本品为白色结晶性粉末，熔点为 147～151℃。无臭，味苦。在氯仿中溶解，在乙醇、丙酮中微溶，在乙醚中极微溶解，在水中几乎不溶，在酸性溶液中溶解。结构中含叔胺和芳伯胺结构，具有碱性。

本品与硫酸共热显紫黑色，加水有绿色荧光，碱化后消失。因含芳伯氨基，可发生重氮反应，用于鉴定；可用亚硝酸钠溶液永停滴定法测定含量。

【合成】甲氧氯普安的合成路线如图 9-2 所示。

多潘立酮(domperidone)

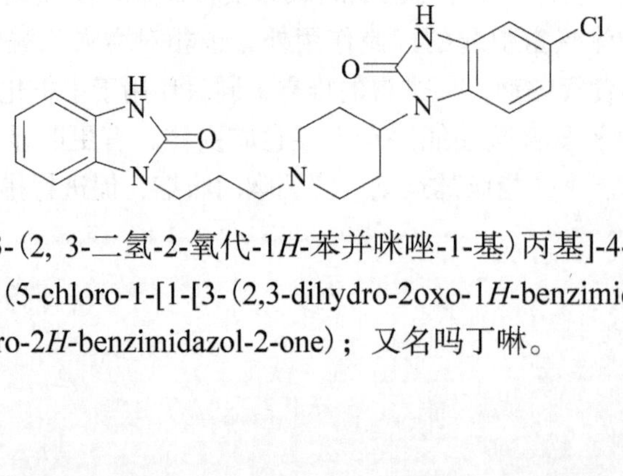

【化学名】5-氯-1[1-[3-(2,3-二氢-2-氧代-1*H*-苯并咪唑-1-基)丙基]-4-哌啶]-1,3-二氢-2*H*-苯并咪唑-2-酮（5-chloro-1-[1-[3-(2,3-dihydro-2oxo-1*H*-benzimidazol-1-y1)propyl]-4-piperidinyl]-1,3-dihydro-2*H*-benzimidazol-2-one）；又名吗丁啉。

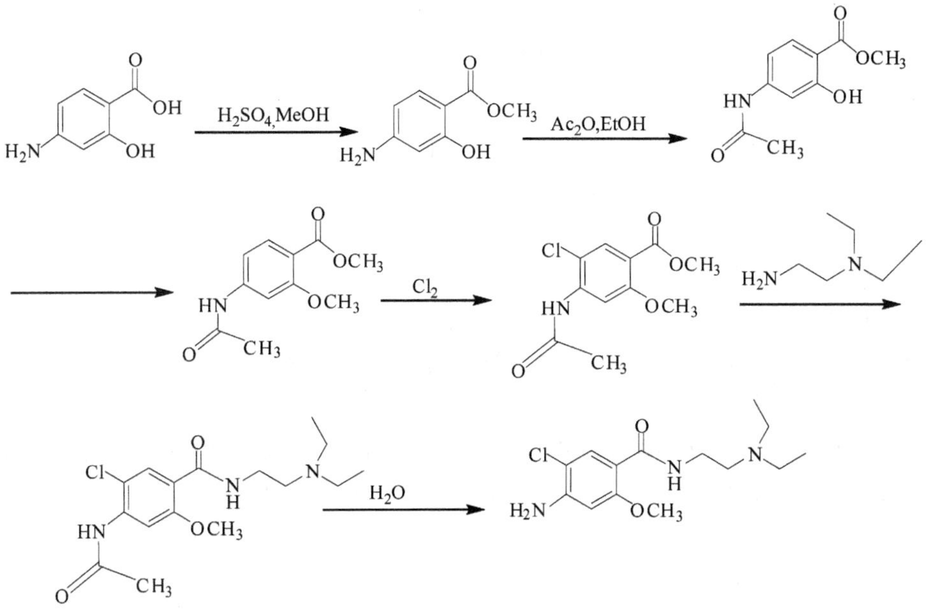

图 9-2 甲氧氯普安的合成路线

【理化性质】本品为白色或类白色粉末,几乎不溶于水，溶于 DMF(N,N-二甲基甲酰胺），微溶于乙醇和甲醇，熔点为 242.5℃。

【作用】本品是多巴胺受体阻滞剂，但不能透过血脑屏障，故对中枢的多巴胺受体无阻断作用，只能阻断外周的多巴胺受体，连续应用不会产生镇静、嗜睡及锥体外系反应。能提高食管下部括约肌张力，防止胃食管反流，增强胃肠平滑的蠕动，使胃肠排空加快，有效防止胆汁返流。此外，可阻断催吐化学感受区多巴胺的作用，抑制呕吐的发生，其止吐作用比胃复安强 23 倍。本品不影响胃的分泌功能。

【代谢】多潘立酮主要经 CYP3A4 酶代谢，主要代谢产物为 5-羟基多潘立酮及 N-去烃基化生成的 2, 3-二氢-2-氧代-1H-苯并咪唑-1-丙酸和 5-氯-4-哌啶基-1, 3-二氢-苯并咪唑-2-酮。代谢无活性。

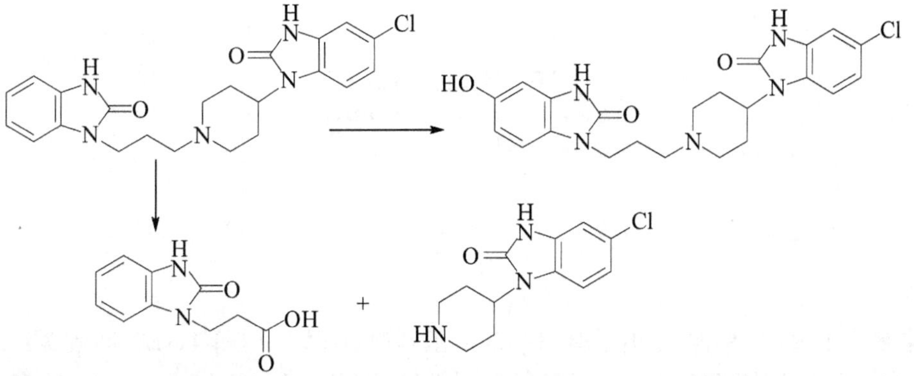

第三节　止　吐　药

根据受体选择性的不同，止吐药可分为多巴胺受体拮抗剂、乙酰胆碱受体拮抗剂、组胺 H_1 受体拮抗剂、5-HT$_3$ 受体拮抗剂、NK$_1$ 受体拮抗剂等。

一、5-HT$_3$ 受体拮抗剂

具有代表性的 5-HT$_3$ 受体拮抗剂主要有以下几种。

1）昂丹司琼，为首个上市的 5-HT$_3$ 受体拮抗剂体，具有高选择性，故没有锥体外系反应、神经抑制症状等副作用。

2）格雷司琼，较昂丹司琼药效强 5～11 倍，作用持久，能以单剂量有效地预防化序相关性恶心呕吐(chemotherapy-induced nausea and vomiting，CINV)。

昂丹司琼　　　　　格雷司琼

3）此外，还有托烷司琼、阿扎司琼、雷莫司琼、多拉司琼等第一代 5-HT$_3$ 受体拮抗剂类止吐药。它们可同时阻断外周和中枢的 5-HT$_3$ 受体。

托烷司琼

4）帕洛诺司琼，为第二代 5-HT$_3$ 受体拮抗剂，是第一个获准用于预防迟发性 CINV 的药物。一次性给药作用持续时间可达 6d，显著改善了患者的用药依从性。

昂丹司琼(ondansetron)

【化学名】1, 2, 3, 9-四氢-9-甲基-3-[(2-甲基咪唑-1-基) 甲基]-4(1H)-咔唑酮(1,2,3,9-tetrahydro-9-methyl-3-[(2-methyl-1H-imidazol-1-y1)]-4H-carbazol-4-one)，又名奥丹西龙、枢复宁、Zofran。

【理化性质】本品自甲醇中结晶，熔点为 231～232℃，其盐酸盐二水合物为白色结晶性固体。昂丹司琼的咔唑环上的 3 位碳具有手性，其中 R 体活性最大，临床上用外消旋体。

【合成】昂丹司琼的合成从邻溴苯胺出发，用经典的咔唑酮合成方法得到三环的咔唑酮-4，然后进行氨甲基化，接上二甲胺基甲基，季铵化后，连上咪唑环，最后成盐酸盐。其合成路线如图 9-3 所示。

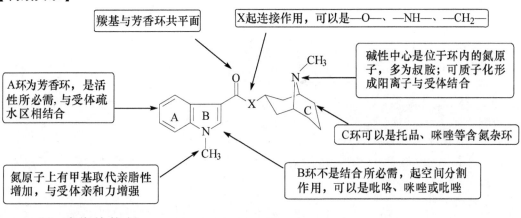

图 9-3 昂丹司琼的合成路线

【作用】本品为选择性 5-羟色胺 3(5-HT$_3$)受体拮抗剂，是一种新型强效止呕药。其作用机制为：化疗和放疗等因素可使 5-羟色胺(5-HT)从消化道的嗜铬细胞中游离出来，与存在于消化道黏膜的迷走神经传入末梢中的 5-HT$_3$ 受体结合，进而刺激呕吐中枢，诱发呕吐。一般认为，本药是通过阻断此处的 5-HT$_3$ 受体而发挥止吐作用的。本药具有高效选择性，因而没有其他止吐药的不良反应(如锥体外系反应、过度镇静等)，一般不产生嗜睡、烦躁和锥体外系反应。

【构效关系】

羰基与芳香环共平面

X起连接作用，可以是—O—、—NH—、—CH$_2$—

碱性中心是位于环内的氮原子，多为叔胺；可质子化形成阳离子与受体结合

A环为芳香环，是活性所必需，与受体疏水区相结合

C环可以是托品、咪唑等含氮杂环

氮原子上有甲基取代亲脂性增加，与受体亲和力增强

B环不是结合所必需，起空间分割作用，可以是吡咯、咪唑或吡唑

二、NK$_1$ 受体拮抗剂

临床常用的 NK$_1$ 受体拮抗剂主要有阿瑞匹坦(aprepitant)、马罗匹坦、奈妥匹坦、

维替匹坦、卡索匹坦及贝非匹坦等。其中阿瑞匹坦是第一个用于临床的 NK_1 受体拮抗剂，主要用于预防和治疗癌症化疗引起的剂型和延迟性呕吐，特别是延迟性呕吐。

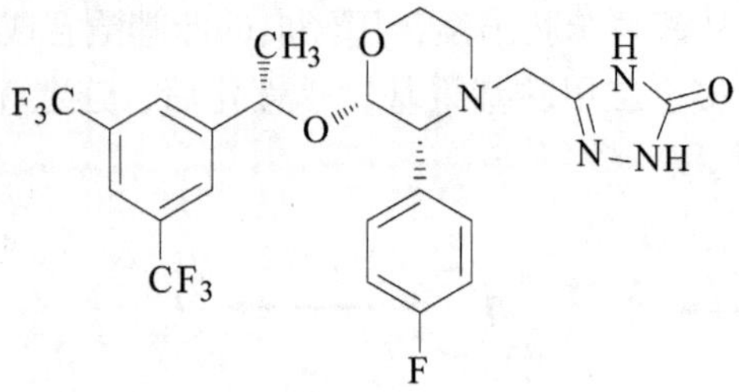

阿瑞匹坦

三、其他止吐药

盐酸地芬尼多(difenidol hydrochloride)

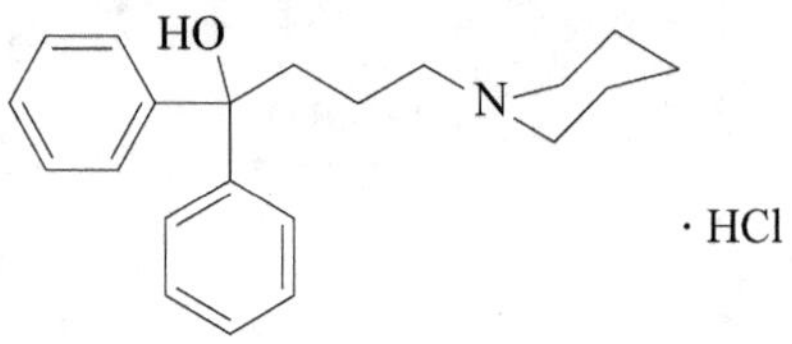

【化学名】1,1-二苯基-4-(1-哌啶基)-1-丁醇盐酸盐，又名眩晕停(votrol)。

【理化性质】本品为白色结晶性粉末，熔点 217～222℃。无臭，味涩，易溶于甲醇，溶解于乙醇，微溶于水或氯仿。

将本品在含枸橼酸的乙酸酐液中加热，显玫瑰红色。这是叔胺类鉴别的特征反应。

【合成】本品合成路线如图 9-4 所示。

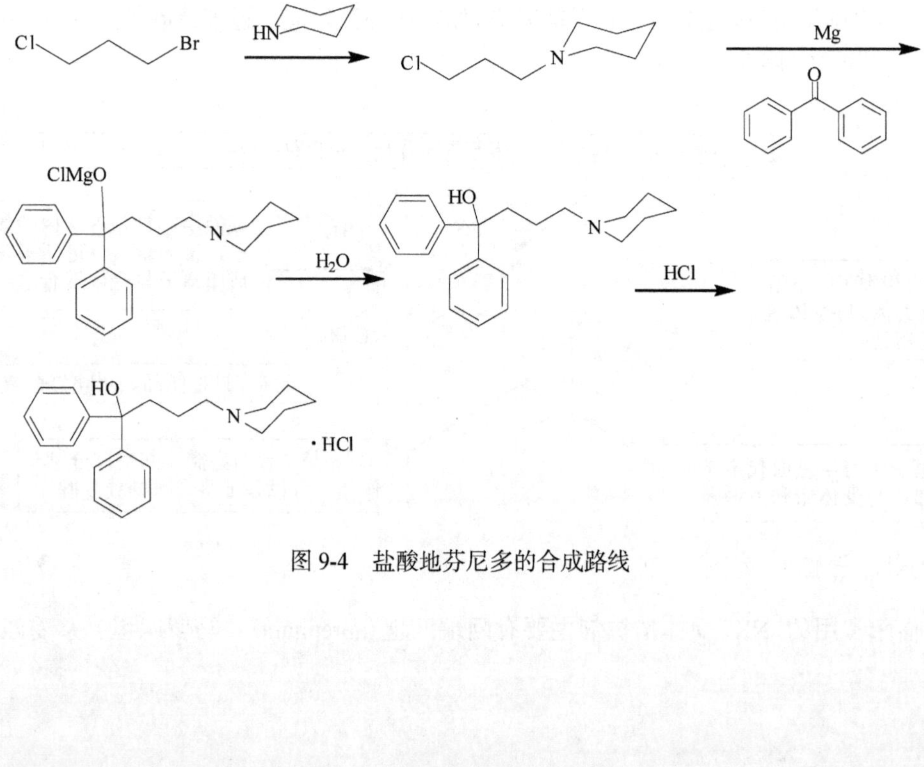

图 9-4　盐酸地芬尼多的合成路线

第四节 肝胆疾病辅助治疗药物

一、肝病辅助治疗药物

肝病辅助治疗药物是指具有改善肝脏功能、增强肝脏解毒功能、促进肝细胞再生等作用的药物。目前临床肝病辅助治疗药物应用种类繁多、作用各异，如果选择和用药不当，会影响治疗效果，增加患者经济负担，甚至产生某些不良反应。典型药物有联苯双酯、水飞蓟宾。

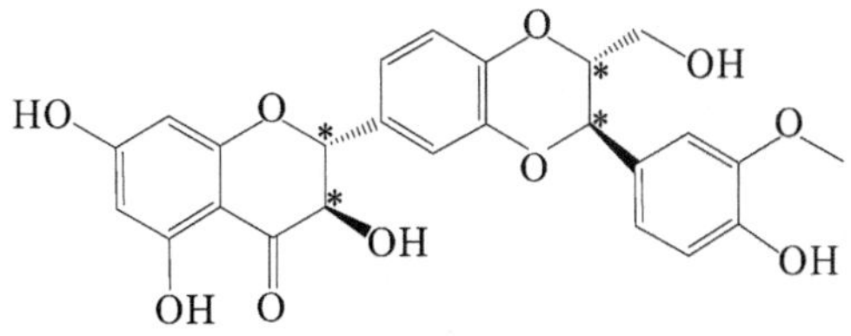

水飞蓟宾

联苯双酯(bifendate)

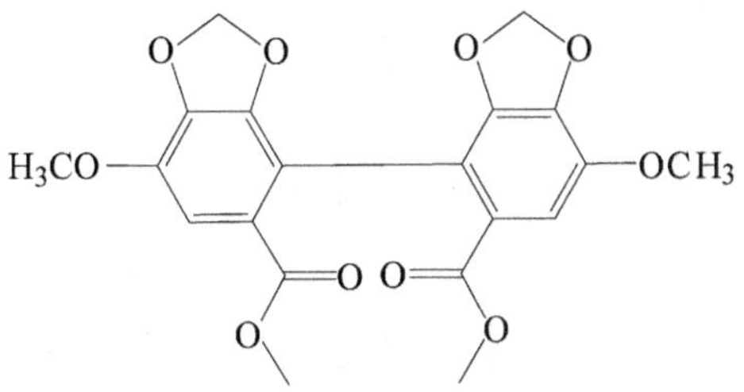

【化学名】4, 4′-二甲氧基-5, 6, 5′, 6′-二次甲二氧-2, 2′-二甲酸甲酯联苯(4, 4′-dimethoxy-5, 6, 5′, 6′-dimethylenedioxy-2, 2′-dimethoxycarboxyl-biphenyl)。

【理化性质】本品为白色结晶性粉末，有两种晶型，在测定时需预热到130℃再放入熔点管，熔点为 180~183℃(两种晶型的药理作用相同)。无臭无味，在乙醇或水中几乎不溶解，在氯仿中易溶。

本品的异羟肟酸铁盐反应呈暗紫色，因具有联苯结构，有联苯的特征紫外吸收。

【合成】本品合成路线如图9-5所示。

二、胆病辅助治疗药物

胆汁中的胆固醇、胆酸及磷脂按一定的比例组成水溶性胶质颗粒。当胆固醇过高，或比例不当时，从胆汁中析出而形成结石，会使胆道受阻。利胆药可刺激肝脏增加胆汁的分泌，使排出量增加，有利于胆病治疗。典型药物为熊去氧胆酸。

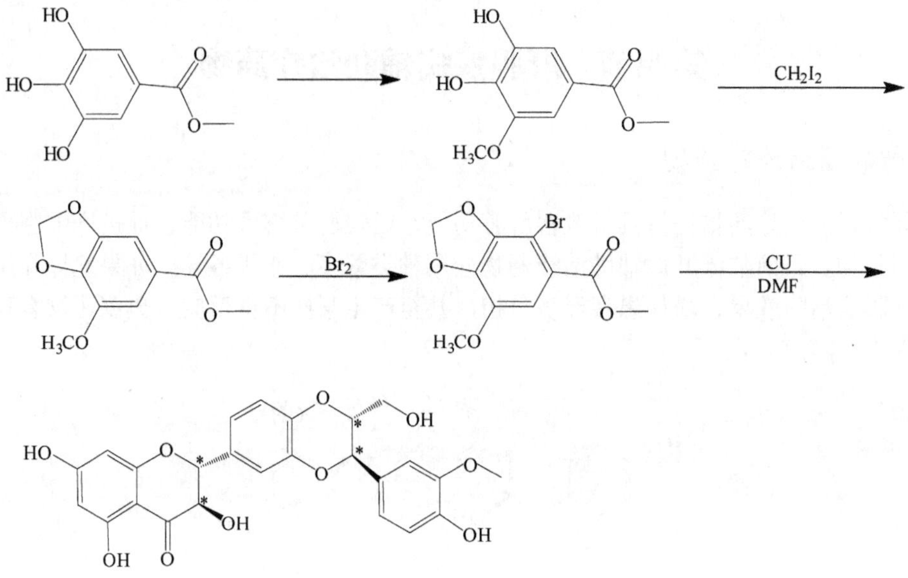

图 9-5 联苯双酯的合成路线

熊去氧胆酸(ursodeoxycholic acid)

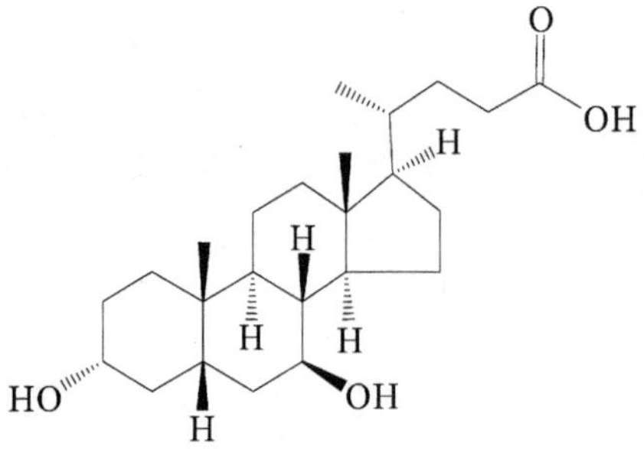

【化学名】3α, 7β 二羟基-5β-胆甾烷-24-酸(3α, 7β-dihydroxy-5β-cholan-24-acid)，存在于胆汁中。

【理化性质】本品为白色粉末，无臭，味苦。本品在乙醇中易溶，在氯仿中不溶，在冰醋酸中易溶，在氢氧化钠试液中溶解。熔点为 200～204℃，比旋度+59.0°～+62.0°。本品为甾体化合物，遇硫酸甲醛试液，生成蓝绿色悬浮物，可作为胆酸类药物的鉴别方法。

【作用】用于增加胆汁酸分泌，并使胆汁成分改变，降低胆汁中胆固醇及胆固醇脂，有利于胆结石中的胆固醇逐渐溶解。长期服用本药可增加胆汁酸分泌，并使胆汁成分改变，降低胆汁中胆固醇及胆固醇脂，有利于胆结石中的胆固醇逐渐溶解，用于不宜手术治疗的胆固醇结石，但不能溶解胆色素结石、混合结石及不透 X 射线的结石。对胆囊炎、胆道炎及消化不良也有一定疗效。

第五节　利胆醇的合成

【知识目标】
 1.掌握傅克酰化反应的原理及常见取代基的定位效应。
 2.熟悉常见还原试剂的适应反应类型及原理。
【技能目标】
 1.熟悉试剂无水处理方法及反应无水操作。
 2.掌握减压蒸馏分离的相关操作。
【利胆醇简介】
 通用名：苯丙醇，利胆醇。
 化学名：1-苯基丙醇。
 分子式：$C_9H_{12}O$。
 相对分子质量：136.2。
 化学结构式：

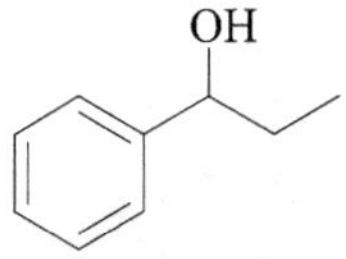

 本品为无色油状液体，微芳香，味辛甜，药用常用胶丸。易溶于甲醇、乙醇、苯等，微溶于水。可用于治疗胆囊炎、胆道感染、胆石症、胆道术后综合征及高脂血症等。

【合成路线】

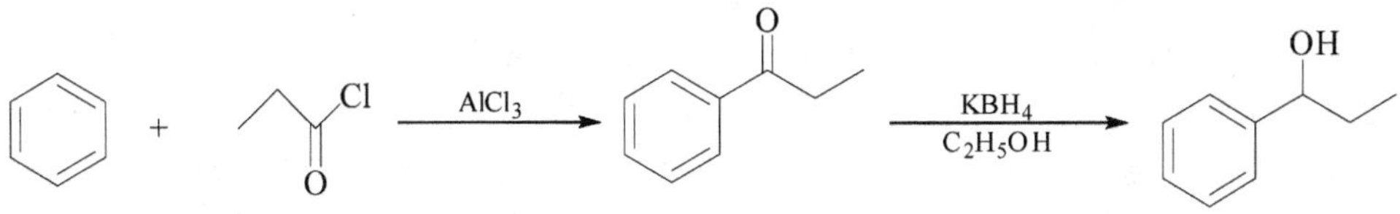

【反应机制】
 1)酰氯在强路易斯酸的催化下，可与苯环类化合物发生傅克酰化。
 2)羰基化合物可被硼类化合物还原成羟基。
【材料】苯，丙酰氯，无水三氯化铝，盐酸(5% HCl)，乙醇，硼氢化钾。
【步骤】
 1. 苯丙酮的合成　　将 50mL 无水苯(加金属钠除水并新鲜蒸馏)加入预先干燥好的三颈瓶中，冷却到 20℃以下，缓慢加入无水三氯化铝，搅拌温度控制在 10℃以下，缓慢滴加 25mL 的无水苯和丙酰氯的混合液，滴加完慢慢升温至 20℃，反应 1h。反应完后缓慢倾入冰水和盐酸的混合液中，静置分层，水层用苯萃取，合并有机层，水洗至中性，常压蒸馏回收苯，再减压蒸馏，收集 113～120℃/30mm 的馏分，即得苯丙酮。
 2. 苯丙醇的合成　　将苯丙酮和乙醇加入反应瓶中，冷却搅拌下分次加入硼氢化钾，滴加 5%盐酸调节 pH 至 9～9.5，控制温度在 30℃以下，反应 2h。用 5%盐酸中和至中性，蒸馏回收乙醇后，冷却分层，去除水层，有机层减压蒸馏，收集 108～116℃/20mm 的馏分，可得苯丙醇。

【结构确证】

1) 核磁共振光谱法。

2) 红外光谱法。

3) 质谱法。

【注意事项】

1) 酰化反应中试剂、玻璃仪器均要无水，加料时宜缓慢。

2) 苯丙醇合成中反应较剧烈，硼氢化钾要在冷却条件下分次加入。

【思考题】

1) 酰化反应中为何将反应液倾入冰盐酸溶液中，而不是冰水中？

2) 还原反应中为何将 pH 控制在弱碱性？

【知识要点】

1. 抗溃疡药物、促胃肠动力药、止吐药、肝胆疾病辅助治疗药物的分类。

2. H_2受体拮抗剂的基本结构与构效关系。

3. 质子泵抑制剂的结构特点与构效关系。

3. 5-HT_3受体拮抗剂基本结构与构效关系。

4. 雷尼替丁、奥美拉唑、甲氧氯普胺、伊沙比利、昂丹司琼、联苯双酯的合成。

【目标训练】

1. 以联苯双酯的发现为例，叙述如何从传统中药中发现新药。

2. 简述止吐药分类及作用机制。

3. 简要说明质子泵抑制剂的构效关系。

4. 简要说明 5-H_3受体拮抗剂的基本结构与构效关系。

【能力训练】

1. 试从化学结构上分析多潘立酮比甲氧氯普胺中枢神经系统不良反应少的原因。

2. 为什么奥美拉唑为前体药物？以奥美拉唑为例说明质子泵抑制剂的作用原理、作用特点。

3. 经典的 H_1受体拮抗剂为什么有镇静作用？怎样克服？

（欧阳慧英：第一节至第四节；郭平：第五节）

第十章　影响免疫系统的药物

【学习目标】

1. 掌握阿司匹林、对乙酰氨基酚、吲哚美辛、双氯芬酸钠、甲芬那酸、布洛芬、马来酸氯苯那敏、氯雷他定、盐酸西替利嗪、咪唑斯汀的结构、理化性质及用途。掌握芳基丙酸类抗炎药的构效关系及布洛芬光学异构体代谢的活性变化。

2. 熟悉 3,5-吡唑烷二酮类药物和 H_1 受体拮抗剂的构效关系；对乙酰氨基酚产生肝毒性的原因及中毒解救。

3. 了解盐酸苯海拉明、盐酸曲吡那敏、盐酸赛庚啶、酮替芬的结构和用途。

第一节　解热镇痛药

解热镇痛药根据其结构可分为水杨酸类、苯胺类和吡唑酮类。

一、水杨酸类

1838 年从柳树皮中提取到水杨酸，1860 年化学合成了水杨酸，1875 年发现水杨酸钠具有解热镇痛和抗风湿作用而应用于临床，但对胃肠道刺激较大。乙酰水杨酸(阿司匹林，aspirin)是水杨酸类的代表。1899 年开始应用阿司匹林，其镇痛作用比水杨酸小。水杨酸本身因刺激性大，仅作外用，有抗真菌及溶解角质的作用。

阿司匹林(aspirin)

【化学名】2-(乙酰氧基)苯甲酸[2-(acetyloxy)benzoic acid]，又名乙酰水杨酸。

【理化性质】本品为白色针状或板状结晶或粉末。熔点为 135～140℃。无气味，微带酸味。在干燥空气中稳定，在潮湿空气中缓缓水解成水杨酸和乙酸。微溶于水，溶于乙醇、乙醚、氯仿，也溶于氢氧化物碱溶液或碳酸溶液，同时分解。

【合成】阿司匹林的制备是以水杨酸为原料，在酸的催化下经乙酸酐酰化制得。

原料水杨酸中可能带入脱羧产物苯酚及水杨酸苯酯。在反应过程中可能生成不溶于碳酸钠的乙酸苯酯、水杨酸苯酯和乙酰水杨酸苯酯，药典规定应检查碳酸钠中的不溶物。

阿司匹林的合成中可能生成含有乙酰水杨酸酐的副产物，可引起过敏反应，应检查其特殊杂质。除此以外，阿司匹林水解生成水杨酸，由于水杨酸分子中酚羟基被氧化成醌型有色物质，这是阿司匹林不稳定易变色的原因。阿司匹林在空气中可逐渐变为淡黄、红棕甚至深棕色。水溶液变化更快。变色后不可使用，因此阿司匹林在保存过程中应置于密闭容器中，干燥处贮存。

【代谢】本品口服后吸收迅速、完全，在胃肠道、肝及血液内大部分很快水解为水杨酸盐，然后在肝脏代谢。代谢物主要为水杨尿酸及葡糖醛酸结合物，小部分氧化为龙胆酸。

【作用】本品主要用于感冒发烧；头痛、牙痛、神经痛、肌肉痛和痛经等；风湿性关节炎的首选药物；有抑制血小板聚集的作用，可预防和治疗血栓的形成和心肌梗死，有促进尿酸排泄的作用，可用于治疗痛风。

二、苯胺类

对乙酰氨基酚(paracetamol)

【化学名】*N*-(4-羟基苯基)乙酰胺[*N*-(4-hydroxyphenyl)acetamide]，又名扑热息痛。

【理化性质】白色结晶性粉末，无臭，味微苦。从乙醇中得棱柱体结晶。易溶于热水或乙醇，溶于丙酮，微溶于水，不溶于石油醚及苯。熔点为 168～171℃。相对密度 1.293g/cm³。饱和水溶液 pH 5.5～6.5。在潮湿和碱性条件下易水解成对氨基酚，可进一步发生氧化降解，生成醌亚胺类化合物，颜色由黄色变成红色至棕色，最后逐渐变成黑色。

本品因含有酚羟基，故其水溶液与三氯化铁溶液反应呈蓝紫色。

【代谢】本品在肝脏代谢，主要代谢途径是与体内的葡糖醛酸或硫酸结合后直接从肾脏排出；极少部分可由 CYP450 氧化酶系统转化成毒性代谢产物 *N*-羟基衍生物和乙酰亚胺醌，该化合物在肝脏中可与谷胱甘肽(GSH)结合而失活。乙酰亚胺醌是苯胺类解热镇痛药产生肝、肾毒性的主要原因。应用对乙酰氨基酚过量时因体内谷胱甘肽被耗竭，此代谢物即与肝细胞大分子结合，从而引起肝坏死。

【合成】对乙酰氨基酚的合成方法较多，主要可采用以下两种合成方法。

1. 以对硝基苯酚为原料

2. 以对羟基苯乙酮为原料

三、吡唑酮类

安乃近(metamizole sodium)为氨基比林与亚硫酸钠相结合的化合物，易溶于水，作用较快，可供注射用。其解热和镇痛作用较氨基比林快而强。具有较显著的解热作用及较强的镇痛作用，解热作用为氨基比林的 3 倍，镇痛作用与氨基比林相似。安乃近还有较强的抗风湿作用，且胃肠道刺激作用小，但可引起其他严重不良反应。

安乃近

第二节 非甾体类抗炎药

非甾体类抗炎药(NSAID)是临床用来治疗胶原组织疾病，如风湿及类风湿性关节炎、风湿热、骨关节炎、红斑狼疮和强直性脊椎炎等疾病的常用药物。本节重点介绍吡唑酮类、邻氨基苯甲酸类及芳基烷酸类药物。

一、吡唑酮类

瑞士科学家于 1946 年合成了 3,5-吡唑烷二酮类化合物。该药物结构中具有两个羰基，酸性增强，同时抗炎作用也增强。1949 年发现保泰松(phenylbutazone)，具有较强的消炎作用，解热镇痛作用较弱，还具有促尿酸排泄作用，在当时是关节炎治疗的一大突破。但保泰松的酸性与阿司匹林相仿，会产生胃肠道刺激作用，此外，对肝、肾及血象都有不良影响，还会产生过敏反应。1961 年在保泰松的体内代谢物中发现了羟布宗(oxyphenbutazone，又名羟基保泰松)，同样具有抗炎抗风湿作用，且毒副作用较小。在保泰松的另一个代谢产物γ-羟基保泰松结构的基础上，进行进一步氧化，得到γ-酮基保泰松(γ-ketophenylbutazone)，有较强的消炎镇痛作用和依他尼酸排泄作用。

羟布宗　　　　　　　γ-酮基保泰松　　　　　　　保泰松

3,5-吡唑二酮类化合物 3,5 位的二羰基增强了 4 位氢的酸性，一般认为该类药物的抗炎作用与化合物的酸性有密切关系。羟布宗的 pK_a 为 4.5，保泰松为 4.4。为了降低 3,5-吡唑二酮类化合物的酸性，将 4 位氢用琥珀酸酯类结构取代得到琥布宗，在体内可转化为保泰松而产生作用，对胃肠道的刺激作用仅为保泰松的 1/10。在结构修饰中，采用拼合原理将治疗胃溃疡的药物昔法酯中的有效基团异戊烯基引入保泰松的结构中，得到非普拉宗，可明显减少对胃肠道的刺激及其他副作用。在吡唑酮的 1,2 位引入芳杂环得到阿杂丙宗，其消炎镇痛作用比保泰松强，且毒性降低，用于治疗各种风湿性疾病。

羟布宗(oxyphenbutazone)

【化学名】4-丁基-1-(4-羟基苯基)-2-苯基-3,5-吡唑烷二酮[4-butyl-1-（4-hydroxyphenyl）-2-phenyl-3, 5-pyrazolidinedione]。

【理化性质】本品为白色或类白色结晶性粉末；无臭或几乎无臭，味苦。在丙酮中易溶，在乙醇、乙醚或氯仿中溶解。在水中几乎不溶，在碱液中溶解。熔点为96℃。

本品经酸水解后重排，呈芳伯氨反应。与亚硝酸钠试液作用生成黄色重氮盐再与β-萘酚偶合生成橙色沉淀。

【代谢】羟布宗在体内的代谢过程如下。

【合成】本品合成路线如下。

二、邻氨基苯甲酸类

N-芳基邻氨基苯甲酸类又称为灭酸类药物。邻氨基苯甲酸类衍生物都具有较强的消炎镇痛作用，临床上用于治疗风湿性及类风湿性关节炎。该类药物的副作用较多，主要

是胃肠道障碍，如恶心、呕吐、腹泻、食欲缺乏等，也能引起粒性白细胞缺乏症、血小板减少性紫癜、神经系统症状如头痛、嗜睡等。

甲芬那酸(mefenamic acid)

【化学名】N-[(2,3-二甲基苯基)氨基]-苯甲酸 (N-[(2,3-dimethylphenyl)amino] benzoic acid)，又名甲灭酸、扑湿痛。

【理化性质】本品为白色或类白色结晶性粉末，熔点为 230～231℃，味微苦，无臭，在乙醚中略溶，在乙醇及氯仿中微溶，在水中不溶。

甲芬那酸的氯仿溶液在紫外线灯下呈强烈绿色荧光，本品溶于硫酸与重铬酸钾反应呈深蓝色，随后立即变为棕绿色。

【代谢】甲酚那酸体内代谢过程如下。

三、芳基烷酸类

芳基烷酸类抗炎药包括芳基乙酸类和芳基丙酸类。

1. 芳基乙酸类　5-羟色胺[3-(β-羟基乙基)-5-羟基吲哚]是一种炎症介质。对吲哚乙酸衍生物进行研究，发现了吲哚乙酸类非甾体抗炎药吲哚美辛(indomethacin)，具有良好的抗炎活性，但常有胃肠道等副反应。对吲哚美辛进行结构改造，将吲哚环上的—N=用其电子等排体—CH=取代，得到茚衍生物，找到抗炎药舒林酸(sulindac)，副作用小于吲哚美辛。临床上常用的还有苯乙酸衍生物双氯芬酸钠(diclofenac sodium)，依托度酸(etodolac)与其他多数非甾体抗炎药相比，对 COX-2 有更大的选择性(COX-2：COX-1 活性比约为 10)，胃肠道副作用小。芬布芬(fenbufen)具有羰基酸结构，为前体药物，在体内生成联苯乙酸发挥药效。

吲哚美辛(indomethacin)

【化学名】2-甲基-1-(4-氯苯甲酰基)-5-甲氧基-1*H*-吲哚-3-乙酸[1-(4-chlorobenzoyl)-5-methoxy-2-methyl-1*H*-indole-3-acitic acid]。

【理化性质】本品为类白色或微黄色结晶性粉末；几乎无臭，无味。本品在丙酮中溶解，在甲醇、乙醇、氯仿或乙醚中略溶，在苯中微溶，在甲苯中极微溶，在水中几乎不溶。本品的熔点为 158～162℃。

【合成】吲哚美辛合成以对甲氧基苯胺为原料，经重氮化、还原后得对甲氧基苯肼，再与乙醛缩合的乙醛缩对甲氧基苯肼。用对氯苯甲酰化得中间体，经水解得 *N*-对氯苯甲酰基苯肼，与乙酰丙酸环合得本品。

【作用】本品具有解热镇痛抗炎作用。用于治疗各种非炎症性疼痛，尤其是偏头痛、痛经、胆绞痛和肾绞痛等。对各种关节炎、肌炎等炎症也有效。

2. 芳基丙酸类 20 世纪 60 年代在研究某些植物生长激素时，发现萘乙酸、吲哚乙酸、2,4-二取代的苯氧乙酸等化合物都具有一定的消炎作用。在对上述结构类型的构效关系研究中，发现在苯环上增加疏水性基团可使消炎作用增加。4-异丁基苯乙酸具有较好的消炎镇痛作用，对胃肠道刺激性较小，1966 年应用于临床后，发现它对肝脏有一定毒性。后进一步研究发现在乙酸基的 α 碳原子上引入甲基，得到 4-异丁基-α-甲基苯乙酸，即布洛芬，不但消炎镇痛作用增强，而且毒性也有所降低。用于临床上治疗风湿性及类风湿性骨关节炎、强直性脊椎炎、神经炎、红斑狼疮、咽炎、喉炎及支气管炎等。

布洛芬(ibuprofen)

【化学名】 2-(4-异丁基苯基)丙酸(RS)[2-(4-isobutylphenyl)propionic acid]。

【理化性质】 本品为白色结晶或结晶性粉末，有异臭，无味。易溶于乙醇、乙醚、氯仿和丙酮等有机溶剂，不溶于水，可溶于氢氧化钠或碳酸钠溶液。

【作用】 本品的消炎、镇痛和解热作用均大于阿司匹林，是阿司匹林的 16～32 倍，胃肠道副作用小，对肝、胃及造血系统无明显副作用。临床上广泛用于类风湿关节炎、风湿性关节炎等，一般患者耐受性良好，治疗期间血液常规及生化值均未见异常。

【合成】 本品的合成路线如下。

【代谢】 本品代谢过程如下。

四、1,2-苯并噻嗪类

1,2-苯并噻嗪类药物也称为昔康类，多数半衰期较长，属长效药物。吡罗昔康是该类第一个在临床应用的药物，为长效抗风湿药，具有长期服用耐受性较好、副作用较小的特点。美洛昔康属于选择性COX-2抑制剂。抗炎作用较强，副作用较轻，美洛昔康对COX-2的抑制作用比对COX-1强，因此，抗炎作用较好，对胃肠道和肾脏的副作用较小。

该类药物是20世纪70年代Pfizer公司为了得到不含羧酸的抗炎药，筛选了不同结构的苯并杂环化合物后而得到的一类抗炎药。这类药物虽无羧基，但也有酸性，pK_a为4~6。该类药物的副反应发生率较高，但意外的是，一般非甾体抗炎药的胃肠道刺激的反应较小。后来发现，该类药物对COX-2的抑制作用比COX-1的作用强，有一定的选择性。

代表药物有吡罗昔康(piroxicam)、舒多昔康(sudoxicam)、美洛昔康(meloxicam)、噻吩昔康(tenoxicam)和伊索昔康(isoxicam)，均为抗炎镇痛效果强、毒性小的长效药物。美洛昔康对COX-2的选择性较高，因而致溃疡的副作用小。安吡昔康(ampiroxicam)是吡罗昔康的前体药物，口服后在胃肠道中转化为吡罗昔康产生作用，其副作用比原药低。这类药物的半衰期都比较长，吡罗昔康可达36~45h。

吡罗昔康(piroxicam)

【**化学名**】2-甲基-4-羟基-N-(2-吡啶基)-2H-1,2-苯并噻嗪-3-甲酰胺-1,1-二氧化物(4-hydroxy-2-methyl-N-2-pyridinyl-2H-1,2-benzothiazine-3-carboxamide-1,1-dioxide)，又名炎痛喜康。

【**理化性质**】本品为白色或极微黄色结晶性粉末，无臭无味。易溶于氯仿，略溶于丙酮，微溶于乙醇或乙醚，几乎不溶于水，可溶解在酸中，也可溶于碱、吡啶。熔点为198~202℃。

【**代谢**】本品体内代谢过程如下。

【合成】 本品的合成过程如下。

五、其他选择性 COX-2 抑制剂

依托度酸是吡喃乙酸衍生物中第一个成功的药物，其抗炎镇痛作用与阿司匹林相当，但由于它能选择性抑制 COX-2，对胃和肾的前列腺素的生成无影响，因此副作用较小。塞来昔布是 1999 年上市的一个典型的 COX-2 抑制剂，为运用现代药物设计方法所设计的新药。塞来昔布用于治疗类风湿性关节炎和骨关节炎，胃肠道耐受性较好，深受欢迎。随着大量的临床应用发现，虽然患者发生胃肠道出血事件的危险降低了，但发生心血管疾病的危险却在显著增加，使这类药物的使用安全性重新受到质疑。

依托度酸 　　　　　　　　　　塞来昔布

第三节　抗变态反应药

抗变态反应药根据作用机制分为三类，即抗组织胺药、过敏反应介质阻释剂和其他抗变态反应药。

一、抗组胺药

抗组胺药(antihistamine)又称组胺拮抗药(histamine antagonist)，按化学结构可分为乙二胺类、氨基醚类、丙胺类、三环类和哌啶类等。

1. 乙二胺类　　第一个用于临床的药物是安体根(antergen)。对其进行结构改造衍生出系列的 H_1 受体拮抗剂，如曲吡那敏(tripelennamine)等，将乙二胺类药物的两个氮原子再用一个乙基环合后演变出哌嗪类药物，也具有抗过敏作用，这类药物最终发展出西替利嗪(cetirizine)等，作用强而持久，且无镇静作用。将乙二胺的氮原子构成杂环，如安他唑啉(antazoline)。

2. 氨基醚类 典型药物为苯海拉明(diphenhydramine)。为临床常用的 H_1 受体拮抗剂，除用作抗过敏药外，也用于抗晕动病。为克服其嗜睡和中枢抑制副作用，将苯海拉明与中枢兴奋药 8-氯茶碱成盐，称为茶苯海明(dimenhydrinate, 乘晕宁)，是常用的抗晕动病药物。

3. 三环类 这类药物往往还有其他药理作用，如赛庚啶抗组胺作用较强，还有抗5-羟色胺及抗胆碱作用。氯雷他定(loratadine)对外周 H_1 受体有很高的亲和力，而对中枢内 H_1 受体的作用很低，为三环类无嗜睡作用的抗组胺药物，临床用于治疗过敏性鼻炎、慢性荨麻疹及其他过敏性皮肤病。

氯雷他定

4. 哌嗪类 此类药物可视作乙二胺类的特殊形式，即将乙二胺的两个 N 原子相连接，组成哌嗪环，仍有 H_1 受体拮抗活性，且作用时间长。布克利嗪具有镇吐、镇静、抗组胺，用于晕动症和其他原因引起的恶心、呕吐。

布克利嗪

5. 哌啶类 此类药物是无嗜睡作用的 H_1 受体拮抗剂的主要类型，是将乙二胺类、氨基醚类、丙胺类的结构中的一个 N 形成哌啶结构，如左卡巴斯汀(levocabastine)、依巴斯汀(ebastine)等。前者为高活性异构体，临床用于治疗变态反应性结膜炎和鼻炎；后者为作用持续时间长、非镇静抗过敏药，临床用于治疗各种过敏性疾病。

左卡巴斯汀

6. 丙胺类 运用生物电子等排原理，将乙二胺和氨基醚类结构中 N、O 原子用—CH—替代，获得一系列芳丙胺结构的化合物。主要药物有氯苯那敏和阿伐斯汀(acrivastine)，后者具有选择性地阻断组胺 H_1 受体的作用，因不易通过血脑屏障，故无镇静作用，临床用于过敏性鼻炎及荨麻疹等。

$$H_3C \quad \overset{\displaystyle C=\overset{\displaystyle CH_2N}{\underset{\displaystyle H}{C}}}{\underset{\displaystyle N}{|}} \quad \text{吡咯烷}$$

$$HOOC-HC=HC$$

阿伐斯汀

盐酸苯海拉明(diphenhydramine hydrochloride)

$$\text{(二苯基)} CHOCH_2CH_2N(CH_3)_2 \quad \cdot \quad HCl$$

【化学名】*N,N*-二甲基-2-(二苯基甲氧基)乙胺盐酸盐。

【理化性质】本品为白色结晶性粉末，极易溶于水，水溶液近中性。

本品纯品对光稳定，当含有二苯甲醇等杂质时遇光不稳定，可被氧化变色。杂质二苯甲醇可从合成过程带入，也可能因储存时分解产生。二苯甲醇的水溶性小，冷却凝固为白色蜡状，使本品水溶液的澄明度受到影响。

本品为醚类化合物，受共轭效应的影响，在碱性溶液中稳定，酸性条件下易被水解，生成二苯甲醇和β-二甲氨基乙醇。

酸催化水解反应如下。

$$CHOCH_2CH_2N(CH_3)_2 \xrightarrow{\ H^+\ } \overset{+}{C}HOCH_2CH_2N(CH_3)_2 \atop H$$

$$\longrightarrow \overset{+}{C}H \xrightarrow{\ H_2O\ } CHOH$$

盐酸苯海拉明注射剂在放置一段时间后，发生浑浊，是因为盐酸苯海拉明注射剂为酸性，水解生成二苯甲醇水溶性小，为白色蜡状，使水溶液发生浑浊。

马来酸氯苯那敏(chlorphenamine malate)

$$Cl-\underset{\underset{N}{|}}{\overset{}{C_6H_4}}-CHCH_2CH_2N(CH_3)_2 \cdot \overset{\displaystyle CHCOOH}{\underset{\displaystyle CHCOOH}{\|}}$$

【化学名】*N,N*-二甲基-7-(4-氯苯基)-2-吡啶丙胺顺丁烯二酸盐。

【理化性质】本品为白色结晶性粉末，极易溶于水，游离碱为油状物，马来酸酸性较强，使本品水溶液呈酸性；本品分子结构中有一个手性碳原子，有旋光异构体，S 构型右旋体的活性强于 R 构型左旋体，药用品为其外消旋体。

　　分子中具有双键结构，对光不稳定。分子中有一叔氨基，故有叔胺的特征性反应，与枸橼酸-乙酸酐试液在水浴中加热，即能产生红紫色；与苦味酸生成黄色沉淀。具有马来酸，有不饱和双键，加稀硫酸及高锰酸钾试液，红色褪去，可用于鉴别。

【作用】本品为常用抗过敏药物，临床主要用于过敏性鼻炎、皮肤黏膜的过敏和药物或食物引起的过敏性疾病等。

二、过敏反应介质阻释剂

　　此类药物是以色甘酸钠为代表的一类新型平喘药，其主要作用是稳定肺组织肥大细胞膜，抑制过敏介质释放。此外，尚可阻断引起支气管痉挛的神经反射，降低哮喘患者的气道高反应性。典型药物有富马酸酮替芬、曲尼司特、色甘酸钠、色羟丙钠、盐酸氮卓斯汀等。

富马酸酮替芬(ketotifen fumarate)

【化学名】4,9-二氢-4(1-甲基-4-亚哌啶基)-10*H*-苯并[4,5]环庚[1,2-α]噻吩-10 酮反丁烯二酸盐[4,9-dihydro-4(1-methyl)-4-piperidylidene]-10*H*-benzo[4,5]cyclohepta[1,2-α]thiophen-10-one fumarate]。

【理化性质】本品游离体为黄色结晶性粉末，溶于甲醇、乙醇，不溶于水，酮替芬通常与富马酸成盐供药用，该盐稳定，在温度为 60℃、相对湿度 50%的条件下，放置 7d 仅有少许颜色变化。

　　本品分子中的富马酸为不饱和酸，双键可被高锰酸钾氧化，使高锰酸钾溶液褪色并生成二氧化锰棕色沉淀。分子结构中含有酮基，加 2,4-二硝基苯肼试液后，即生成相应的腙，呈红棕色絮状沉淀。

【作用】本品既有 H_1 受体拮抗作用，又因抑制支气管黏膜下肥大细胞释放过敏介质和嗜碱性细胞释放组胺及慢反应物质，是一种可口服的过敏介质释放抑制剂，具有很强的抗过敏作用。对过敏性哮喘尤为适用，作用强而持久。但本品有较强的中枢抑制——嗜睡副作用。

【知识要点】

1. 阿司匹林、对乙酰氨基酚的化学名、结构、理化性质、体内代谢、合成及用途。

2. 阿司匹林衍生物的结构和特点。

3. 苯胺类解热镇痛药代谢与毒性的关系。

4. 非甾体抗药物的分类。

5. 吲哚美辛、双氯芬酸钠、甲芬那酸、布洛芬、吡罗昔康和萘普生的化学名、结构、理化性质、体内代谢、合成及用途。

6. 芳基丙酸类镇痛抗炎药的构效关系及布洛芬光学异构体代谢的活性变化。

7. 3,5-吡唑烷二酮类药物的结构与活性的关系。

8. 灭酸类药物立体结构特征。

9. COX-1 和 COX-2 的结构和作用的差别。

10. 选择性 COX-2 抑制剂的作用。

11. 塞来昔布的化学名、结构及结构与活性的关系。

12. H_1 受体拮抗剂的构效关系。

13. 马来酸氯苯那敏、氯雷他定、盐酸西替利嗪、咪唑斯汀的化学名、结构、理化性质和用途。

14. 盐酸苯海拉明、盐酸曲吡那敏、盐酸赛庚啶、酮替芬的结构和用途。

【目标训练】

1. 简要说明阿司匹林、对乙酰氨基酚的化学名、结构、理化性质、体内代谢、合成及用途。

2. 试述芳基丙酸类镇痛抗炎药的构效关系及布洛芬光学异构体代谢的活性变化。

3. 简述吲哚美辛、双氯芬酸钠、甲芬那酸、布洛芬、吡罗西康和萘普生的化学名、结构、理化性质、体内代谢、合成及用途。

4. 简要说明盐酸苯海拉明、盐酸曲吡那敏、盐酸赛庚啶、酮替芬的结构和用途。

5. 简述 H_1 受体拮抗剂的构效关系。

【能力训练】

1. 根据环氧酶的结构特点，设计出合理的非甾体抗炎药物。

2. 试通过双氯芬酸钠合成过程，分析如何开发新药。

（欧阳慧英）

第十一章

合成抗菌药

【学习目标】

1. 掌握抗菌理论；了解唑类抗真菌药、磺胺类抗菌药的构效关系；掌握磺胺醋酰钠、甲氧苄啶、异烟肼、乙胺丁醇、诺氟沙星、环丙沙星、氟康唑的化学名、结构、理化性质、体内代谢及用途；掌握磺胺醋酰钠的合成。

2. 熟悉磺胺类抗菌药、喹诺酮类抗菌药、唑类抗真菌药的作用机制及构效关系；甲氧苄啶的作用机制。

3. 了解喹诺酮抗菌药的构毒关系。

第一节　磺胺类药物及抗菌增效剂

磺胺类药物的发现开创了化学治疗的新时代，它不仅使死亡率很高的细菌性传染病得到控制，更重要的是在其作用机制阐明的过程中，开辟了一条从代谢拮抗寻找新药的途径，对药物化学的发展起了重要作用。代表性药物有磺胺甲氧嗪（sulfamethoxypyridazine，SMP）、磺胺甲氧嘧啶（sulfametoxydiazine，SMD）、磺胺甲噁唑（sulfamethoxazole，SMZ）。

磺胺类药物不仅是人类战胜细菌的重要武器，对该类药物的作用机制研究，也开启了应用代谢拮抗原理寻找新药的崭新一页。历史上关于磺胺类药物的作用机制有许多学说，其中 Wood-Fields 学说最为公认且有实验佐证。该学说认为磺胺类药物可与细菌生长所必需的物质对氨基苯甲酸（P-aminobenzoic acid，PABA）发生竞争性拮抗，干扰细菌的酶系统对 PABA 的利用。PABA 在二氢合成酶的催化下与二氢蝶啶焦磷酸酯作用生成二氢蝶酸，再与谷氨酸在二氢叶酸合成酶的作用下生成二氢叶酸，后者进一步可以被二氢叶酸还原酶还原成四氢叶酸，即辅酶 F。辅酶 F 为 DNA 合成中所必需的嘌呤、嘧啶碱基的合成提供一碳单位。

二氢蝶啶焦磷酸酯　　　　　　　　　　　　　　　　二氢蝶酸

Bell-Roblin 指出，磺胺类药物之所以能与 PAPA 产生竞争，是由于两者的分子大小和电荷分布极为相似。而正是这种类似性，使得在重要中间体二氢蝶酸的合成中 PABA

被磺胺类药物替代，生成无功能化合物，最终影响二氢叶酸的合成。人和哺乳动物可以从食物中获取二氢叶酸，而细菌等微生物只能靠自身酶系合成，因此它们对磺胺类药物非常敏感。

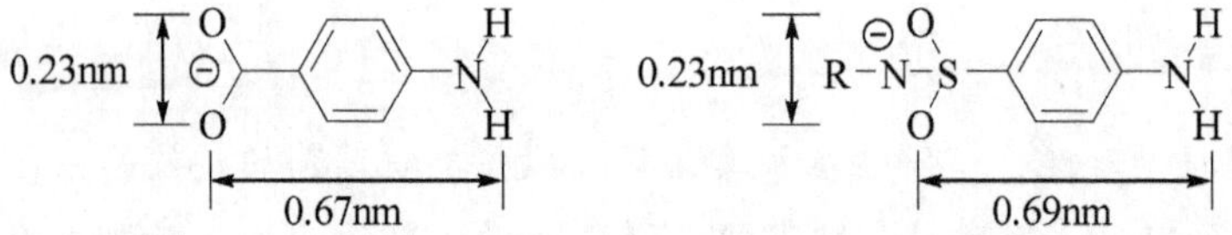

PABA　　　　　　磺胺类物质

Wood-Fields 学说开辟了从代谢拮抗寻找药物的新途径，这是磺胺类药物在推动药物化学理论发展上做出的巨大贡献。代谢拮抗就是设计与生物体内基本代谢物的结构有某种程度相似的化合物，使其与基本代谢物竞争或干扰基本代谢物的被利用，或掺入生物大分子的合成中形成伪生物大分子，导致致死合成，从而影响细胞生长。代谢拮抗概念已广泛应用于抗菌、抗疟及抗癌药物等设计中。

近年来，通过对磺胺类药物的深入研究，从其副作用中发现了具有磺胺结构的利尿药和降血糖药。现在磺胺类药物已很少使用，而降糖和利尿作用成为其重要用途。

在研究 5-取代苄基-2,4-二氨基嘧啶类化合物对疟原虫二氢叶酸还原酶的抑制作用过程中，人们还发现甲氧苄啶(trimethoprim，TMP)对细菌二氢叶酸还原酶有很强的抑制作用。当 TMP 与磺胺类药物合用时可使其抗菌作用增强，同时还可减少耐药性的产生，所以该类物质也被称为磺胺增效剂。其作用机制是抑制二氢叶酸还原酶从而阻止二氢叶酸还原为四氢叶酸(辅酶 F)，因此当与磺胺类药物合用时，对细菌体内辅酶 F 的合成会形成双重阻断，从而使磺胺的抗菌作用增强数倍甚至十倍，同时对细菌的耐药性减少。

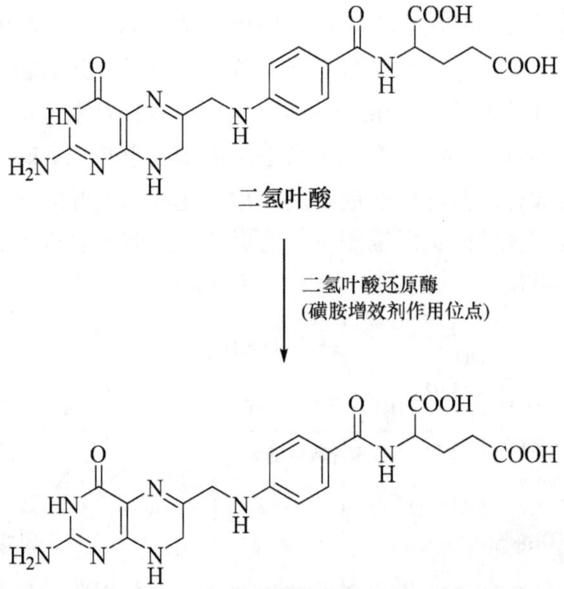

二氢叶酸

二氢叶酸还原酶
(磺胺增效剂作用位点)

四氢叶酸

通过结构改造还得到了四氧普林(tetroxoprim)、美替普林(metioprim)、溴莫普林(brodimoprim)等性质更优的一类磺胺增效剂。

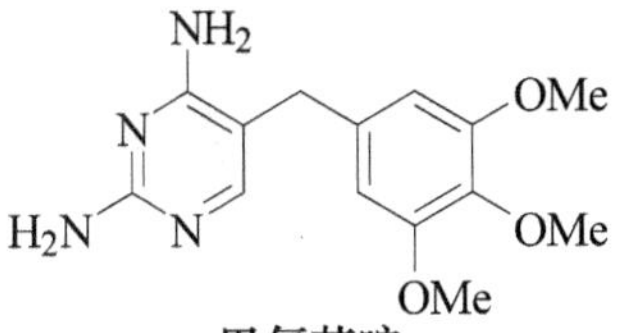

甲氧苄啶

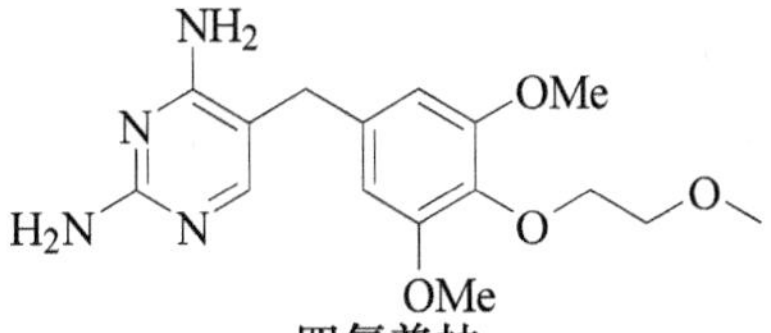

四氧普林

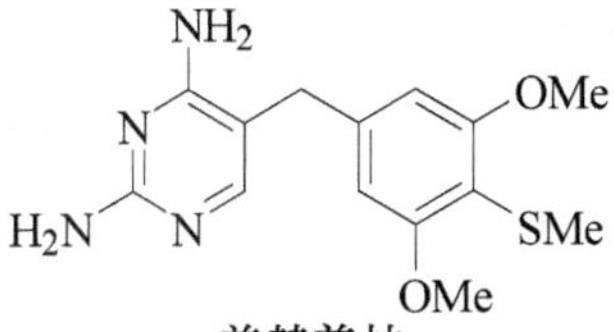

美替普林

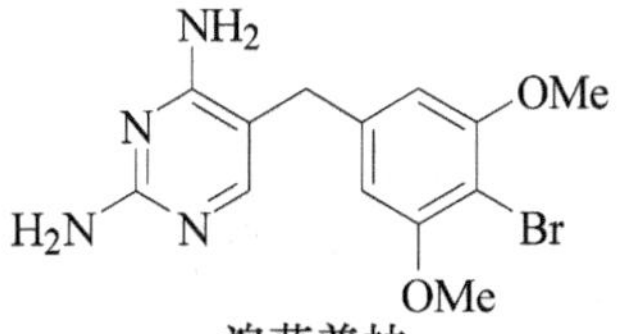

溴莫普林

磺胺醋酰钠(sulfacetamide sodium)

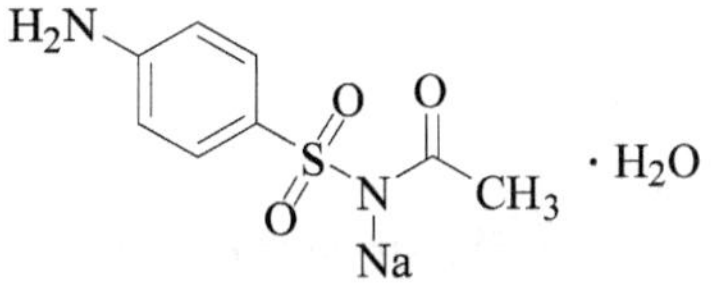

【化学名】*N*-[(4-氨基苯基)磺酰基]乙酰胺钠盐一水合物(*N*-[(4-aminophenyl)sulfonyl] acetamide sodium monohydrate)。

【理化性质】本品为白色结晶性粉末，无臭。磺胺醋酰钠在水中易溶，在乙醇中略溶。

本品的理化性质与磺胺嘧啶有相似性，芳胺结构的存在使化合物显弱碱性，磺酰胺基又具有一定的酸性，因此磺胺醋酰为两性化合物。同时芳伯氨基的存在还使该结构易被氧化，同时在亚硝酸钠存在下还可与β-萘酚发生重氮化偶合反应。另外，磺酰胺基上的氢原子可被金属离子取代，生成不同颜色的难溶性沉淀，用于渐变，如本品与硫酸铜试液反应可生成蓝绿色沉淀。

【合成】游离磺胺醋酰的合成主要有两条路线，路线一以对氨基磺酰氯为原料，直接与乙酰胺反应得目标产物；路线二以对氨基苯磺酰胺为原料与乙酸酐反应，生成双乙酰化中间体，再在氢氧化钠作用下选择性地水解掉苯胺端的乙酰基，同时生成磺胺醋酰钠。

路线一

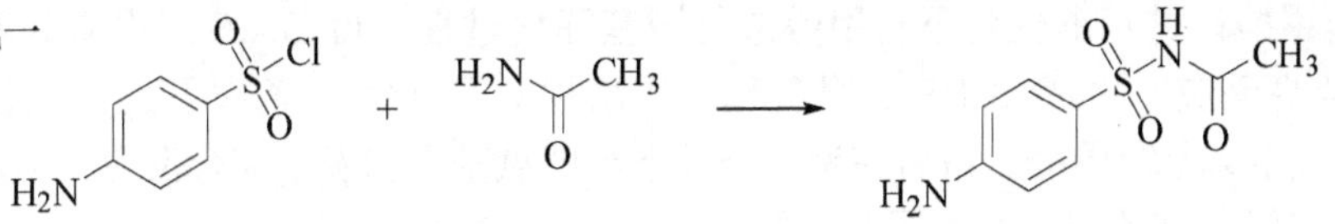

路线二

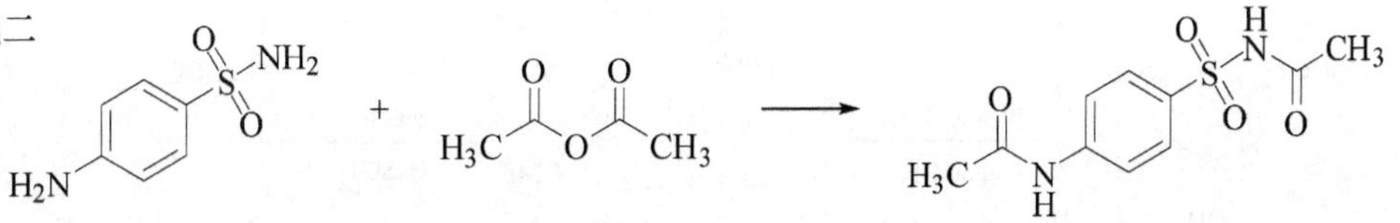

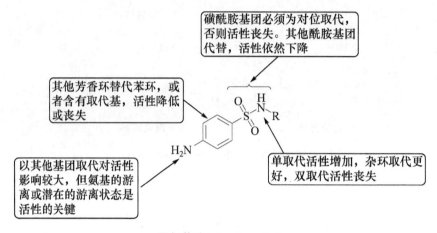

【构效关系】通过对大量磺胺类药物的结构与活性进行研究，总结出其活性与结构关系如下。

> 磺酰胺基团必须为对位取代，否则活性丧失。其他酰胺基团代替，活性依然下降

> 其他芳香环替代苯环，或者含有取代基，活性降低或丧失

> 以其他基团取代对活性影响较大，但氨基的游离或潜在的游离状态是活性的关键

> 单取代活性增加，杂环取代更好，双取代活性丧失

甲氧苄啶(trimethoprim)

【化学名】5-[(3,4,5-三甲氧基苯基)-甲基]-2,4-嘧啶二胺(5-[(3,4,5-trimethoxyphenyl)-methyl]-2,4-pyrimidine diamine)。别名甲氧苄胺嘧啶。

【理化性质】本品为白色或类白色结晶性粉末，无臭。本品在三氯甲烷中略溶，在乙醇或丙酮中微溶，在水中几乎不溶；在冰醋酸中易溶。熔点为199～203℃。

甲氧苄啶中因具有嘧啶二胺基团而呈一定的弱酸性。

【合成】甲氧苄啶具有多种合成路线，其主要不同表现在嘧啶环的合成中，图 11-1 为一典型合成路径。以没食子酸为起始原料经过硫酸二甲酯，使三个酚羟基实现甲基化，得到三甲氧基苯甲酸；并在酸催化下与甲醇进行羧基酯化过程，得 3,4,5-三甲氧基苯甲酸酯；再与水合肼反应，生成 3,4,5-三甲氧基苯甲酰肼；再于碱性条件下经铁氰化钾还原，得 3,4,5-三甲氧基苯甲醛；最后在碱性条件下与甲氧基丙腈发生缩合反应，生成β-甲氧基-α-(3,4,5-三甲氧基苯甲叉基)-丙腈，进一步与胍环合得到甲氧苄啶。

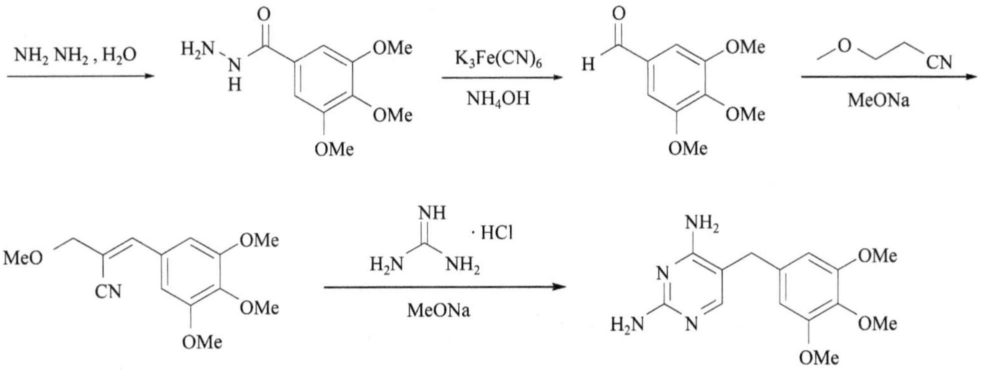

图 11-1　甲氧苄啶的合成路径

【作用】甲氧苄啶与磺胺甲噁唑合用组成复方新诺明，广泛用于治疗呼吸道感染、菌痢及泌尿道感染等。甲氧苄啶除与磺胺类药物合用外，还可增强多种抗生素的抗菌作用，一般不单独使用，易引起细菌的耐药性。

第二节　喹诺酮类抗菌药物

喹诺酮类抗菌药物普遍具有芳环并吡啶酮酸的结构，习惯上将吡啶酮结构称为 A 环，并合的另一芳环称为 B 环。B 环常见为苯环、吡啶环、嘧啶环。根据 B 环的不同，该类药物按结构分为喹啉羧酸类、萘啶酸类、吡啶并嘧啶羧酸类。但结构分类与药物活性无显著关系，较少使用。

喹诺酮类抗菌药共同的结构特点：具有较为保守的 A 环，同时含有 3 位羧基及 4 位羰基。而 B 环往往具有多种取代，取代基的不同对药效有显著影响(图 11-2)。

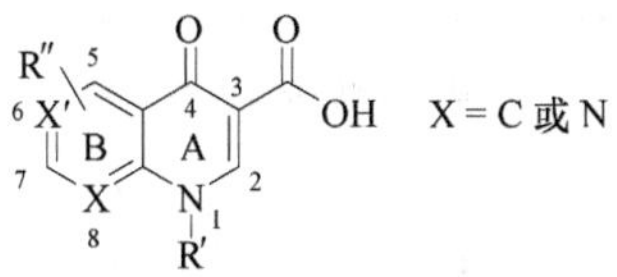

图 11-2　喹诺酮类抗菌药的结构式

喹诺酮类药物的抗菌作用机制是抑制细菌 DNA 回旋酶(gyrase，在哺乳动物体内相应的酶被称为拓扑异构酶Ⅱ)及拓扑异构酶Ⅳ(topoisomerase Ⅳ，相当于拓扑异构酶Ⅱ的ⅡA 亚族)的活性，使细菌环状 DNA 的超螺旋合成受阻，导致与该过程相关的染色体复制及基因转录受阻。喹诺酮类抗菌结构中的不同部位分别与 DNA 回旋酶-DNA 复合物上的不同位点通过氢键相互作用，其可能的结合位点如图 11-3 所示，使 DNA 回旋酶活性丧失，细菌 DNA 超螺旋合成受阻。由于在哺乳动物真核细胞中不含有 DNA 回旋酶，只含有概念及机制上相似的拓扑异构酶Ⅱ，因此喹诺酮类药物对细菌的选择性高，而对人体的不良反应少。

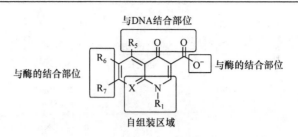

图 11-3 喹诺酮类药物的各结合位点

知识链接

　　DNA 的形状与拓扑异构酶： 人类细胞核内有 46 条染色体，每一条染色体都含有一个大约 4cm 长的 DNA 双链分子。如果把一个细胞中的所有 DNA 分子头尾相连，总长将接近 2m，而细胞核的直径仅有 5μm，如何将如此大量的 DNA 装入其中呢？单链 DNA 分子需要通过高度的缠绕及组装，并在组蛋白及染色质支架等的参与下最终形成仅有 1400nm 大小的细胞间期染色体，从而实现 DNA 在细胞核内的装载。而这些组装缠绕过程离不开一类称为 DNA 拓扑异构酶的物质，它们能使 DNA 从一种拓扑异构体转化成另一种拓扑异构体，具体催化过程涉及 DNA 链的断裂和再结合。

　　拓扑异构酶可分为两类，拓扑异构酶 I，用于催化 DNA 链的断裂和重新连接，但每次只作用于一条链；以及拓扑异构酶 II，能同时断裂并连接双股 DNA 链，每种类型均具有多种亚型，实现不同的解旋和促旋过程。另外，拓扑异构酶在基因转录，DNA 复制等过程中也发挥重要作用。

　　当拓扑异构酶 II 作用于环状 DNA 时（在细菌中称为质粒）又被称为 DNA 回旋酶。

诺氟沙星(norfloxacin)

【化学名】1-乙基-6-氟-4-氧代-1,4-二氢-(1-哌嗪基)-3-喹啉羧酸（1-ethyl-6-fluoro-4-oxo-1,4-dihydro-(1-piperazin)-3-quinoline carboxylic acid），别名氟哌酸。

【理化性质】本品为类白色至淡黄色结晶粉末；无臭，味微苦；有引湿性。本品在二甲基甲酰胺中略溶，在水或乙醇中极微溶解；本品熔点为 218～224℃。

　　诺氟沙星母核为喹啉环，3 位酸性羧基，以及 7 位碱性哌嗪基的存在，使该结构具有酸碱两性，因此在乙酸、盐酸或氢氧化钠溶液中均易溶。分子结构中含有三个氮原子，分别为喹啉环 1 位氮原子，以及哌嗪环上 1 位和 4 位氮原子，前两个氮原子上孤对电子由于参与到相邻π电子的共轭，碱性较弱，因此诺氟沙星的碱性主要体现在哌嗪环上4位的仲氮原子上。

　　喹诺酮结构中3位羧基与4位羰基组成了β-酮酸结构，羰基氧上的孤对电子，使该类药物能与多种过渡金属配位。

　　诺氟沙星室温下相对稳定，但在光照及加热条件下易分解。光照条件下，7位哌嗪环易发生开环，生成的芳胺结构易于进一步氧化变质，致使产品颜色变深。另外，由于4位吸电子羰基的存在，在加热条件下，喹诺酮类药物易发生3脱羧反应。

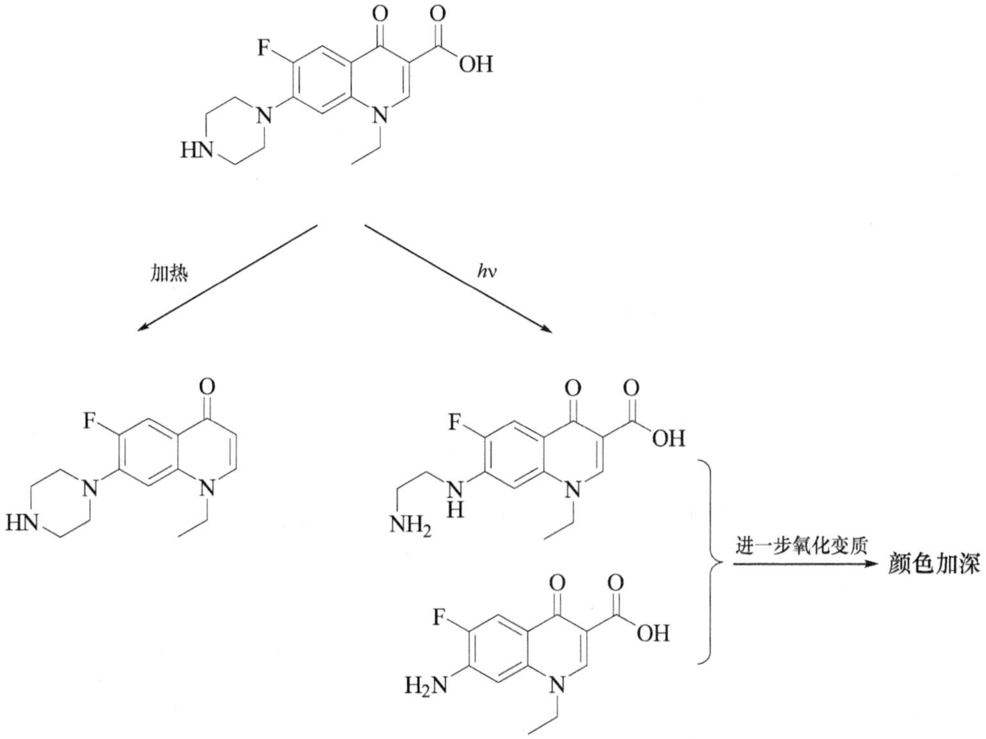

加热　　　　　　　　　hv

进一步氧化变质 → 颜色加深

【代谢】诺氟沙星口服1～2h，血药浓度达峰值，半衰期4h，需8～12h间隔给药。诺氟沙星可以较好地进入泌尿生殖系统。约 30%以原药形式从尿液排出，其代谢产物是 3 位羧基和葡糖醛酸的结合物，同时也可发生哌嗪环上顶端氮原子氧化及哌嗪开环等反应。

【合成】诺氟沙星的合成国内外通常以 3-氯-4-氟苯胺为起始原料，与乙氧甲叉丙二酸二乙酯(EMME)缩合，经高温环化形成喹啉环，再进行乙基化，水解，最后与无水哌嗪缩合制得。就合成工艺而言，最后一步喹啉环与哌嗪缩合反应中，会发生 6 位氟原子与 7 位氯原子竞争置换，副产物可达25%，给产物的分离纯化带来困难。现有的工业方法是先将水解后的中间体转化为硼螯合物，利用 4 位羰基氧的 P 电子向硼原子的空轨道转移的特性，增加羰基的诱导效应，活化 7 位氯原子同时钝化 6 位氟原子，从而选择性地提高 7 位哌嗪化的选择性。

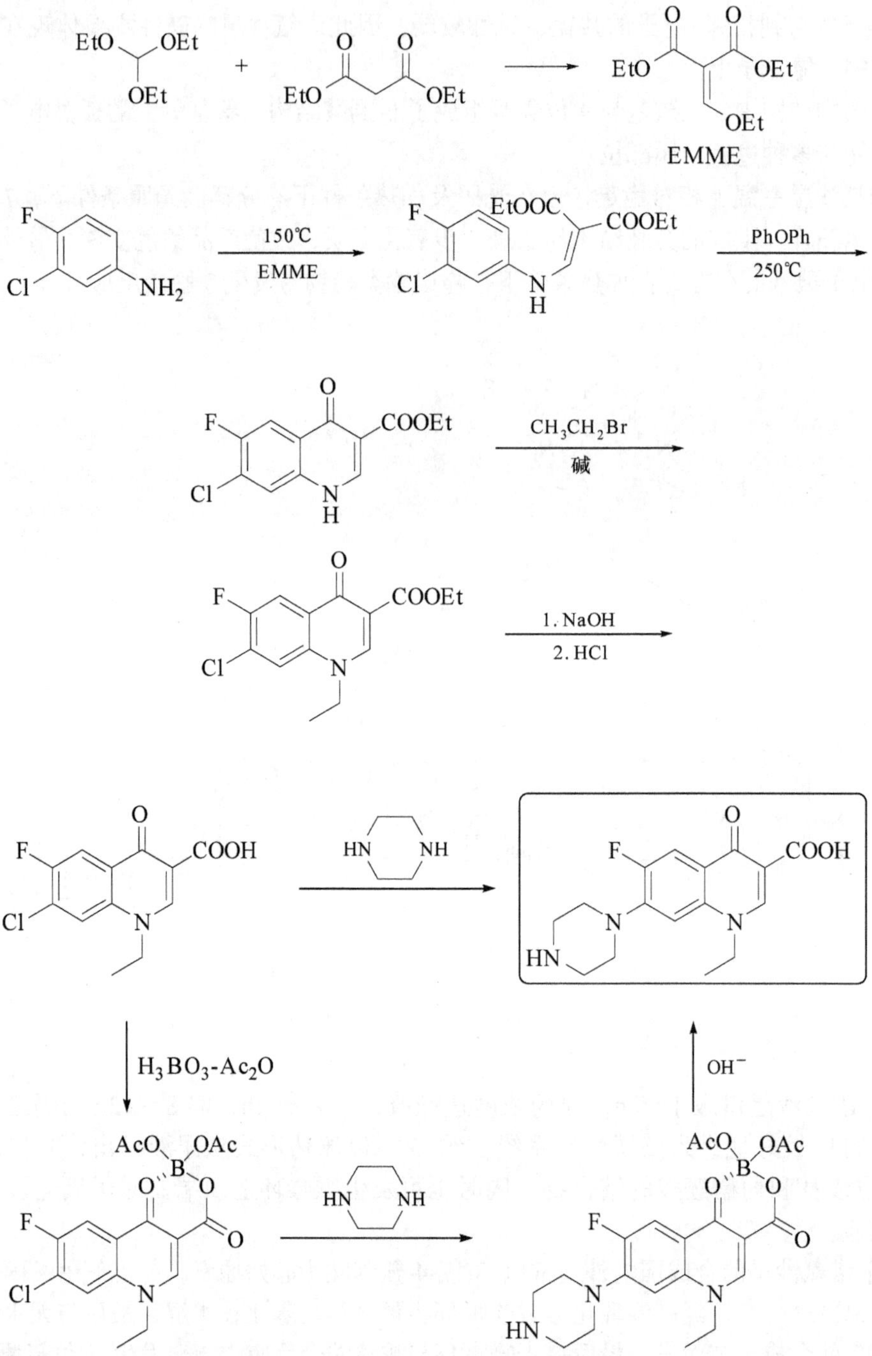

EtO OEt OEt

$+$

EtO OEt

$\longrightarrow$

EtO OEt OEt

EMME

150℃
EMME

PhOPh
250℃

F Cl NH$_2$

F Cl NH EtOOC COOEt

CH$_3$CH$_2$Br
碱

F Cl COOEt N H O

1. NaOH
2. HCl

F Cl COOEt N O

HN NH

F Cl COOH N O

H$_3$BO$_3$-Ac$_2$O

OH$^-$

F COOH N O HN N

AcO OAc B O O

F Cl O N O

HN NH

AcO OAc B O O

F O N O HN N

【作用】本品为第三代喹诺酮类药物，具有抗菌谱广、作用强等特点，尤其对革兰氏阴性菌如绿脓杆菌、大肠埃希菌、变形杆菌属、沙门菌属等有较强抑制作用，其活性比庆大霉素强；对金黄色葡萄球菌的作用也较庆大霉素强。本品口服吸收迅速，但在脑组织中浓度低。主要用于治疗敏感菌所致的尿路、肠道及呼吸道感染。

环丙沙星(ciprofloxacin)

【化学名】1-环丙基-6-氟-4-氧代-1,4-二氢-(1-哌嗪基)-3-喹啉羧酸[1-cyclopropyl-6-fluoro-4-oxo-1,4-dihydro-(piperazin-1-yl)-3-quinolinecarboxylic acid]，别名环丙氟哌酸。

【理化性质】本品为白色至微黄色结晶性粉末；几乎无臭，味苦。本品在乙酸中溶解，在乙醇和三氯甲烷中极微溶解，在水中几乎不溶解。

【合成】环丙沙星与诺氟沙星结构仅在 1 位取代基不同，但其合成路线却有显著区别。

环丙沙星的合成主要有两条路线，区别主要体现在重要中间体β-酮酸酯(B)结构的不同合成方法。路线均以2,4-二氯氟苯(A)为起始原料，先经傅克酰基化过程在氟原子间位引入乙酰基得到取代苯乙酮结构，该结构可以通过不同方法得到重要中间体β-酮酸酯。路线一：先通过次氯酸氧化成苯甲酸结构，再经二氯亚砜活化得取代苯甲酰氯，进一步与丙二酸二乙酯在碱性条件下缩合，再在酸性条件下脱羧得重要中间体β-酮酸酯。路线二：直接在强碱作用下与碳酸二乙酯缩合而得，现在工业上多以第二种路线为主。
β-酮酸酯经由原甲酸三乙酯的缩合过程得乙氧甲叉β-酮酸酯，再与环丙烷胺反应得环丙氨基甲叉β-酮酸酯，最后通过碱性条件下闭环，3 位酯基水解得环丙沙星结构。

【构效关系】通过对大量喹诺酮类药物进行研究，其构效关系总结如下。

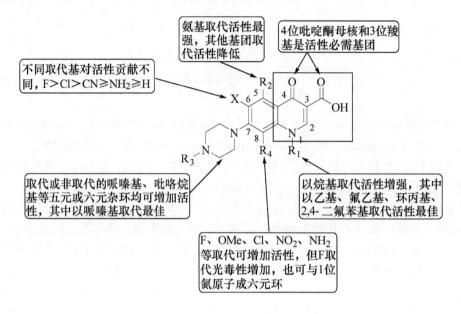

第三节 抗结核药物

抗结核药物根据化学结构分为合成抗结核药物和抗结核抗生素。抗结核抗生素主要包括大环内酰胺类如利福平、利福定、利福喷汀等，氨基糖苷类如链霉素、卡那霉素，以及其他类抗生素如环丝酰胺、紫霉素、卷曲霉素等。常见抗结核药物如图 11-4 所示。

异烟肼
(isoniazid)

乙胺丁醇
(ethambutol)

吡嗪酰胺
(pyrazinamide)

乙硫酰胺
(ethionamide)

对氨基水杨酸
(p-aminosalicylic acid)

环丝氨酸
(cycloserine)

卷曲霉素
(capreomycin)
R= OH 或 H

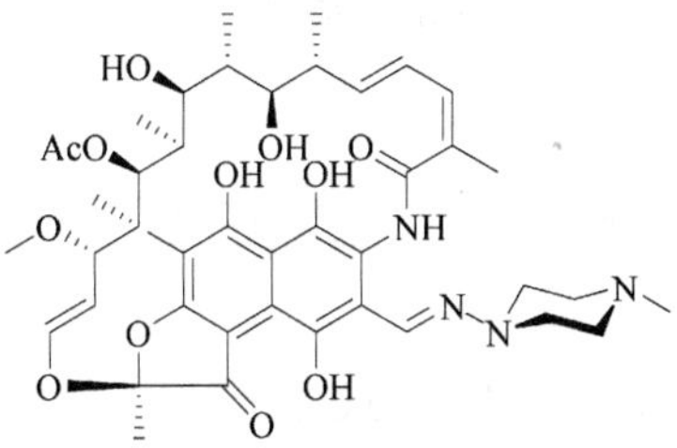

利福平
(rifampin)

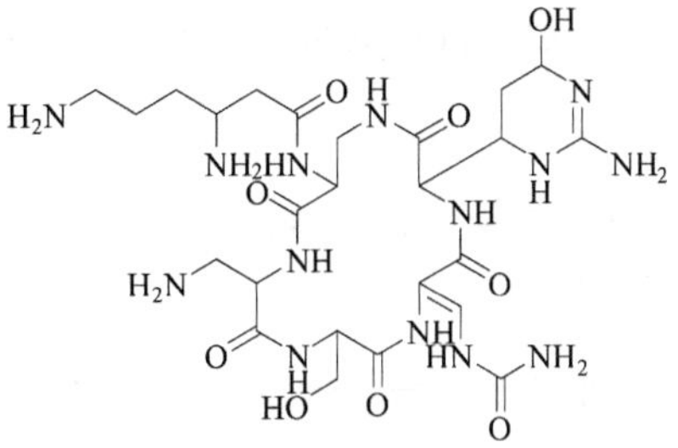

紫霉素
(viomycin)

图 11-4 常见抗结核药物

异烟肼(isoniazid)

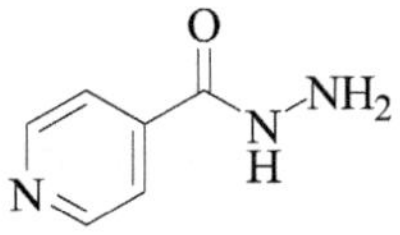

【化学名】4-吡啶甲酰肼(4-pyridinecarboxylic acid hydrazide)，别名雷米封(rimifon)。

【理化性质】本品为无色结晶，白色或类白色的结晶性粉末；无臭，味微甜后苦；遇光渐变质。本品在水中易溶，在乙醇中微溶，在乙醚中极微溶。本品熔点为170～173℃。

异烟肼结构中含有肼基，使其表现出特殊的化学反应性质，可以与羰基化合物缩合成腙，同时肼基还具有还原性。另外，酰肼基的存在使本品还具有水解性及与金属离子配位显色的能力。

本品与香草醛缩合生成黄色的异烟腙，具有固定的熔点(228～231℃)，可用于鉴别。

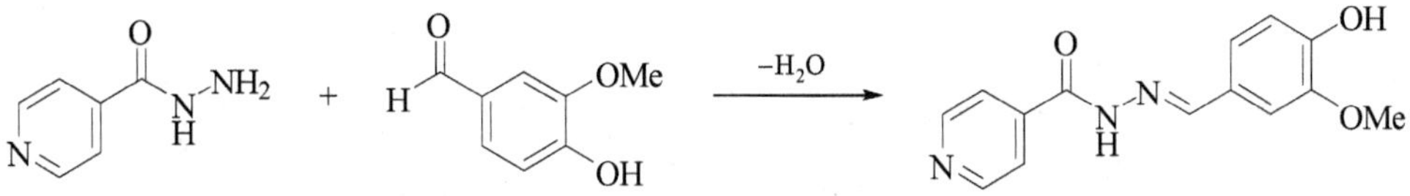

香草醛   异烟腙

本品具有还原性，可与硝酸银氨试液反应，发生银镜反应，另外还可以被溴酸钾氧化，反应过程中异烟肼转化为异烟酸和氮气，通过实验现象可以用于鉴别。反应过程如下。

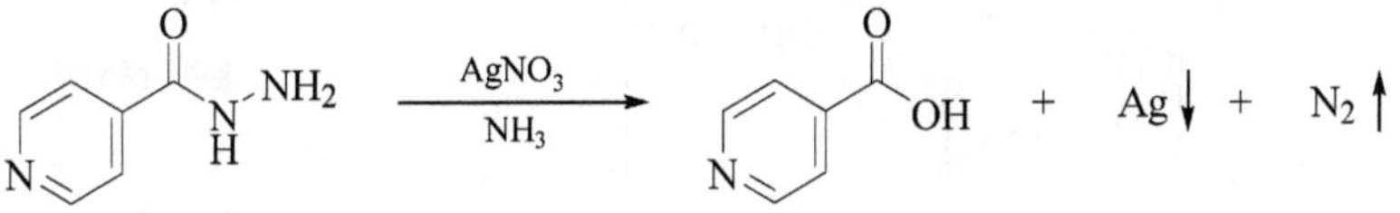

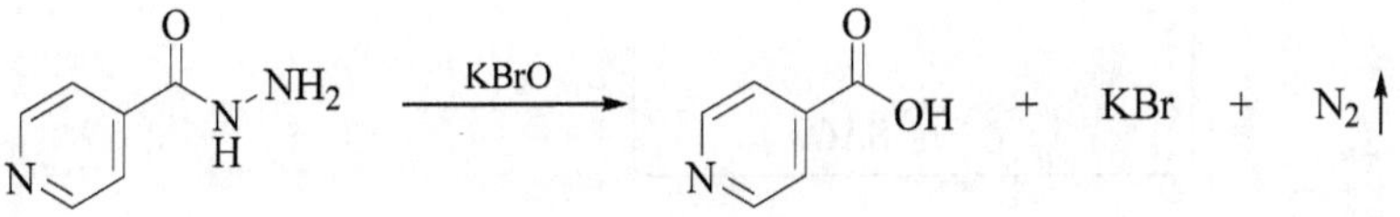

本品在酸性或碱性条件下，可水解生成异烟酸和肼。光、温度、过渡金属离子均使反应易于发生。生成的游离肼毒性大，因此变质后的异烟肼不可再供药用。

异烟肼结构中的羰基和氨基具有电负性及孤对电子，与过渡金属络合后可形成稳定的五元环结构，该特性使其易于与金属离子络合生成有色螯合物，因此异烟肼在使用储存时应避免与金属器皿接触。可能生成的螯合结构如下。

【作用机制】 异烟肼的作用机制比较复杂，目前关于靶标尚无定论。目前普遍认为异烟肼是前体药物，通过被动扩散进入结核分枝杆菌菌体，在菌体内被 *KatG* 基因编码的过氧化氢-过氧化物酶（catalase/peroxidase，KatG）激活生成异烟酰自由基，继而与 $NAD^+/NADH$ 偶合形成 INH-NADH 加合物。加合物首先抑制脂肪酸合成酶系统 II 中由 *InhA* 基因编码的、依赖 NADH 的 ACP 还原酶（enoyl acyl-carrier protein reductase，InhA）的活性，进而破坏细胞壁关键组分分枝菌酸的合成，最终使细菌的耐酸性丧失并死亡。

INH-NADH

【代谢】异烟肼通常空腹食用，口服吸收迅速，蛋白质结合率低，易通过血脑屏障。在乙酰化酶的作用下代谢生成几乎无活性的 *N*-乙酰异烟肼。*N*-乙酰异烟肼的进一步水解产物是异烟酸和乙酰肼，一般被认为是产生肝毒性的主要原因。另外，异烟肼还可通过水解代谢成异烟酸和肼，同时异烟酸也可与甘氨酸或谷氨酸作用并生成代谢结合物。

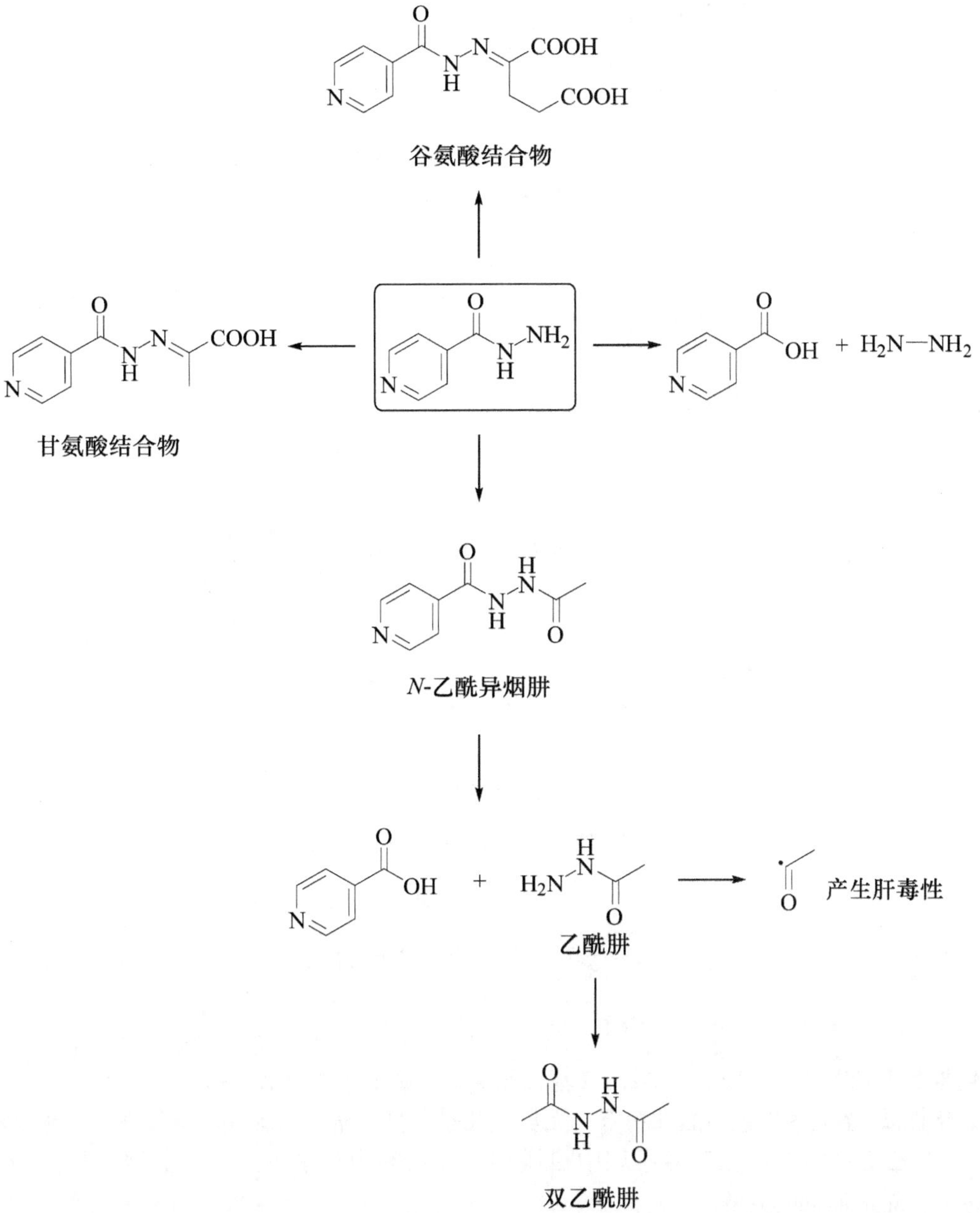

谷氨酸结合物

甘氨酸结合物

N-乙酰异烟肼

乙酰肼

产生肝毒性

双乙酰肼

【合成】本品的合成以对甲基吡啶为起始原料，可通过各种方法将其氧化成 4-甲基羧酸，再与肼缩合制得。常用的氧化剂有高锰酸钾、硝酸、次氯酸钠及金属钒催化下的空气氧化。代表性的合成路线如下。

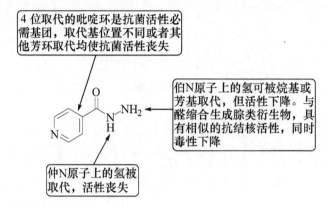

【构效关系】 以异烟肼为先导化合物，通过对其进行结构改造并研究构效关系，结果如下。

4位取代的吡啶环是抗菌活性必需基团，取代基位置不同或者其他芳环取代均使抗菌活性丧失

伯N原子上的氢可被烷基或芳基取代，但活性下降。与醛缩合生成腙类衍生物，具有相似的抗结核活性，同时毒性下降

仲N原子上的氢被取代，活性丧失

一些含有腙类结构的异烟肼衍生物，总结如下。

异烟腙   葡烟腙

丙酮酸异烟腙钙

盐酸乙胺丁醇(ethambutol hydrochloride)

【化学名】 (2S,2'S)-(+)2,2'-(1,2-乙二基二亚氨基)-双-1-丁醇二盐酸盐。

【理化性质】 本品为白色结晶性粉末；无臭或几乎无臭；略有引湿性。本品在水中极易溶解，在乙醇中略溶，在三氯甲烷中极微溶，在乙醚中几乎不溶。本品熔点为 199～204℃，熔融时同时分解。

分子具有对称结构，具有两个手性中心，有三种旋光异构体，分别为右旋体、左旋体、内消旋体。药用为右旋体，右旋体活性为内消旋体的16倍，为左旋体的200～500倍。

由于分子结构中含有两个提供孤对电子的氨基易于与金属离子螯合。本品的水溶液

加硫酸铜试液,在氢氧化钠存在下,生成深蓝色络合物。

【作用机制】本品为合成的抑菌抗结核药,其作用机制仍有待探讨,一种机制认为通过抑制阿拉伯糖转移酶的活性从而影响细胞壁的合成;另一种机制认为本品通过渗入分枝杆菌体内干扰 RNA 合成,从而抑制细菌的繁殖。

【代谢】本品在体内主要以原药形式排出体外,部分在肝脏发生氧化代谢使分子结构中的伯羟基氧化成醛或酸,再经肾小球滤过和肾小管分泌排出。

【合成】本品的合成是以光学活性的(+)-2-氨基丁醇为原料,与 1,2-二氯乙烷在碱性条件下发生氨基的烷基化过程,最终与盐酸成盐制得。

第四节 抗真菌药物

临床上使用的抗真菌药物可分为抗真菌抗生素、合成抗真菌药。抗真菌抗生素主要包括多烯类和非多烯类。多烯类抗生素包括两性霉素 B(amphotericin B)、制霉菌素 A1(nystatin A1)、那他霉素(natamycin)、曲古霉素(hachimycin)、哈霉素(hamycin)及非多烯类的灰黄霉素(griseofulvin)、西卡宁(siccanin)等。多烯类抗生素是第一类能有效对抗深部真菌感染的药物,而非多烯类抗生素主要对浅表真菌感染有效。合成抗真菌药包括唑类及其他类,唑类抗真菌药的发现始于 20 世纪 60 年代末,首批上市的药物克霉唑(clotrimazole)及咪康唑(miconazole),表现出很好的深部抗真菌活性,之后大量的唑类化合物被设计合成,按结构又可进一步细分为咪唑类和三氮唑类。更为成功的代表性药物有酮康唑(ketoconazole)、氟康唑(fluconazole)、伊曲康唑(itraconazole)、伏立康唑

（voriconazole）、泊沙康唑（posaconazole）等（图 11-5）。

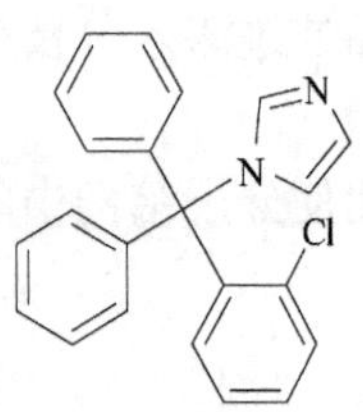

克霉唑 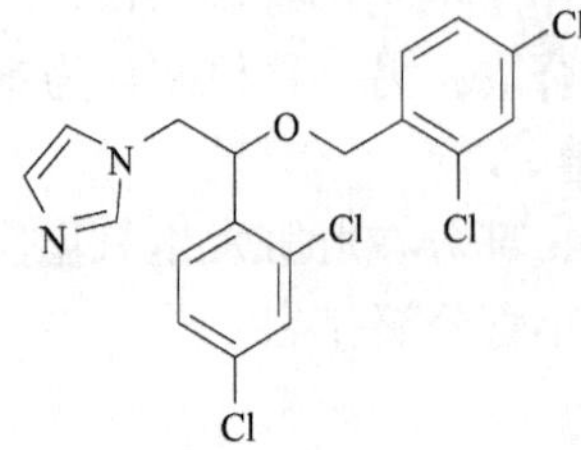　　　　　　咪康唑 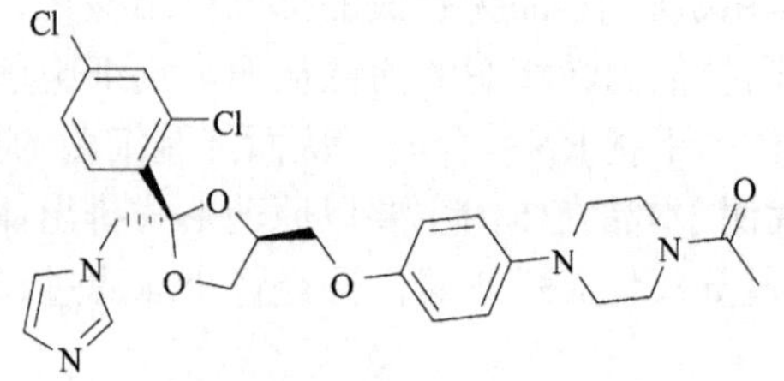　　　　　　酮康唑

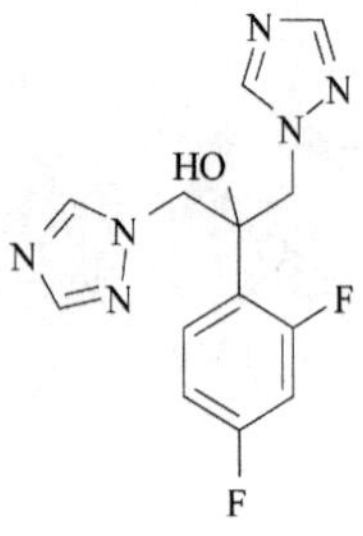

氟康唑 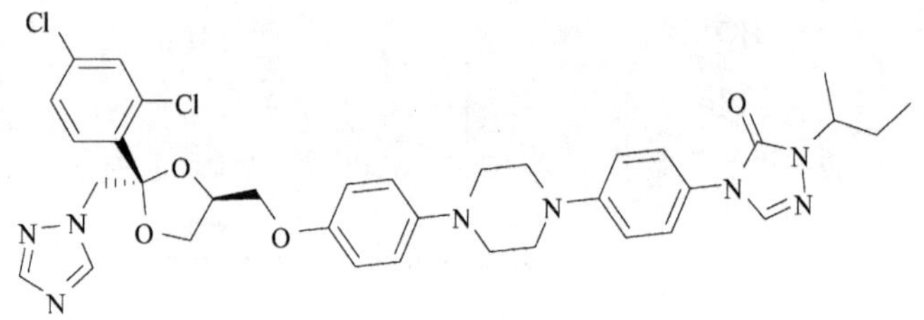　　　　　　　　　　　伊曲康唑

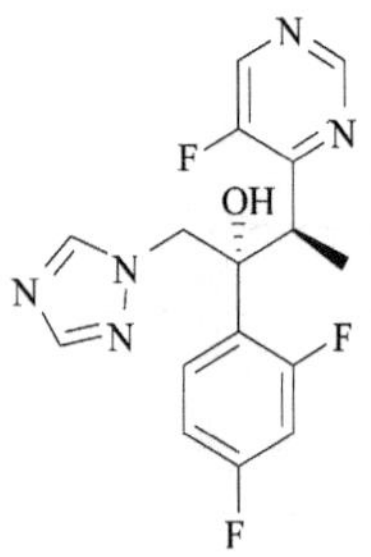

伏立康唑 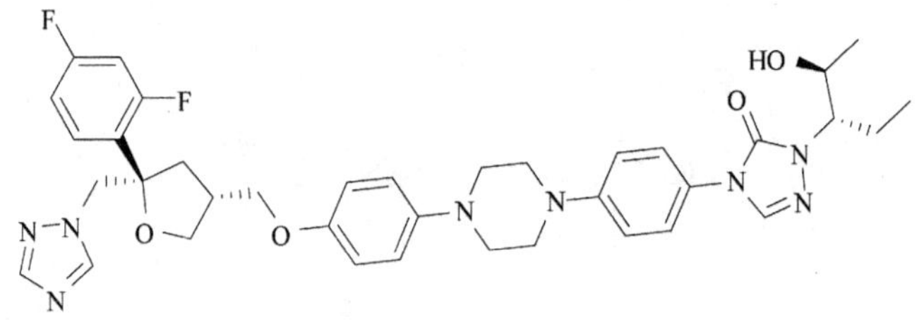　　　　　　　　　泊沙康唑

图 11-5　常用抗真菌药

氟康唑(fluconazole)

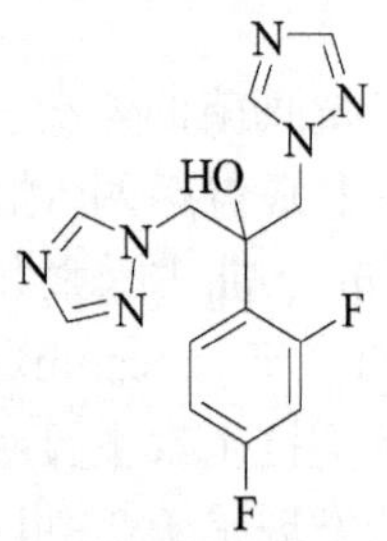

【化学名】α-(2,4-二氟苯基)-α-(1H-1,2,4-三氮唑-1-基甲基)-1H-1,2,4-三氮唑-1-基乙醇[α-(2,4-difluorophenyl)-α-(1H-1,2,4-triazol-1-ylmethyl)-1H-1,2,4-triazole-1-ethanol]。

【理化性质】本品为白色或类白色结晶或结晶性粉末；无臭或微带特异臭。本品在甲醇中易溶，在乙醇中溶解，在二氯甲烷、水或乙酸中微溶，在乙醚中不溶。本品熔点为 137～141℃。

【作用机制】 甾醇是构成真菌和哺乳动物细胞膜的重要成分，同时对细胞膜上酶和离子转运蛋白的功能执行起着重要作用。真菌细胞膜的主要成分麦角甾醇是由无生物活性的羊毛甾醇通过真菌的细胞色素 P450 酶催化生成。氟康唑对该酶有高度的选择性，三氮唑环的氮原子与血红蛋白铁原子形成配位键，竞争抑制酶的活性，从而抑制必要甾醇的合成，导致膜的渗透性改变，发生泄漏，并使膜中蛋白质的功能失常，从而起到抑制真菌的作用。

【代谢】 氟康唑在尿中大量以原型排泄，胃酸并不影响它的吸收。氟康唑口服吸收可达90%，服药 1h 血药浓度达到峰值，蛋白质结合率低，在体内分布广，可渗入脑脊液中。

【合成】 氟康唑的合成路线有许多，具有代表性的路线有以下两条。

路线一：以 2,4-二氟溴苯为原料，通过格氏反应再与 1,3-二氯丙酮反应，生成苯环苄基位置含有羟基的卤代烃中间体，再在碱性条件下与三氮唑反应生成氟康唑。

路线二：以 1-氯甲基-1*H*-1,2,4-三唑为原料，通过格氏反应再与 2,4-二氟苯甲酸反应即可直接得到氟康唑。

【构效关系】 唑类抗真菌药物按其化学结构可分为咪唑类和三氮唑类，大量的构效关系研究表明它们具有相同的结构通式。

三氮唑类化合物(X = N)的活性优于咪唑化合物(X = CH)

R_1、R_2上取代基结构类型可以有较大变化。R_1、R_2可以共同形成取代二氧戊环结构，也可为相对独立的结构，常见有羟基或氢原子

氮唑环是活性必需基团，特别是咪唑环的3位氮原子或三唑环的4位氮原子。被其他芳香环取代时活性丧失

如果化合物具有手性，对应异构体活性差异明显

氮唑的取代基必须与氮杂环的1位上的氮原子相连

Ar基团上取代基中苯环的2,4位有一定的体积和电负性取代基，如F、Cl，可增加抗真菌活性

【知识要点】

1. 磺胺类药物的作用机制。

2. 抗代谢理论。

3. 磺胺增效剂的结构、作用机制、代表药物。

4. 喹诺酮类药物的化学结构特征，代表药物作用机制。

5. 抗结核药物的分类。

6. 抗结核抗生素、合成抗结核药物的代表药物及作用机制。

7. 抗真菌药物的结构、药效特点、代表药物、作用机制。

【目标训练】

1. 简述喹诺酮类药物的构效关系。

2. 怎样才能解决喹诺酮类药物对中枢的毒副作用。

3. 简述磺胺类药物的作用机制及其对药物化学发展起到的贡献。

4. 何为代谢拮抗原理？举例说明这一原理在新药研究中的应用。

5. 试述磺胺甲基噁唑和甲氧苄啶的合用原理。

6. 简述恶唑烷酮类药物的作用机制。

7. 根据氟康唑的结构特点设计出两条以上氟康唑合成路线。

8. 按作用机制可以把真菌药物分成几类？

【能力训练】

1. 67岁的王某从外地旅游回来，因腹泻医生为其开了每日2片的环丙沙星(12片装，500mg)处方，从王某的用药纪录发现她正在进行雌激素治疗，并为防治骨质疏松同时服用补钙制剂。你应该为王某提供何种注意事项？并解释原因。

2. 某药师为一患有细菌性上呼吸道感染的患者开了环丙沙星口服制剂，用药3d后患者回访，感觉病情未见好转，经药师询问得知该患者在服药期间同时还服用葡萄糖酸钙口服药物，导致疗效下降。试问导致药物抗菌活性下降的原因是什么？从结构角度分析何种药物还具有类似用药问题？

3. 你与医生讨论一位 37 岁的女性艾滋病患者张某的用药治疗情况。她已经患有全身性的念珠菌病，医生希望使用口服抗真菌药酮康唑来治疗。像许多艾滋病患者一样，张某的胃酸缺乏，胃内的 pH 大约为 4.4。

酮康唑
(ketoconazole)

(1) 酮康唑有两个 pK_a 值(2.9 与 6.4)，分别代表酮康唑结构中哪个官能团？

(2) 在正常胃液 pH 1.5 的条件下，这种药物的预期溶解性如何？你认为患有胃酸缺乏症的张某如何影响这种抗菌药物的生物利用度？

（廉明明）

第十二章 　抗 生 素

【学习目标】

1. 掌握青霉素的理化性质及其在各种条件下的分解产物；掌握青霉素钠、阿莫西林、氨苄西林、哌拉西林、头孢氨苄和头孢噻肟钠的结构、理化性质及临床应用；掌握氯霉素的结构、理化性质、合成及临床应用。

2. 熟悉β-内酰类胺抗生素的结构特点、分类及构效关系；熟悉天然四环素类抗生素的理化性质；熟悉苯唑西林钠、克拉维酸钾及氨曲南、多西环素、米诺环素的结构及用途。熟悉红霉素的理化性质及半合成红霉素衍生物的结构改造方法；熟悉红霉素、罗红霉素、阿奇霉素、克拉霉素及泰利霉素的作用特点。

3. 了解半合成青霉素和头孢菌素的结构改造方法及一般合成方法；了解氨基糖苷类抗生素的结构特点、临床应用及毒副作用；了解细菌对氨基糖苷类抗生素产生耐药的主要原因及半合成氨基糖苷类抗生素的结构改造方法；了解大环内酯类抗生素的结构特点及临床应用。

抗生素是微生物（包括细菌、放线菌和真菌等）的次级代谢产物，或与其代谢产物相似的合成物；很小剂量就对病原菌微生物有抑制或杀灭作用，同时不会对宿主产生严重的毒副作用。抗生素的来源可以是生物合成（微生物发酵），也可以是化学合成。天然来源的抗生素往往存在诸如化学稳定性差、抗菌活性底、抗菌谱窄、毒副作用大、交叉耐药及药代动力学等各方面的性质缺陷。而通过半合成或者全合成的方法，药物化学家已可以人为地对该类物质的性质进行调整，从而改进了天然抗生素的应用局限。

近年来，抗生素在抗肿瘤、抗病毒、抗原虫和寄生虫等领域也有较快发展，有些抗生素还可用作免疫抑制剂和植物生长调节剂。药物化学一般按抗生素的化学结构来分类，这有利于抗生素的化学特性、理化性质和稳定性的了解，从而为对其进行结构修饰和寻找新的半合成位点提供可能。抗生素按结构分类包括：β-内酰胺类（β-lactams）、大环内酯类（macrolides）、氨基糖苷类（aminoglycosides）、四环素类（tetracyclines）和氯霉素类（chloramphenicols）。

第一节　β-内酰胺类抗生素

β-内酰胺抗生素是指分子中含有一个四元环内酰胺结构的抗生素，该结构具有较大的分子张力，使其化学性质活泼，在发挥药效的时候可对细菌的酶进行酰化作用，最终抑制细菌生长。鉴于β-内酰胺环的不稳定特性，往往该结构还必须并有一个五元环或六元环，或者单环的时候具有一些可以稳定结构的取代基，从而提高四元内酰胺环的稳定性，β-内酰胺抗生素的基本母核有如下几类。

青霉烷　　青霉烯　　碳青霉烯　　氧青霉烯　　头孢烯　　单环β-内酰胺

习惯上按结构可将 β-内酰胺抗生素分为青霉素类（penicillins）、头孢菌素类（cephalosporins）及非经典的 β-内酰胺类。以前两者为例，青霉素类和头孢菌素类抗生素的结构如下。

青霉素类　　　　　　头孢菌素类

青霉素使用一段时间后，会导致抗菌作用下降，这主要是一些细菌对青霉素产生了耐药性，特别是金黄色葡萄球菌。

β-内酰胺类抗生素另一主要缺点为易引起过敏反应，特别是青霉素类抗生素，导致的过敏反应发生率较高。一般认为，β-内酰胺类抗生素的过敏原有外源性和内源性两种，外源性过敏原主要来自 β-内酰胺类抗生素在生物合成时，带入的残留蛋白多肽类杂质；内源性过敏源可能来自于生产、储藏和使用过程中，β-内酰胺环的不稳定，导致的开环聚合，生成可引起过敏反应的大分子青霉噻唑聚合物，并且聚合程度越高，过敏反应越强。

另外，青霉素类抗生素在临床使用中常发生交叉过敏反应，普遍认为青霉素中过敏源的主要抗原决定簇是青霉噻唑基，由于不同侧链的青霉素都能形成相同结构的抗原决定簇，因此青霉素类抗生素之间能发生强烈的交叉过敏反应。

头孢菌素与青霉素比较，过敏反应发生率较低，且彼此不引起交叉过敏反应。首先，因为头孢菌素类抗生素都为半合成抗生素，其合成过程涉及多步反应及提纯过程，致使发酵液中的蛋白多肽不易带入最终产物中。其次，β-内酰胺环开裂不能引起多分子聚合反应，原因可能为开环生成的噻嗪环上的氮原子由于邻位双键的存在，使氮原子不具备较强的碱性，不易与同时开环生成的羧基形成用于聚合的酯键，无法生成引发过敏反应的大分子结构。如有过敏反应发生，抗原决定簇一般也认为是由侧链 R 基团所决定，因此不易发生交叉过敏反应。

一、青霉素类

天然青霉素是利用青霉菌株(*Penicillium notatum*)，在淀粉、糖、玉米浆、黄豆饼及含硫、磷和微量金属的盐类培养基中生长繁殖，所得到的一类代谢产物。天然青霉素共有 7 种，其中以青霉素 G 作用最强，产量最高，具有临床应用价值。除此之外，青霉素类抗生素还包括半合成青霉素，通过人为的结构改造，从而获得稳定性更好或抗菌谱更广、耐酸、耐酶的青霉素。

> **知识链接**
>
> 1929 年英国医生 Fleming 首次发现青霉素有明显抑制革兰氏阳性菌的作用。1941 年开始青霉素 G 广泛应用于临床，1945 年 Brotzu 又发现了头孢菌素，这两类抗生素具有相同的关键化学结构，即 β-内酰胺(β-lactam)。20 世纪 60 年代起，一系列广谱、耐酸的半合成青霉素和头孢菌素不断被发明，使该类抗生素得到了飞速发展，成为临床上最为重要的一类抗菌药物。

青霉素钠(benzylpenicillin sodium)

【化学名】(2S,5R,6R)-3,3-二甲基-6-(2-苯乙酰氨基)-7-氧代-4-硫杂-1-氮杂双环[3.2.0]-庚烷-2-甲酸钠 (monosodium (2S,5R,6R)-3,3-dimethyl-6-[2-(phenylacetyl)amino]-7-oxo-4-thia-1-azabicyclo[3.2.0]-heptane-2-carboxylic acid)。又称为苄青霉素、青霉素 G。

【结构特征】青霉素的结构特征可以从两个角度分析：可以认为它由内酰胺环、四氢噻唑环及酰胺侧链组成，也可以看成由半胱氨酸(Cys)、缬氨酸(Val)及酰胺侧链组成。

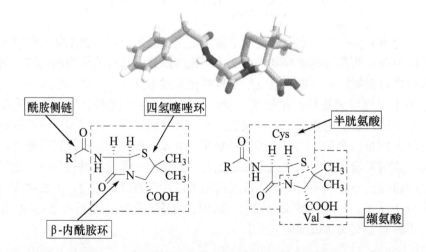

【理化性质】本品为白色结晶性粉末；无臭或微有特异性臭；有吸湿性；遇酸、碱或氧化剂等迅速失效。本品的不稳定性归因于 β-内酰胺环与氢化噻唑环均具有较大的环张力，另外 β-内酰胺环中羰基和氮原子的孤对电子不能共轭，也决定了该结构更易受到亲核性或亲电性试剂的进攻，进而使 β-内酰胺环破裂。

青霉素 G 在强酸或弱酸性条件下均不稳定，在强酸条件下或氯化汞的作用下，发生 β-内酰胺环水解，生成青霉酸，该结构中的饱和噻唑环还可进一步水解得青霉醛酸与青霉胺。青霉醛酸是一个醛基 α 位连有羧基的结构，由于醛基的吸电性易使其发生脱羧反应，释放出二氧化碳最终得青霉醛。

青霉素 G 在稀酸溶液中也不稳定，pH=4.0 室温条件下，酰胺侧链上的羰基氧原子可亲核进攻相邻的 β-内酰胺环，生成的中间体再经重排生成含有双环结构的青霉二酸，该结构中的二氢咪唑环及饱和噻唑环可先后发生水解而被破坏，最终得青霉醛酸及青霉胺。

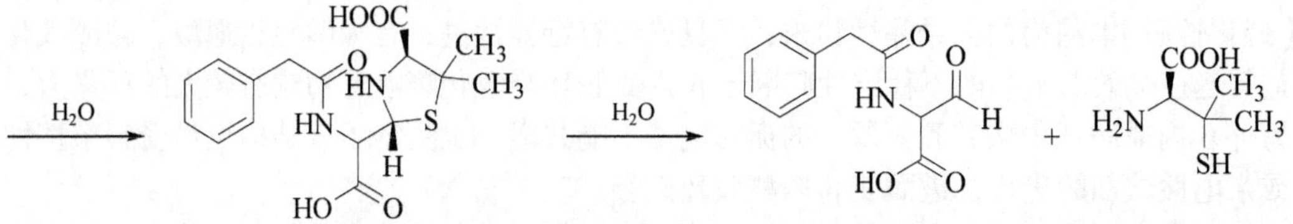

青霉酸   青霉醛酸   青霉胺

青霉素 G 在碱性条件下，或在某些酶的作用下同样发生分解，分解历程与强酸条件下类似，首先是 β-内酰胺环的开环，再经脱羧及饱和噻唑环的水解得青霉醛及青霉胺。

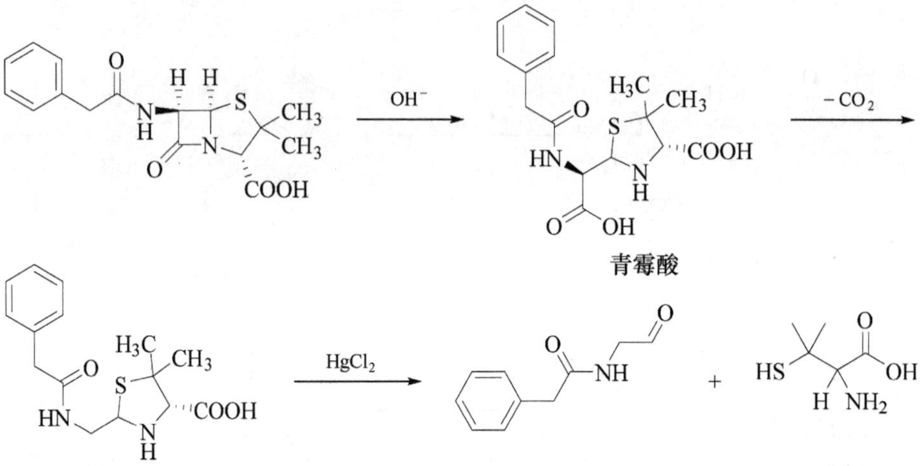

青霉酸

青霉噻唑酸   青霉醛   青霉胺

青霉素 G 遇到碱性更弱的有机胺，甚至是中性的醇时，同样也会引起 β-内酰胺环的开环，生成青霉酰胺或者青霉酸酯。

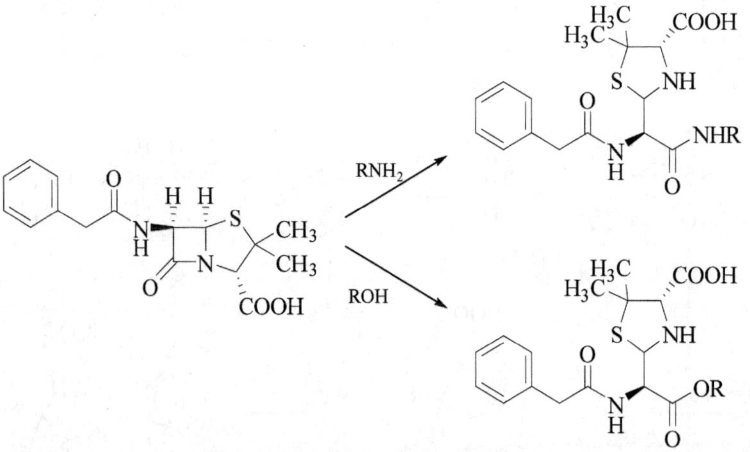

【代谢】青霉素 G 的钠盐或钾盐经注射给药后，能够被快速吸收，同时也很快以游离酸的形式经肾脏排出，为了延长药物在体内的作用时间，可将青霉素与丙磺舒合用，以降低青霉素的排泄速度。为减小青霉素对皮肤的刺激性，可将其与分子质量较大的胺制成

难溶性盐，如普鲁卡因青霉素、苄星青霉素。还可将青霉素的羧基酯化做成前药，可提高其生物利用度，减缓药物释放。

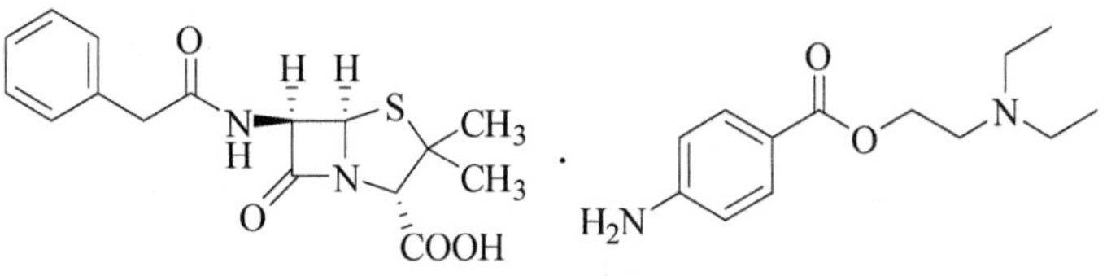

普鲁卡因青霉素

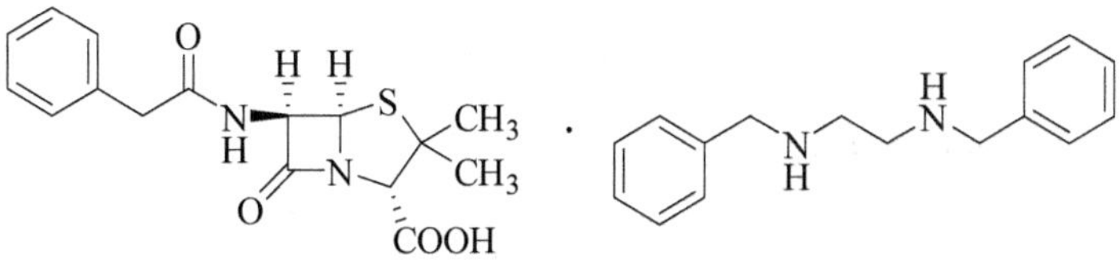

苄星青霉素

【作用】本品是第一个临床使用的抗生素，抗菌谱较窄，仅对革兰氏阳性菌及少数革兰氏阴性菌有较强的抗菌作用。临床上主要用于治疗链球菌、葡萄球菌等引起的全身或严重局部感染，也可与氨基糖苷类抗生素合用治疗草绿色链球菌心内膜炎。

【同类药物】青霉素 G 已经实现全合成，但其成本仍然无法与生物发酵相比，传统发酵方法是其主要来源。以发酵途径得到的天然青霉素至少还有 5 种，结构如下。

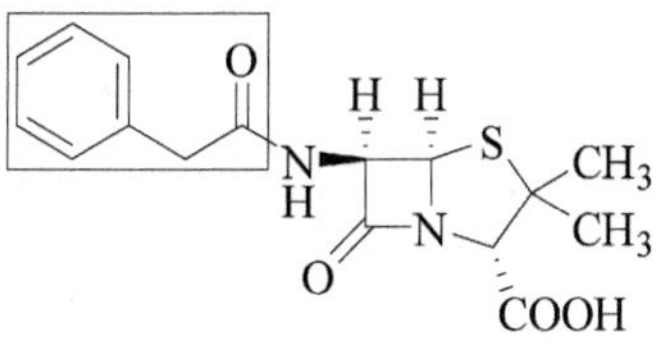

青霉素G

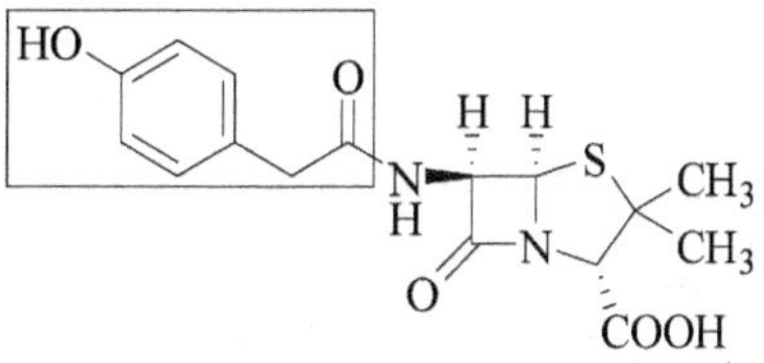

青霉素X

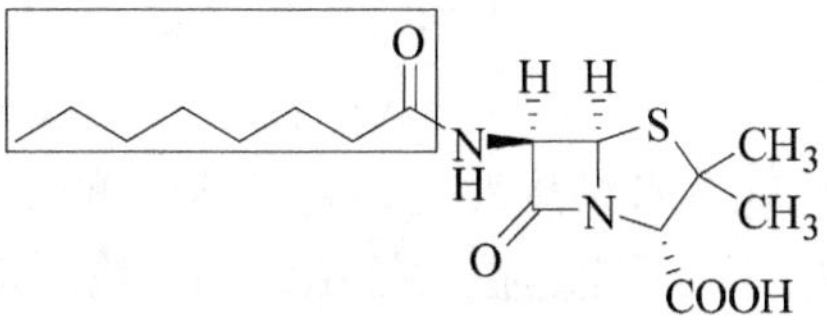

青霉素K

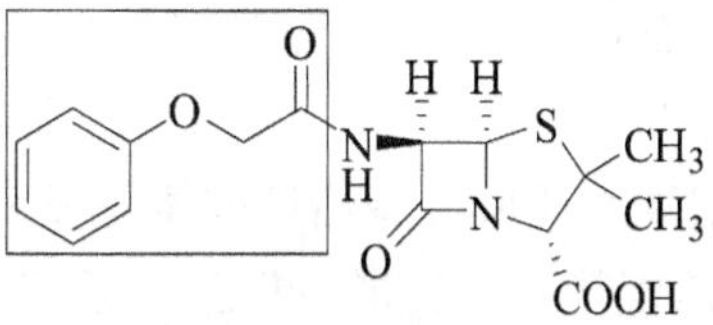

青霉素V

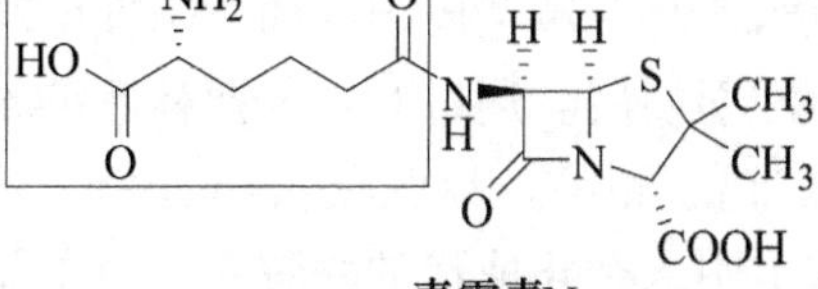

青霉素N

　　尽管青霉素 G 的抗菌活性、临床疗效及生物合成产量在天然青霉素中均是最理想的。但其他青霉素的发现，在耐酸、广谱等方面的特性，为青霉素结构改造提供了设计方向。

青霉素K体外抗菌活性强于青霉素G，但临床疗效不理想，该现象归因于其更不稳定的化学结构。青霉素V的化学稳定性则正好相反，不易被胃酸破坏，可供口服，口服吸收率达60%，血中浓度维持时间也较长。分析青霉素K、青霉素G、青霉素V的结构特点，仅为羰基α位取代基不同所致，并且电负性的差异与化合物稳定性相关，吸电性越强稳定性越好。结合青霉素G在烯酸溶液下的分解机制，认为α位吸电性取代将降低羰基参与开环反应活性。从而稳定性增加。

在此稳定结构特征的启发下，药物化学家在 C_6 位酰胺侧链的 α 位引入具有电负性的基团得到具有口服活性的半合成抗生素，如阿度西林（azidocillin）、非奈西林（pheneticillin）和丙匹西林（propicillin）。阿度西林较于青霉素在侧链上引入吸电子的叠氮基团，口服吸收效果明显改善，并且对流感嗜血杆菌活性更高，非奈西林和丙匹西林口服吸收良好，血药浓度高，持续时间长。

阿度西林   非奈西林   丙匹西林

从头孢菌发酵液中分离得到的青霉素N，同样为药物化学家优化青霉素结构、克服青霉素不足指明了方向。药理学研究表明，青霉素 N 对革兰氏阴性菌有较强的抑制作用，但对革兰氏阳性菌活性较青霉素 G 低，比较两者结构发现，青霉素 N 的 C_6 位侧链含有 D-α-氨基乙二酰胺，侧链上氨基或羧基的引入可能是扩大抗菌谱的结构因素。

例如，氨基的引入，在青霉素 G 侧链上引入 α-氨基得到临床上使用的第一个广谱青霉素——氨苄西林（ampicillin）。氨基的引入改变了整个分子的极性，使其容易透过细胞膜，扩大了抗菌谱。氨苄西林对革兰氏阳性菌及阴性菌均有较强抑制作用，但口服生物利用度低，临床上只能注射使用。通过对氨苄西林侧链苯环对位引入羟基得到了阿莫西林（amoxicillin），具有广谱、耐酸、口服吸收好的优点。在此结构基础上，进一步研究发现，在氨苄西林氨基上引入杂化取代的酰胺基，由于能迅速穿透多种革兰氏阳性菌的细胞膜，作用强而迅速，对铜绿假单胞菌作用更强，为抗菌谱更广的青霉素衍生物，如哌拉西林（piperacillin）、阿帕西林（apalcillin）和美洛西林（mezlocillin）。

又如酸性基团的引入，如青霉素 C_6 侧链上引入羧基、磺酸基同样得到抗菌谱扩大的半合成青霉素，如羧苄西林（carbenicillin）、磺苄西林（sulbenicillin），对革兰氏阳性菌及阴性菌均有抑制作用，并且对铜绿假单胞菌也有较强的抑制作用。

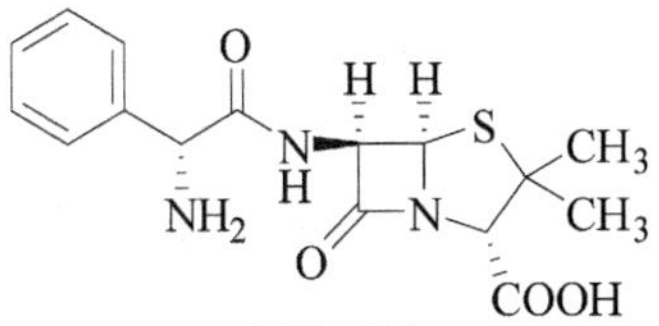

氨苄西林

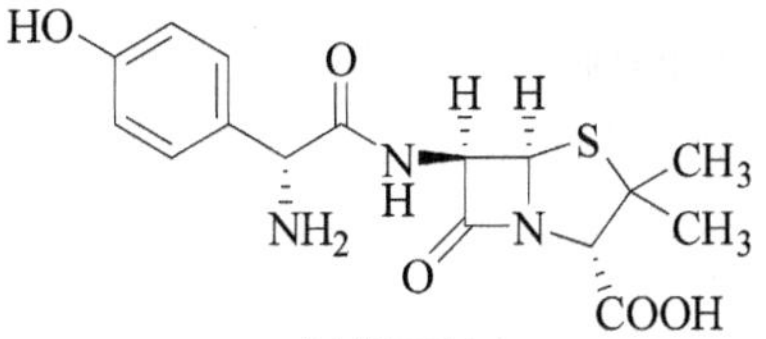

阿莫西林

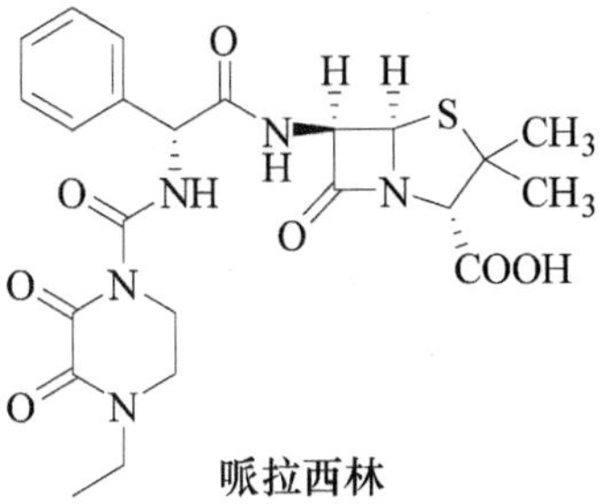

哌拉西林

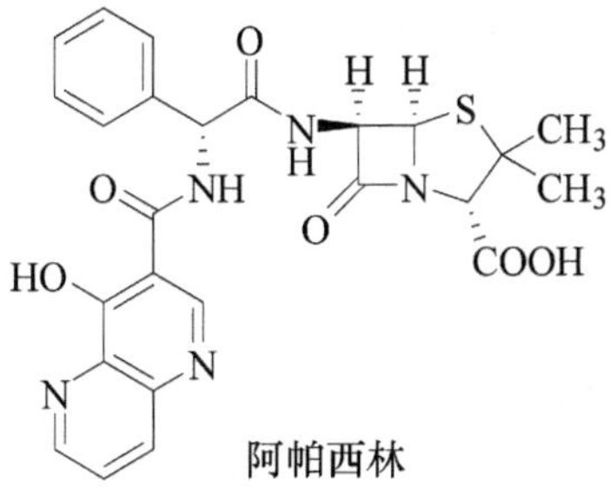

阿帕西林

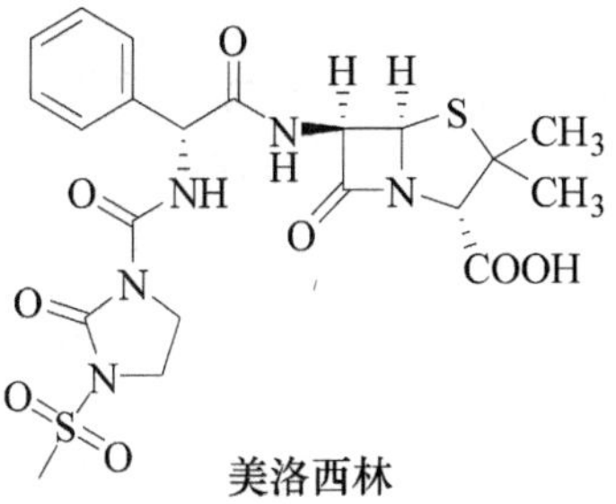

美洛西林

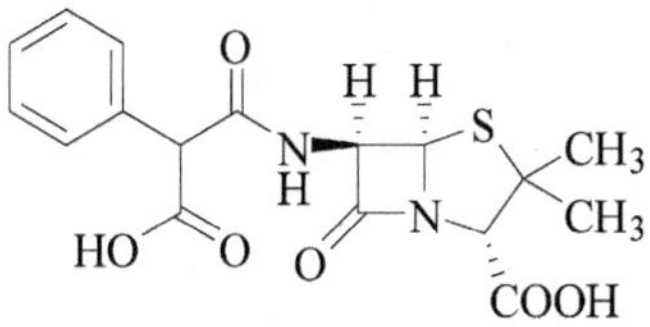

羧苄西林

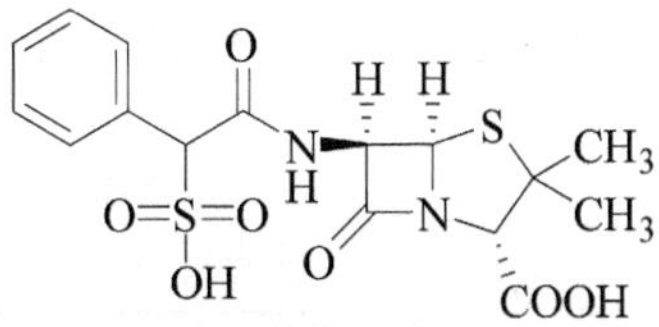

磺苄西林

阿莫西林(amoxicillin)

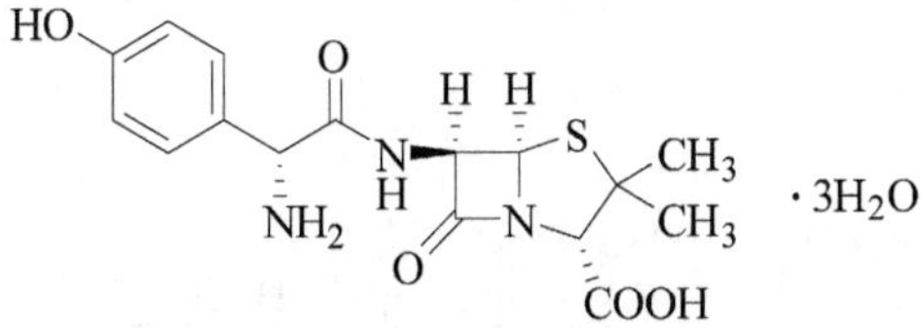

【化学名】(2S,5R,6R)-3,3-二甲基-6-[(R)-(–)-2-氨基-2-(4-羟基苯基)乙酰氨基]-7-氧代-4-硫杂-1-氮杂双环[3.2.0]庚烷-2-甲酸三水合物[(2S,5R,6R)-3,3-dimethyl-6-[[(R)-(–)-2-

amino-2-(4-hydroxyphenyl)acetyl]amino]-7-oxo-4-thia-1-azabicyclo[3.2.0]-heptane-2-carboxylic acid trihydrate]，又名羟氨苄西林。

【理化性质】本品为白色或类白色结晶性粉末；味微苦。微溶于水，不溶于乙醇。在水中比旋度为（1mg/mL）+290°～+310°。

阿莫西林的侧链为对羟基苯甘氨酸，有一个手性碳原子，临床用其右旋体，其构型为 R 构型。阿莫西林化学结构中含有酸性的羧基、弱酸性的酚羟基及碱性的氨基，pK_a 分别为 2.4、7.4 和 9.6。其 0.5%水溶液的 pH 为 3.5～5.5，本品在 pH = 6 的水溶液中较稳定。

阿莫西林及其他含有氨基侧链的半合成 β-内酰胺抗生素，由于侧链碱性氨基的存在，可直接进攻 β-内酰胺环羰基，引起聚合反应。其聚合反应过程如下。

【合成】阿莫西林有多种合成方法。方法一：选用羟基邓盐为起始原料，即羟基苯甘氨酸钠与乙酰乙酸甲酯的缩合产物，通过与氯甲酸乙酯反应生成酸酐，再与羧基 TMS 保护的 6-氨基青霉烷酸(6-APA)反应制得酰胺，最后在酸性条件下脱去保护基得阿莫西林。

　　方法二：首先将 6-APA 羧基通过 TMS 保护，再与 4-羟基苯甘氨酰氯盐酸盐反应，实现酰胺化过程，由于 6-APA 的 C6 氨基具有较高反应活性，可使酰胺化过程有选择性地顺利进行，最后再在酸性条件下脱除羧酸保护基得阿莫西林。

$$N(C_2H_5)_3$$

6-APA

$$H_2O, \text{ pH} = 1.3 \sim 1.5$$

　　两种方法均用到了重要中间体 6-氨基青霉烷酸(6-APA)，该物质同样也是其他半合成青霉素的重要中间体。其以青霉素 G 为起始原料，在偏碱性条件下，通过青霉酰化酶进行酶解所制得。现在天然提取的青霉素 G 主要用于 6-APA 的合成。

【作用】本品为广谱半合成青霉素。对酸稳定性增加，口服可迅速吸收，抗菌谱与氨苄西林相同。对革兰氏阳性菌的抗菌作用与青霉素相似，对革兰氏阴性菌如淋球菌、流感嗜血杆菌、百日咳杆菌、大肠埃希菌和布氏杆菌的作用较强，但易产生耐药性。主要用于治疗敏感菌所致的呼吸道感染(如支气管炎、肺炎)、伤寒、泌尿道感染、皮肤软组织感染及胆道感染等。对引起小儿呼吸道、泌尿道感染的病原菌有高度抗菌活性。

苯唑西林钠(oxacillin sodium)

【化学名】（2S,5R,6R）-3,3-二甲基-6-[5-甲基-3-苯基-4-异噁唑甲酰氨基]-7-氧代-4-硫杂-1-氮杂双环[3.2.0]庚烷-2-甲酸钠盐一水合物[（2S,5R,6R）-3,3-dimethyl-6-[[（5-methyl-3-phenyl-4-isoxazolyl）carbonyl]amino]-7-oxo-4-thia-1-azabicyclo[3.2.0]-heptane-2-carboxylate monohydratge]。

【理化性质】苯唑西林钠为白色粉末或结晶性粉末；无臭或微臭；在水中易溶，在丙酮中极微溶，在乙酸乙酯或石油醚中几乎不溶。水中 pH 5.0～7.0，游离酸的 pK_a 为 2.8。

【发现与发展】伴随青霉素 G 的广泛使用，出现了对该 β-内酰胺结构不敏感的葡萄球菌，这一现象的产生是由于葡萄球菌产生了对抗该结构的 β-内酰胺酶(青霉素酶)，使青霉素的药效团在发挥作用前就被开环失活。推测 β-内酰胺酶发挥作用时，必先通过蛋白质结构中的结合位点与药物分子相互作用，应用有机化学中的位阻概念，药物化学家假设如果在半合成青霉素 C_6 位侧链中引入大位阻基团，可阻止化合物与 β-内酰胺酶活性中心的结合。在这一设计思想在 β-内酰胺抗生素 C_6 侧链含有三苯甲基时，表现出的耐青霉素酶稳定性中得以证实。沿着该思路进一步研究，人们发现了甲氧西林(meticillin)及其一批耐酶抗生素，甲氧西林侧链苯甲酰胺基中羰基邻位有两个位阻较大的甲氧基，可起到阻止其与青霉素酶结合的作用，是第一个用于临床的耐酶青霉素。

但甲氧西林对酸不稳定，不可口服给药，同时抗菌活性较低，需大剂量注射给药才能保持活性。在对耐酶青霉素的进一步研究中，通过生物电子等排原理，利用异噁唑环代替苯环，同时用更大位阻的苯环代替甲氧基，得到了苯唑西林(oxacillin)。由于大位阻苯环的碳原子为 sp^2 杂化，还具有一定的吸电子特性，因此该结构药物不仅耐酶还耐酸，抗菌作用也较强，苯唑西林的发现被认为是耐酶青霉素的一大进展。在苯唑西林结构中苯环的邻位引入氟、氯等卤原子，可进一步提高其耐酶、耐酸性质，并显著改善其药代动力学性质，如氯唑西林(cloxacillin)、氟氯西林(flucloxacillin)和双氯西林(dicloxacillin)。通过增加侧链位阻提高药物耐酶稳定策略，还可通过引入含氮七元环席夫碱实现，代表药物为美西林(mecillinam)。

甲氧西林

氯唑西林

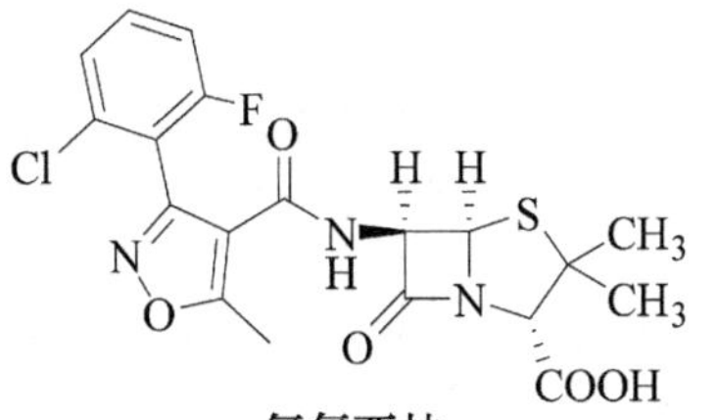

氟氯西林

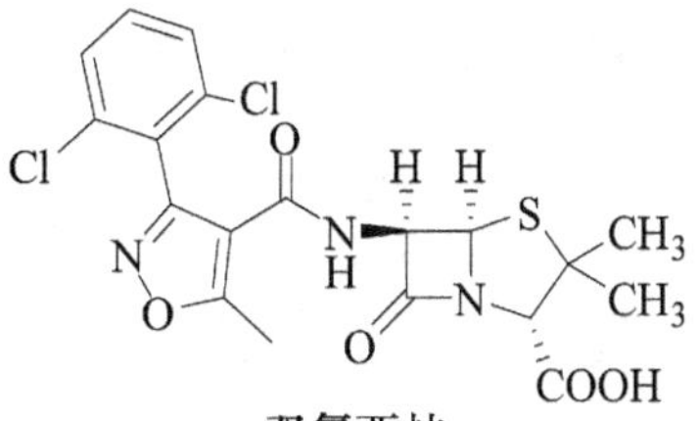

双氯西林

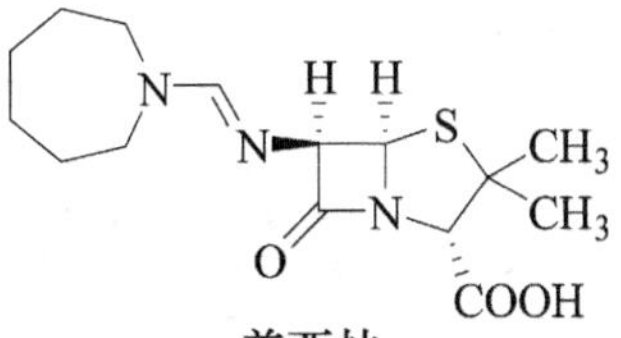

美西林

【合成】苯唑西林的合成主要为 C$_6$ 位侧链 5-甲基-3-苯基-4-异噁唑甲酸的合成，以苯甲醛为原料首先通过与羟胺缩合得肟结构，经氯气氧化后与乙酰乙酸乙酯闭环，得 5-甲基-3-苯基-4-异噁唑甲酸乙酯结构，再经水解、酰氯化后，弱碱性条件下与 6-APA 反应得苯唑西林。

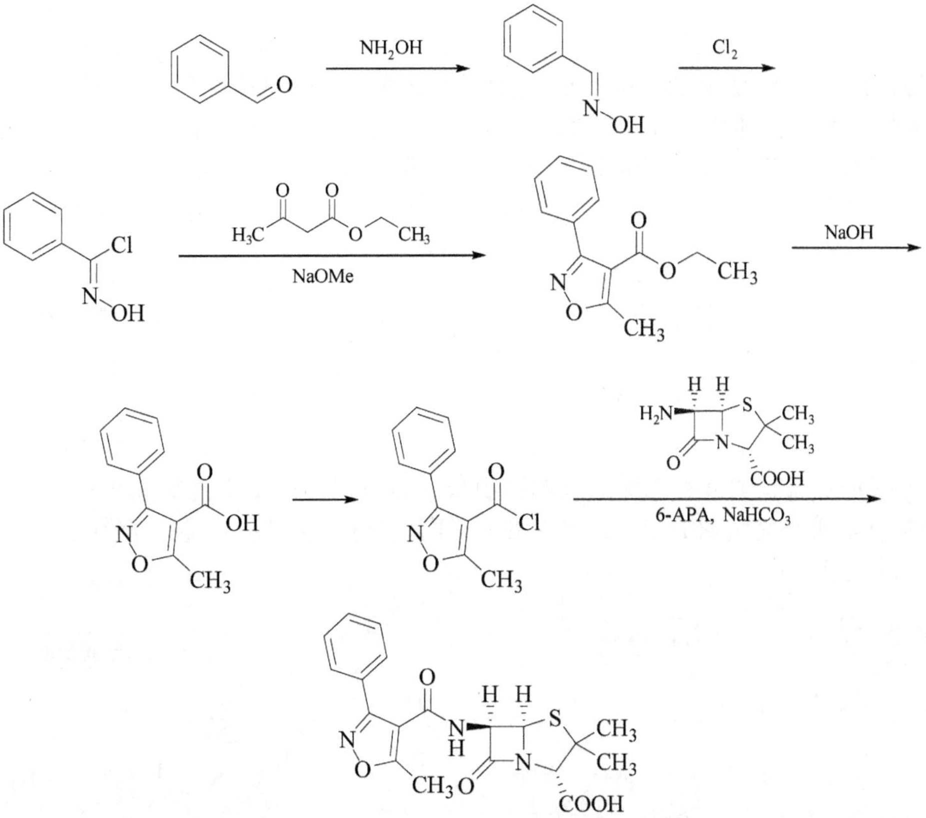

【作用】苯唑西林钠可以通过口服或注射给药，但在血清中半衰期较短，本品主要用于耐青霉素 G 的金黄色葡萄球菌和表皮葡萄球菌的外周感染。

【构效关系】青霉素类抗生素的构效关系如下。

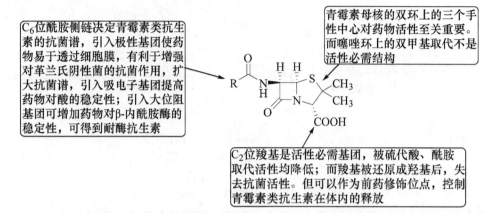

C₆位酰胺侧链决定青霉素类抗生素的抗菌谱，引入极性基团使药物易于透过细胞膜，有利于增强对革兰氏阴性菌的抗菌作用，扩大抗菌谱，引入吸电子基团提高药物对酸的稳定性；引入大位阻基团可增加药物对β-内酰胺酶的稳定性，可得到耐酶抗生素

青霉素母核的双环上的三个手性中心对药物活性至关重要。而噻唑环上的双甲基取代不是活性必需结构

C₂位羧基是活性必需基团，被硫代酸、酰胺取代活性均降低；而羧基被还原成羟基后，失去抗菌活性。但可以作为前药修饰位点，控制青霉素类抗生素在体内的释放

二、头孢菌素类

头孢菌素类包括天然头孢菌素和半合成头孢菌素。

天然头孢菌素主要是指头孢菌素 C（cephalosporin C）和头霉素 C（cephamycin C）。头孢菌素 C 是从与青霉素近源的头孢菌属真菌中分离得到的具有 β-内酰胺并氢化噻嗪环结构的抗生素，其对酸稳定，对具有耐药性的金黄色葡萄球菌有抑制活性，对革兰氏阴性菌也有活性。另外，从该真菌中还分离得到头孢菌素 N 和头孢菌素 P。前者抗菌活性低，后者抗菌活性中等，但易产生耐药性。头霉素 C 则是由链霉素产生的一类甲氧头孢菌素，对 β-内酰胺酶稳定，对革兰氏阴性菌作用较强，但对阳性菌活性较弱。因此，天然头孢菌素没有在临床上得到应用。一般未加特殊说明天然头孢菌素是指头孢菌素 C 的结构。

头孢菌素 C	R′ = H，R″ = CH₃
头霉素 C	R′ = OCH₃，R″ = NH₂

头孢菌素的结构特征可以从两个角度分析：首先可以认为它是由 β-内酰胺环、六元氢化噻嗪环及酰胺侧链和乙酸酯基侧链组成，也可以看成由半胱氨酸（Cys）、缬氨酸（Val）缩合后再与酰胺侧链结合，与青霉素不同表现在缬氨酸与半胱氨酸缩合时，缩合的缬氨酸位点不同。

酰胺侧链　　四氢噻嗪环　　　半胱氨酸

β-内酰胺环　　乙酸酯基侧链　　缬氨酸

头孢菌素的稳定性从结构上分析，其母核是四元 β-内酰胺环与六元氢化噻嗪环骈合而成，环张力相对青霉素母核小，稳定性有所增加，且 C_2 与 C_3 位双键可与 N_1 上未共用电子对共轭，也使结构趋于稳定。但由于 C_3 位乙酰氧基是一个较好的离去基团，和 C_2 与 C_3 间双键及 β-内酰胺环形成一个较大的共轭体系，易接受亲核试剂对 β-内酰胺羰基的进攻，导致头孢菌素开环失活，这是引起头孢菌素药物活性降低的主要因素，以碱性条件下开环消除为例，反应过程如下。

天然头孢菌素易于降解失活还表现在进入体内后，C_3 位的乙酰氧基易被体内的酶水解失活。体内酶使 C_3 的乙酰氧基水解，生成活性较小的 C_3 羟甲基化合物，该羟基易和 C_2 位的羧基形成较为稳定的内酯环，由于游离羧基的消失，最终失去抗菌活性，体内过程如下。

尽管天然头孢菌素在结构上仍存在不稳定因素，但不足均由 C_3 位侧链所致，而该位点的乙酰氧甲基并不是抗菌活性必需基团，其 β-内酰胺环较为稳定的优点，以及无交叉过敏反应，使该结构具有较大的半合成研究潜力。

半合成头孢菌素同半合成青霉素合成策略类似，不同在于母核的起始原料为 7-ACA 或其他通过衍生化方法得到的含有 β-内酰胺环并氢化噻嗪环结构的类似物，如由青霉素 G 扩环合成的去乙酰氧基头孢酶烷酸 7-ADCA。半合成头孢菌素常用母核如下。

结合青霉素类抗生素结构改造经验，将成功经验用于头孢菌素类抗生素的研究，设计合成了许多半合成头孢菌素。按照药物开发年代的先后和抗菌性能的不同，人们习惯将其划分为 5 代，这 5 代头孢菌素在结构上并没有显著的特点，但它们在抗菌活性、抗菌谱及药代动力学性质等方面却有各自较鲜明的特点。

第一代头孢菌素是 20 世纪 60 年代开始上市的，主要用于治疗耐青霉素酶金黄色葡萄球菌等革兰氏阳性菌和某些革兰氏阴性菌感染，对革兰氏阴性菌产生的 β-内酰胺酶抵抗力较弱，且易产生抗药性。主要药物如下。

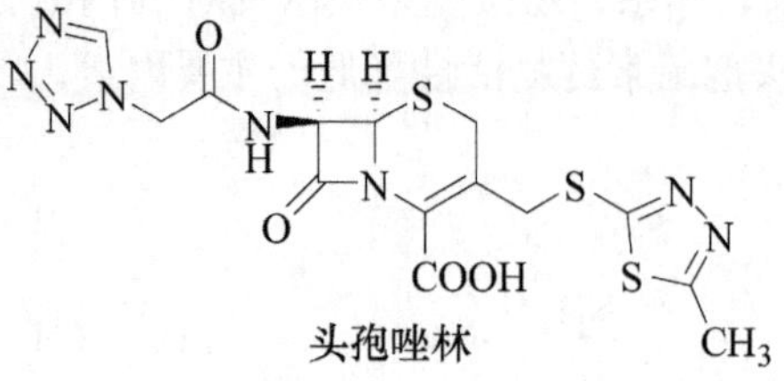

头孢唑林

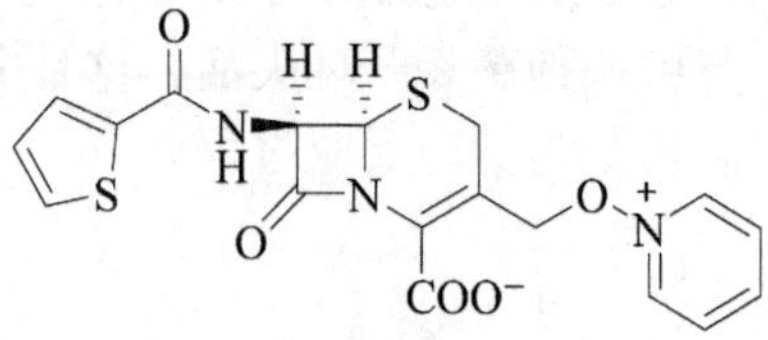

头孢噻叮

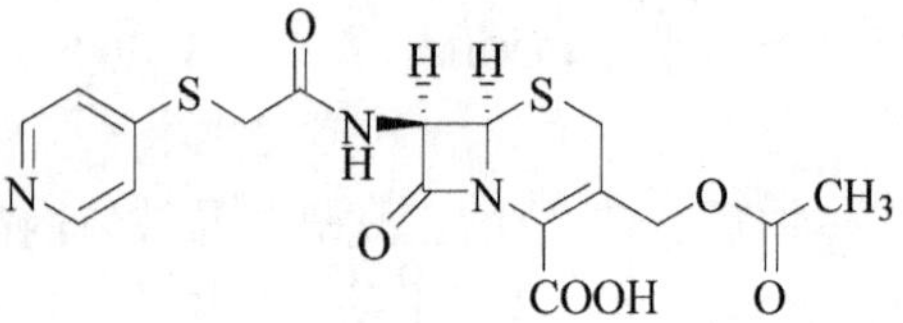

头孢匹林

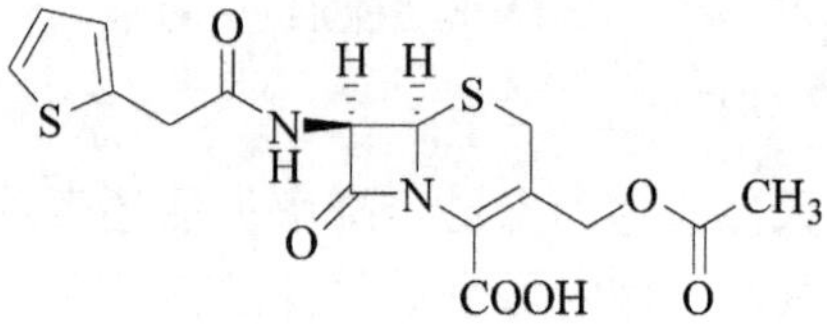

头孢噻吩

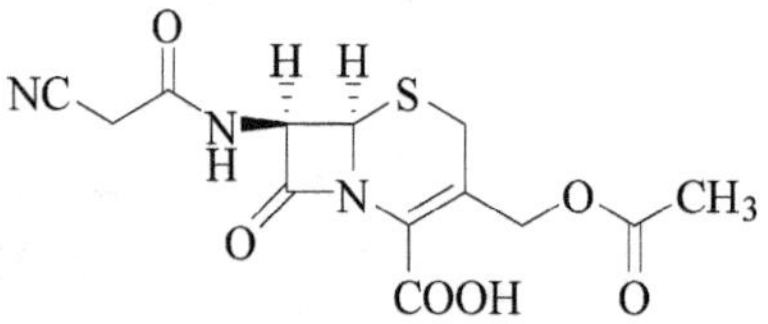

头孢乙腈

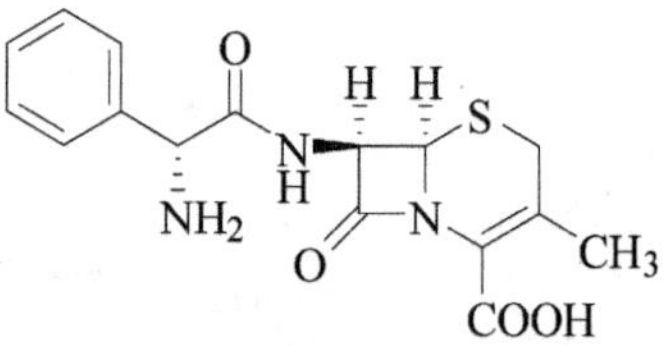

头孢氨苄

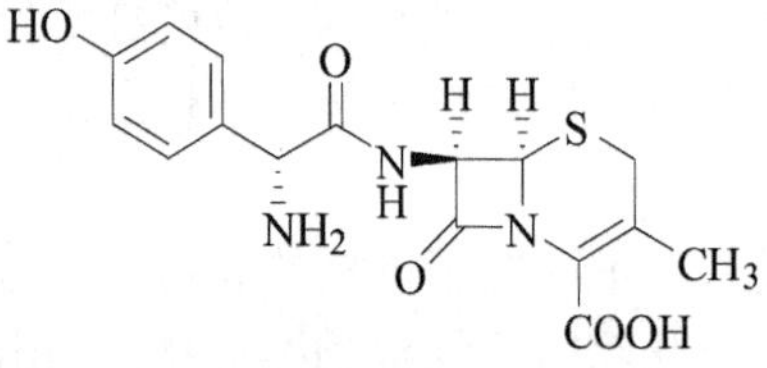

头孢羟氨苄

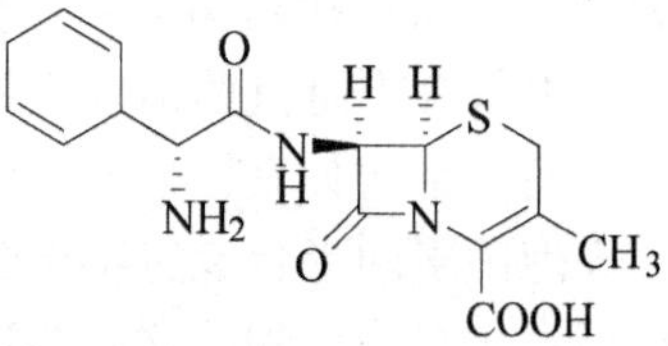

头孢拉定

第二代头孢菌素与第一代头孢菌素在化学结构上没有明显差别，但对多数 β-内酰胺酶稳定，抗菌谱较第一代广，对革兰氏阴性菌活性较第一代强，部分对厌氧菌有高效，但对革兰氏阳性菌活性相近或有所下降。主要用于治疗第一代头孢菌素耐药的一些革兰氏阴性菌感染。主要药物如下。

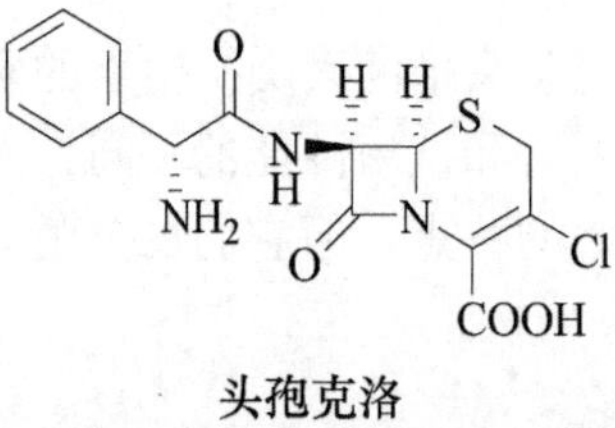

头孢克洛

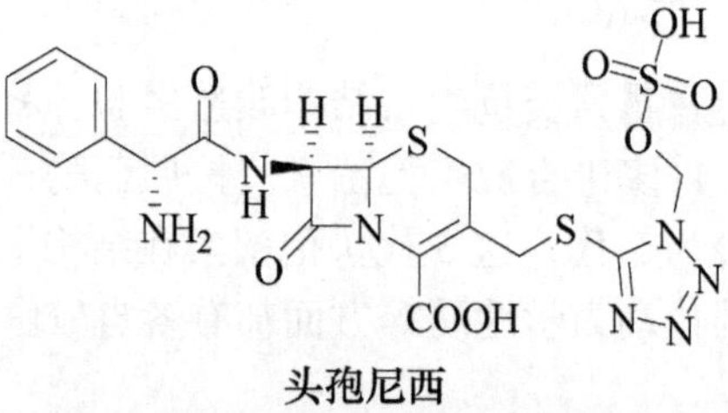

头孢尼西

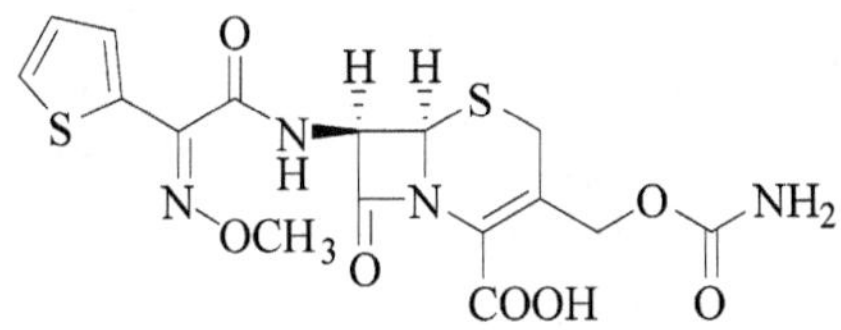

头孢呋辛

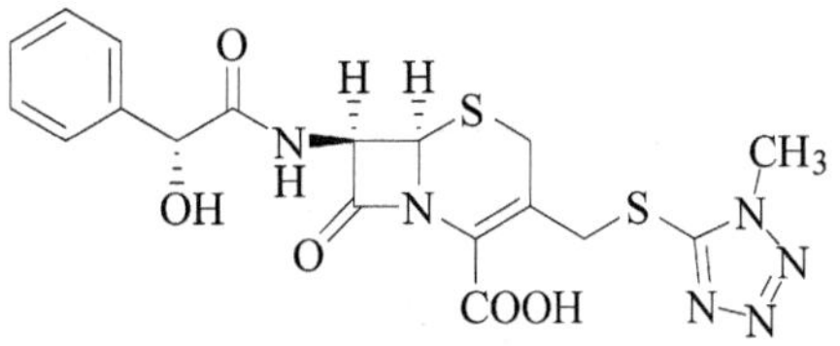

头孢孟多

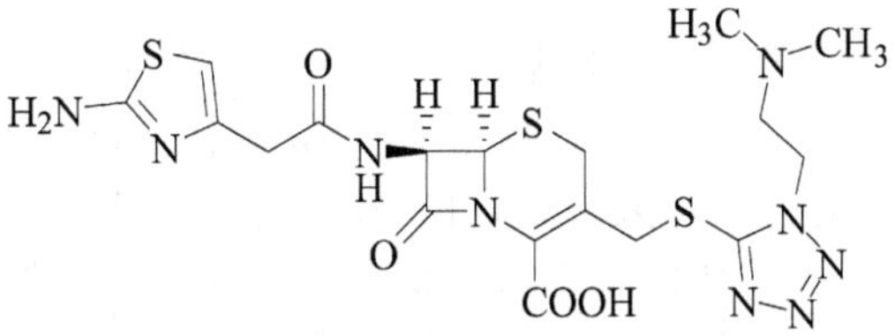

头孢替安

　　第三代头孢菌素化学结构上具有明显的特征，C_7 位氨基侧链上以 2-氨基噻唑-α-甲氧亚胺基乙酰基居多，由于亚胺基双链的引入，使其具有顺反异构，顺式体的侧链部分与 β-内酰胺环接近，因此具有对多数 β-内酰胺酶的高度稳定性。第三代头孢菌素的抗菌谱更广，对革兰氏阴性菌的活性进一步增强，对厌氧菌、铜绿杆菌作用也较强，且对第一、第二代的耐药菌株有作用，但对革兰氏阳性菌活性仍弱于前两代。代表药物如下。

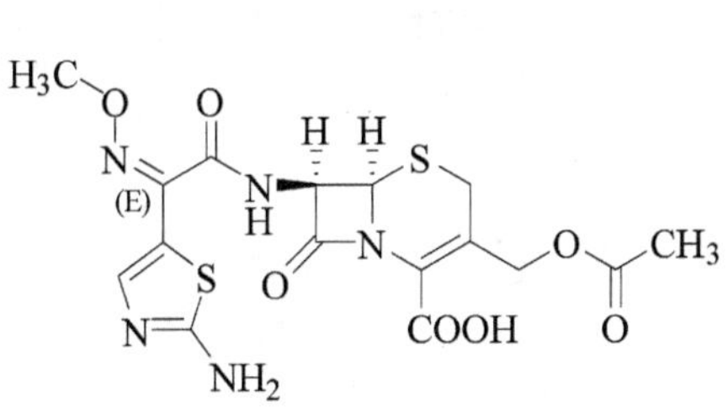

头孢噻肟

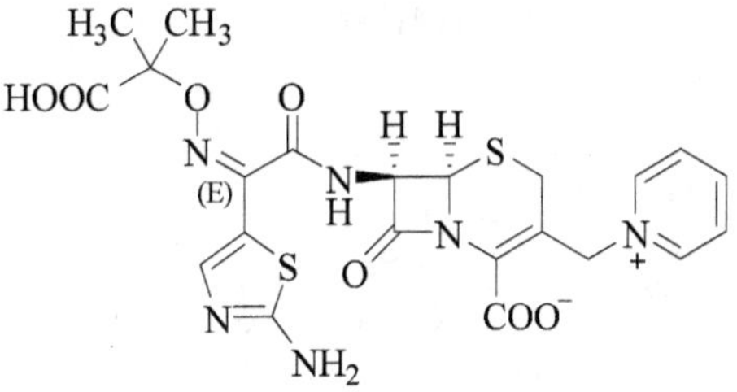

头孢他啶

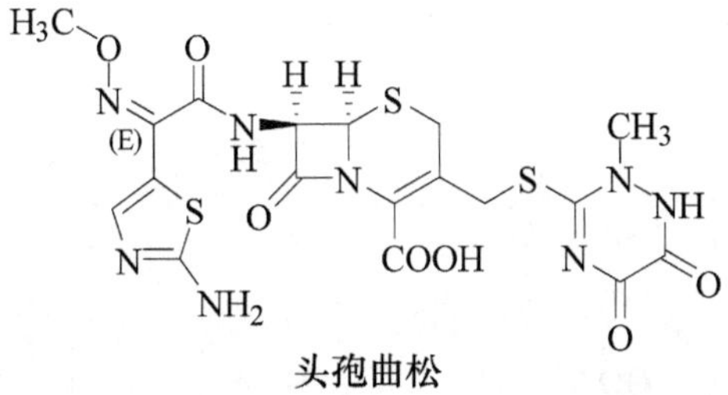

头孢曲松

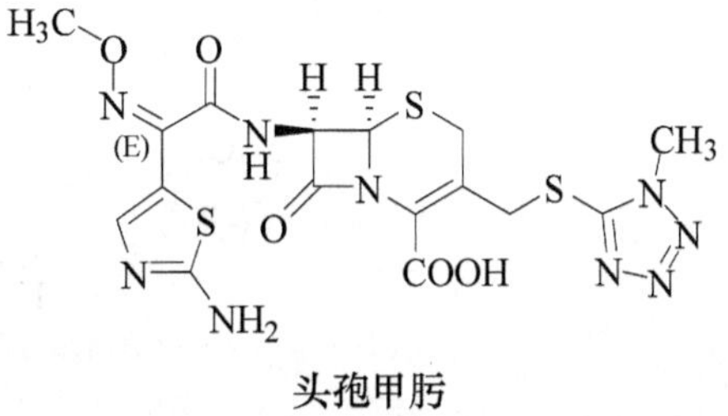

头孢甲肟

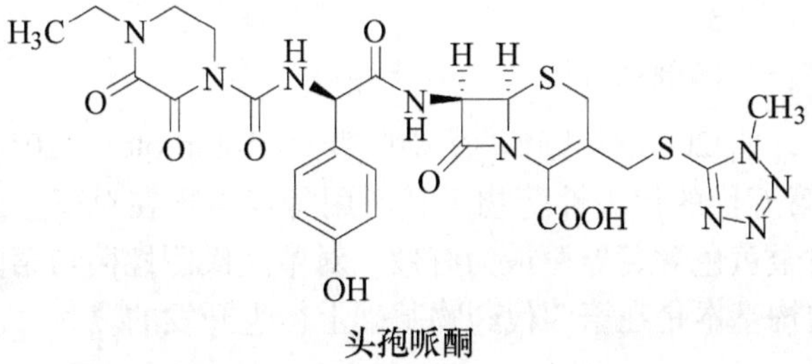

头孢哌酮

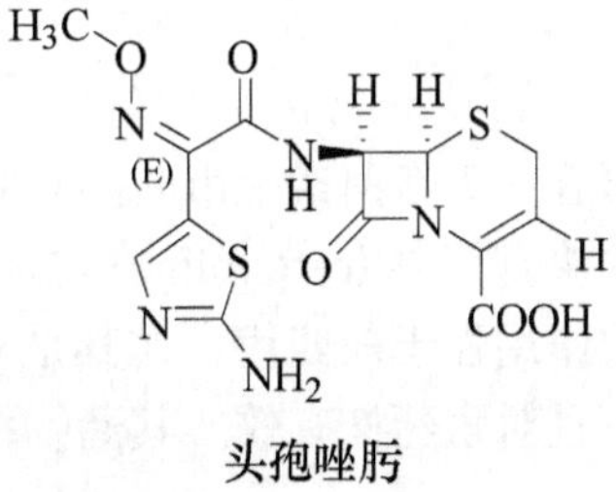

头孢唑肟

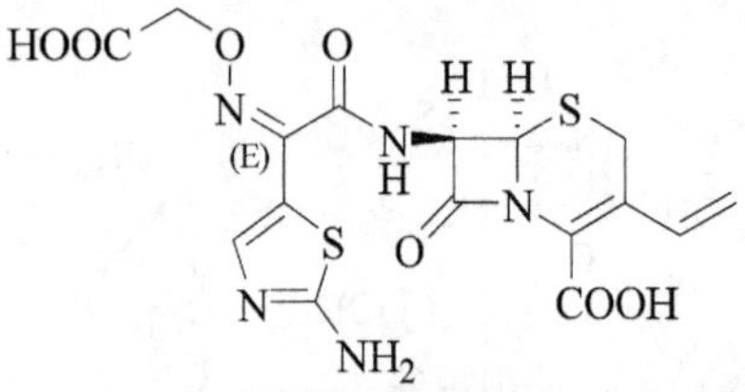

头孢克肟

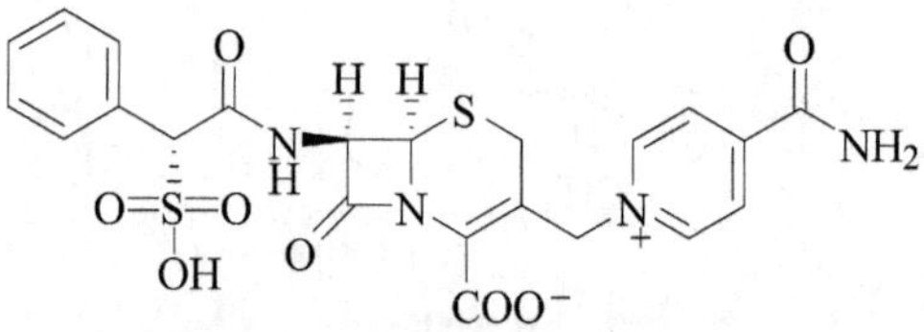

头孢磺啶

第四代头孢菌素是在第三代结构基础上进一步发展而来的，且 C_3 位含有带正电荷的季铵基团，其季铵基团与分子中羧基成内盐，正电荷增加了药物对细胞膜的穿透力，与青霉素结合蛋白作用力强，对大多数 β-内酰胺酶稳定。因此抗菌活性更强，对革兰氏阳性菌活性优于第三代，尤其是对金黄色葡萄球菌等革兰氏阳性球菌。对革兰氏阴性菌、厌氧菌、铜绿杆菌等有效，且对第三代的耐药菌株有作用。

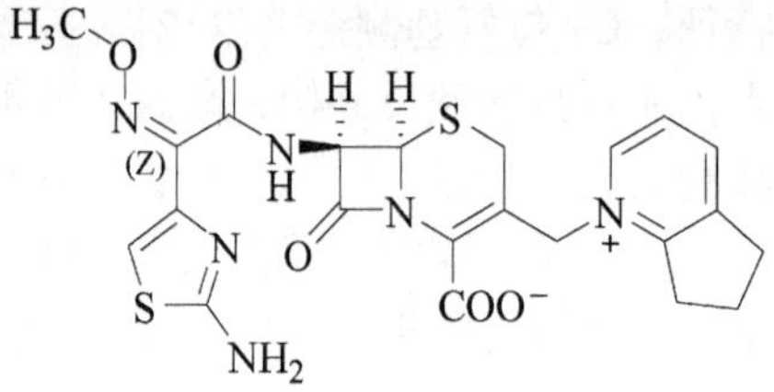

头孢匹罗

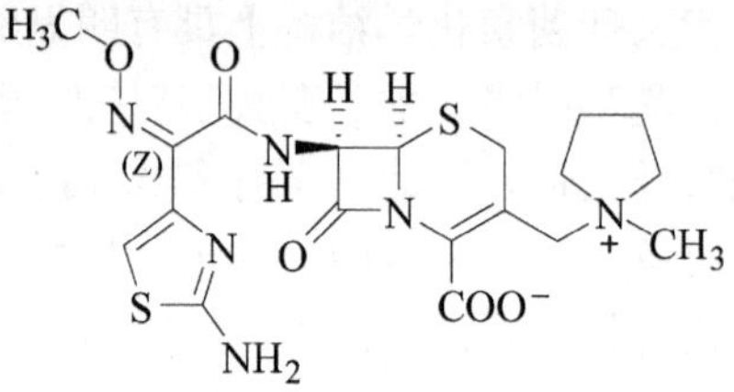

头孢吡肟

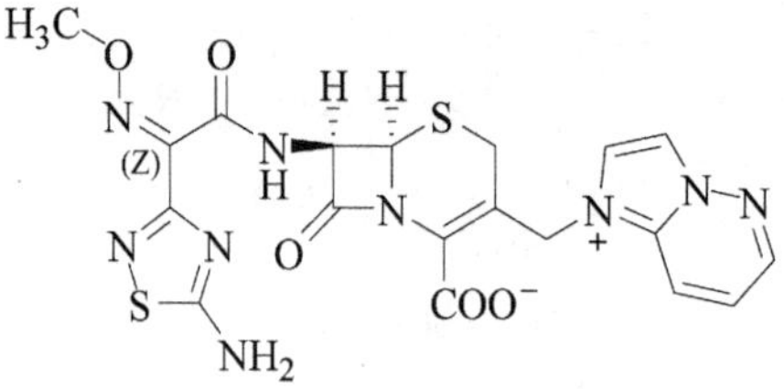

头孢唑兰

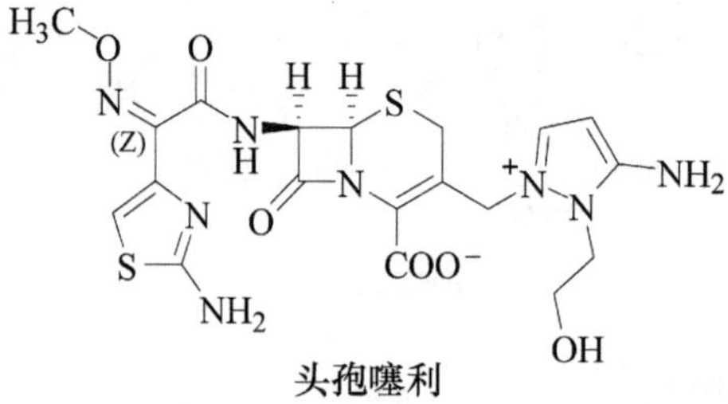

头孢噻利

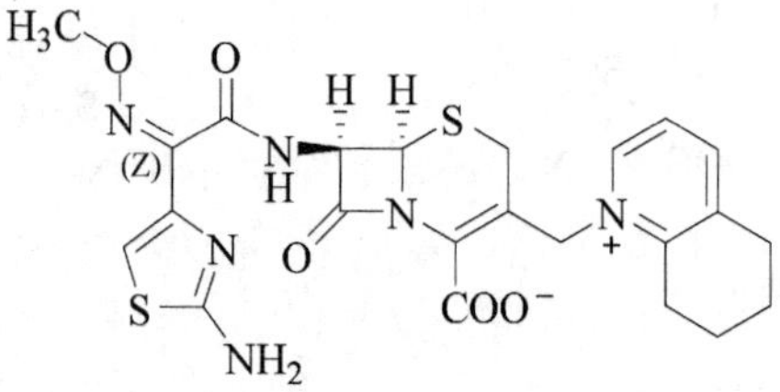

头孢喹肟

第五代头孢菌素上市时间较晚，如 2008 年上市的头孢吡普(ceftobiprole)，2010 年上市的头孢洛林(ceftaroline)均是第五代的代表性药物。其药用特点表现在对革兰氏阳性菌的作用强于前四代，尤其是对金黄色葡萄球菌最为有效，对革兰氏阴性菌与第四代类似，且对耐药株有效。其药物结构基本是在第四代药物基础上衍生开发的。

头孢吡普

头孢洛林

头孢氨苄(cefalexin)

【化学名】(6R，7R)-3-甲基-7-[(R)-2-氨基-2-苯乙酰氨基]-8-氧代-5-硫杂-1-氮杂双环[4.2.0]辛-2-烯-2-甲酸一水合物[(6R，7R)-7-[[(2R)-amino-2-phenylacetyl]amino]-3-methyl-8-oxo-5-thia-1- azabicyclo[4.2.0]oct-2-ene-carboxylic acid monohydrate]，又名先锋霉素Ⅳ、头孢立新。

【理化性质】本品为白色或乳黄色结晶性粉末；微臭。在水中微溶，在乙醇、氯仿或乙醚中不溶。本品在固态时较为稳定，其水溶液在 pH 8.5 以下较为稳定，但在 pH 9 以上则迅速破坏分解。本品水溶液(5mg/mL)的比旋度为+144°～+158°。

【合成】半合成头孢菌素的合成基本思路是通过选用不同的侧链与母核成酰胺键的方法来实现的。成酰胺键的方法常见有酰氯方法、酸酐法及成本较高的 DCC 缩合法，且其在成酰胺过程中会涉及部分活泼基团的保护与去保护过程，这些合成策略均与半合成青霉素思路类似。不同之处在于头孢菌素母核多样性导致母核合成方法的多样性。

头孢氨苄以去乙酰氧基头孢酶烷酸(7-ADCA)为母核，其母核通过青霉素 G 扩环法获得，方法如下：首先通过青霉素与氯甲酸三氯乙酯反应实现母核羧基的保护，再在氧化条件下将硫醚结构氧化成亚砜，磷酸存在下重排即得含有 7-ADCA 结构单元，最后通过氯化、水解过程去除酰胺侧链得 7-ADCA。

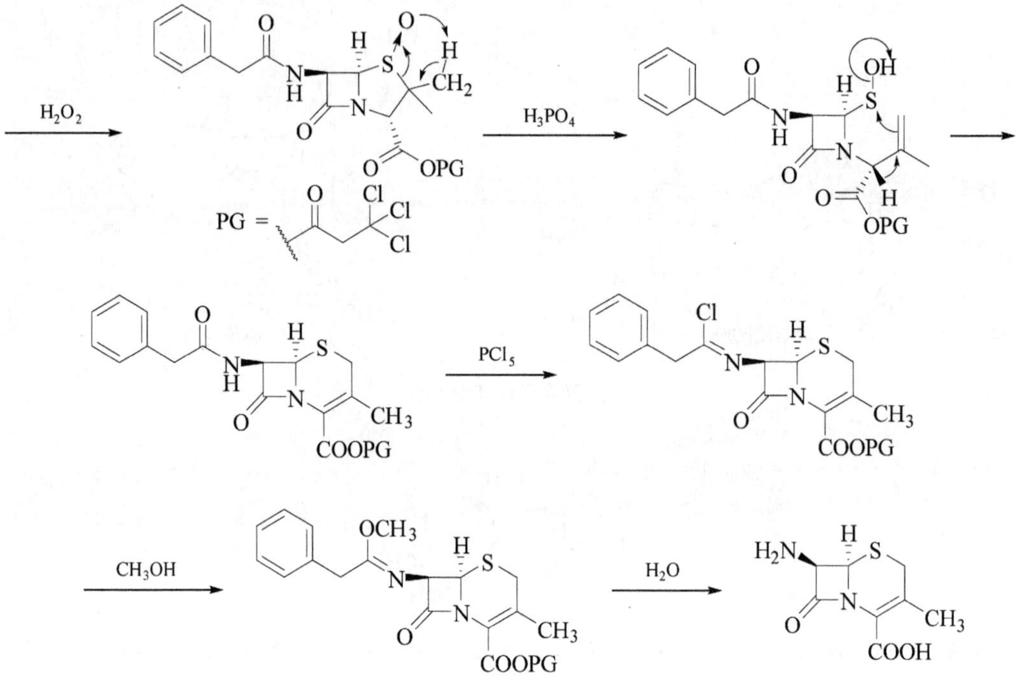

$PG = $

在 7-ADCA 的基础上再进行头孢氨苄的合成，先对母核结构进行三甲基硅基保护，再应用酸酐法，在 C_7 引入为苯甲氨酰基，最后酸性条件下水解除去全部保护基，得头孢氨苄。

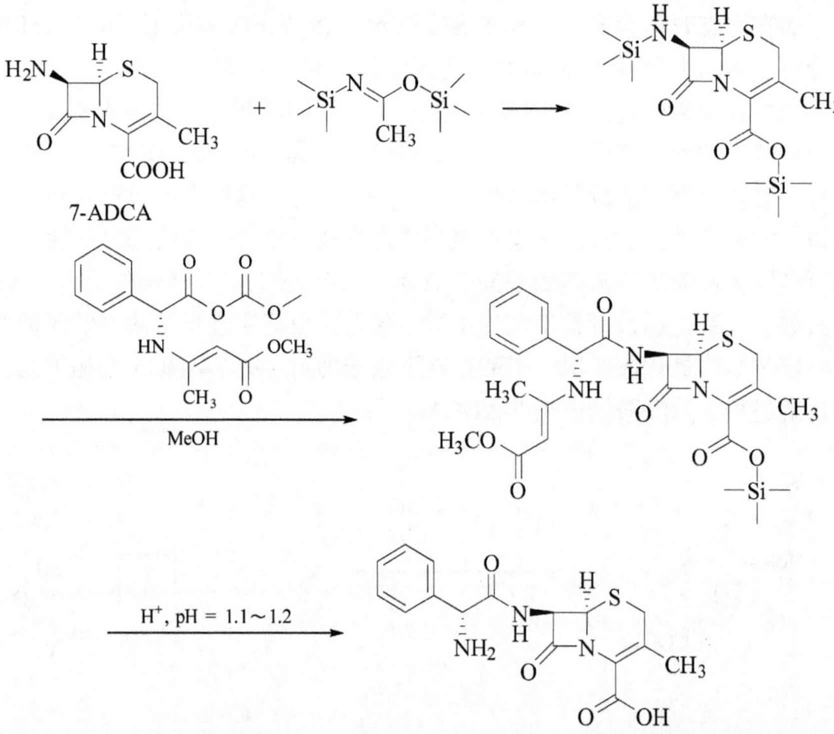

7-ADCA

　　头孢氨苄的合成还有更为简便的方法。由 7-ACA 直接酰胺化得到第一个上市的头孢菌素类抗生素头孢甘氨，再经氢化脱乙酰氧基即得头孢氨苄。

头孢甘氨

【相关药物】 头孢噻肟结构中 C_3 位的乙酰氧基在血清中易被水解，活性显著降低。因此在此基础上设计了一些 7 位侧链相同，但 3 位取代基不同的药物，如头孢唑肟、头孢曲松、头孢甲肟等。

头孢唑肟　　　　　　　　头孢曲松

头孢甲肟

【构效关系】 半合成头孢菌素的构效关系与青霉素类相似，归纳如下。

C_6、C_7 位的手性至关重要，C_7 氢被甲氧基取代为头霉素结构，可增强对厌氧菌活性，同时基于位阻原理，可增强药物的β-内酰胺酶稳定性

5位硫原子可被氧原子或碳原子取代，得到其他母核结构的β-内酰胺，但不影响活性。氧取代时，氧原子体积小于硫原子，致使环张力增大，抗菌活性增强。为碳原子时也具有广谱、耐药长效等特点

酰胺侧链结构修饰规律性同青霉素，当引入亲脂性基团如苯环、噻吩和含氮杂环时，能增强活性，扩大抗菌谱。酰胺基α位引入亲水性基团如磺酸基、氨基、羧基可扩大抗菌谱。7位侧链为顺式-甲氧亚胺基(肟)-2-氨基噻唑时，增加药物对β-内酰胺酶的稳定性，以及对革兰氏阴性菌膜的穿透力，扩大抗菌谱。将肟结构中的甲氧基换为含羧基侧链，可避免交叉过敏

C_3 位乙酰氧甲基被甲基、氯原子等取代时可增加其抗菌活性，并改变药物的吸收、分布和渗透等。以带有酸性功能基的杂环取代时，增强与蛋白质的结合能力，延长半衰期，为长效药。引入季铵基团时，增加药物对细胞膜的穿透力，抗细菌β-内酰胺酶

C_2 位羧基是抗菌活性必需基团，可以通过成酯进行前药修饰

三、非经典 β-内酰胺类抗生素及 β-内酰胺酶抑制剂

除去四元 β-内酰胺并噻嗪环(青霉烷)及 β-内酰胺并氢化噻嗪环(头孢烯)外,其他含四元 β-内酰胺环结构均被称为非经典结构,如前面提及的碳青霉烯、青霉烯、氧青霉烷和单环 β-内酰胺等结构。按药理作用,该类药物又可分为非经典 β-内酰胺类抗生素及 β-内酰胺酶抑制剂。

非经典 β-酰胺类抗生素代表性药物以碳青霉烯结构为主,如沙纳霉素(thienamycin)、亚胺培南(imipenem)、美罗培南(meropenem)等,以及单环 β-内酰胺抗生素氨曲南(aztreonam)、替吉莫南(tigemonam)和卢卡莫南(carumonam)等。

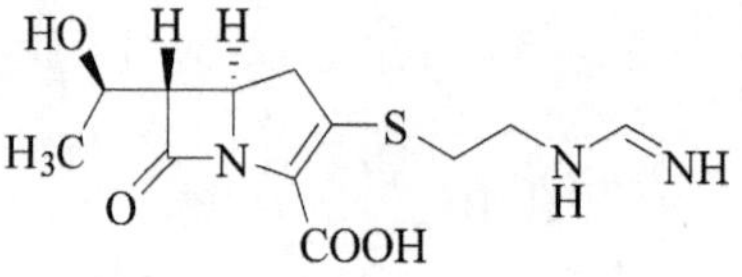

亚胺培南

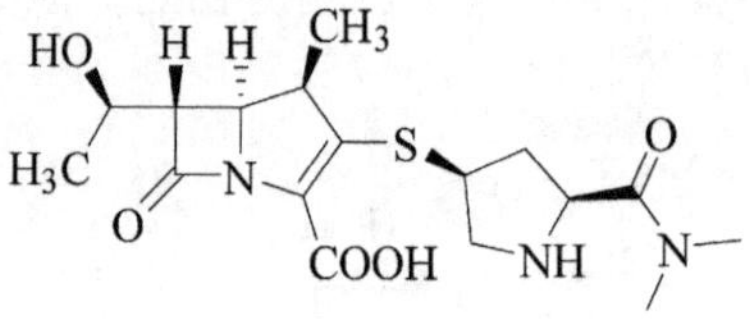

美罗培南

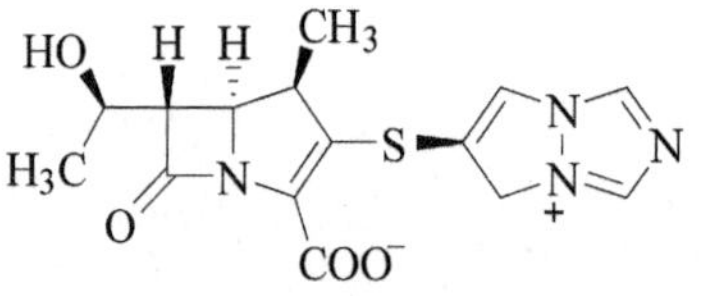

比阿培南

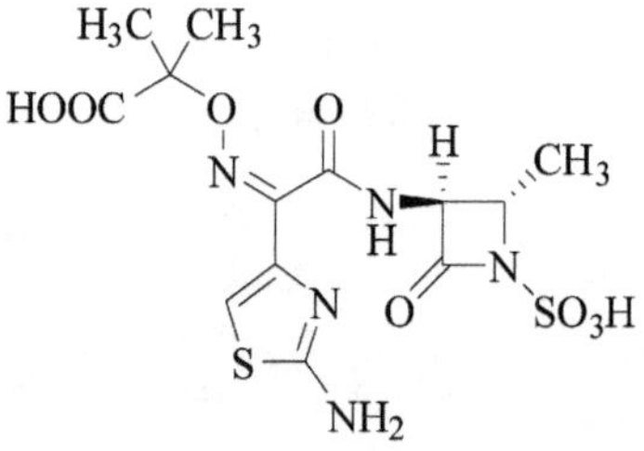

氨曲南

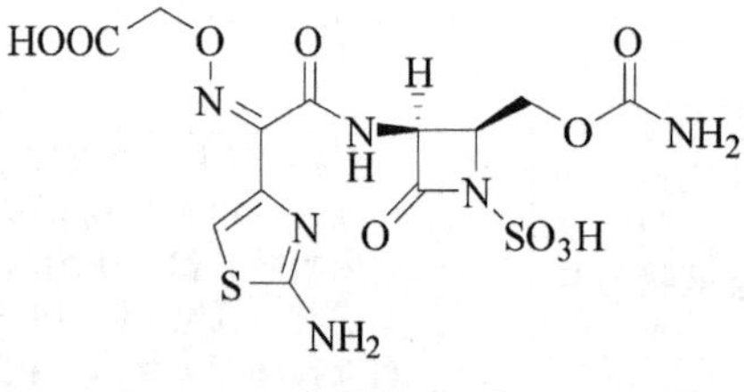

卡芦莫南

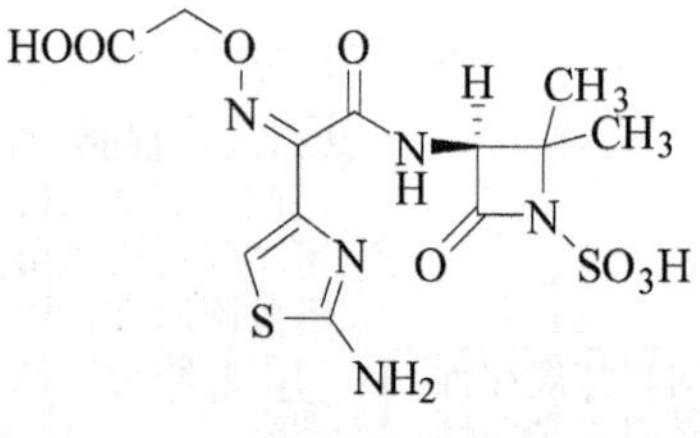

替吉莫南

β-内酰胺酶抑制剂主要以羰基 α 位无酰胺基取代的 β-内酰胺结构为主,如克拉维酸(clavulanate)、舒巴坦(sulbactam)、他唑巴坦(tazobactam)等。结构如下。

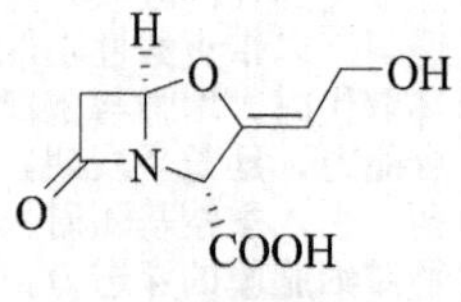

克拉维酸

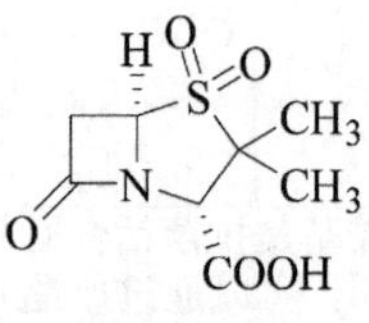

舒巴坦

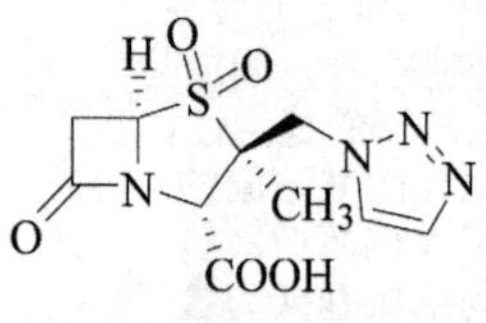

他唑巴坦

亚胺培南(imipenem)

【化学名】(5R, 6S)-6-[(1R)-1-羟乙基]-3-(2-[(亚氨基甲基)氨基]乙硫基)-7-氧代-1-氮杂双环 [3.2.0] 庚 -2- 烯 -2- 羧 酸 单 水 合 物 ([5R,6S]-6-[(R)-1-hydroxyethyl]-3-(2-iminomethylaminoethylthio)-7-oxo-1-azabicyclo[3.2.0]hept-2-ene-2-carboxylicacid monohydrate)。

【理化性质】本品为白色或类白色结晶。在水或甲醇中溶解，在乙醇或丙醇中微溶，在乙醚或乙酸乙酯中几乎不溶。在 pH=7 的 0.1mol/L 磷酸盐缓冲溶液中(0.05mol/L)中的比旋度为+86.8°。

【合成】亚胺培南的合成可以选用天然得到的沙纳霉素为起始原料，通过一步反应，与亚甲氨基甲酯盐酸盐在弱碱性条件下，发生置换反应，得亚胺培南。

【作用机制】亚胺培南对革兰氏阳性菌、革兰氏阴性菌及厌氧菌有广泛的抗菌活性，尤其是对铜绿假单胞菌、金黄色葡萄球菌及粪球菌有显著抗菌活性。亚胺培南单独使用时，会在肾脏被肾肽酶代谢分解，临床上亚胺培南多与肾肽酶抑制剂西司他丁合用，以增加疗效的同时减少肾毒性。

在 C_3 位侧链上进一步结构改造得到了美罗培南及比阿培南，不仅抗菌谱扩大，抗菌活性增强，肾毒性也显著减弱。

【发现与发展】碳青霉烯类抗生素是 20 世纪 80 年代才发展起来的一类新型广谱 β-内酰胺类抗生素。1976 年，人们从链霉菌培养液中获得沙纳霉素(硫霉素，thienamycin)，其抗菌谱广，对葡萄球菌等革兰氏阳性菌及铜绿假单胞菌、类杆菌等革兰氏阴性菌有显著的抗菌活性，且对 β-内酰胺酶也有较强的抑制作用。沙纳霉素的碳青霉烯母核是由 β-内酰胺环与二氢吡咯环并合而成，不同于青霉素母核，主要表现为 4 位硫原子被亚甲基取代，以及并合的五元环为不饱和环，这些结构改变均使母核环张力增大，并带来结构的不稳定性。另外，沙纳霉素的伯氨基侧链，碱性较强，也易诱导母核开环。值得注意的是，C_6 位氢的取向与青霉素、头孢菌素类抗生素是不同的。

沙纳霉素

通过对天然沙纳霉素进行结构改造，发现将 3 位末端氨基衍生成 *N*-甲酰亚胺衍生物，从中得到一个稳性较好的药物，即亚胺培南。

氨曲南(aztreonam)

【化学名】[2S-[2α,3β（Z）]]-2-[[[1-（2-氨基-4-噻唑基）-2-[（2-甲基-4-氧代-1-羟磺酰基-3-氮杂环丁烷基）氨基]-2-氧代亚乙基]氨基]氧代]-2-甲基丙酸（[2S-[2α,3β（Z）]]-2-[[[1-（2-amino-4-thiazolyl）-2-[（2-methyl-4-oxo-1-sulfo-3-azetidinyl）amino]-2-oxoethylidene]amino] oxy]-2-methylpropanoic acid）。

【理化性质】本品为白色晶体；无臭。在 DMF、DMSO 中溶解，在甲醇中微溶，在乙醇中极微溶，在甲苯、氯仿、乙酸乙酯中几乎不溶。

【发现与发展】诺卡霉素（nocardicin）是第一个天然单环 β-内酰胺类抗生素，含有 7 个组分 A～G。其中组分 A 为主要成分。该结构的发现改变了药物化学家认为的 β-内酰胺环必须与其他环状结构稠合才能具有一定开环活性并发挥抗菌作用。观念的改变，促使人们发现该结构的优点，主要体现在稳定性上。例如，单环结构对酸碱比较稳定，也对各种 β-内酰胺酶稳定，但结构的稳定性也导致药物抗菌谱窄，活性较低。

在此单环结构基础上进行结构修饰，主要目的就是为了增加 β-内酰胺的开环活性。例如，内酰胺环上 N_1 原子接有吸电性的磺酸基，可增加 C_4 位羰基的亲电能力，使 β-内酰胺易于开环。C_2 位取代基的引入，一定程度上增加了四元环的环张力。在大量实验的基础上，人们得到了氨曲南、替吉莫南及卡芦莫南等理想结构。

【合成】氨曲南的合成主要集中在单环 β-内酰胺环的合成，以 Boc(化学中常用的保护基)保护的苏氨酸为起始原料，首先在 *N*-羟基苯并三唑的活化下，与 *O*-苄基羟胺反应生成羟肟酸结构，再在三苯基膦、DEAD 条件下发生 Mitsunobu 反应，同时端位甲基构型发生构型翻转，再经 Pd-C 加氢，$TiCl_3$ 的还原得内酰胺结构，三氟乙酸脱 Boc 保护基，随后对新游离出的氨基再 Cbz 保护，最后通过三氧化硫对酰胺氮原子磺酸化，在 Pd-C 加氢脱 Cbz(化学中常用的保护基)保护，得关键单环 β-内酰胺中间体，游离氨基通过 DCC 缩合的方法，将侧链以酰胺键连接方式引入，最后脱除侧链上的羧基保护基得氨曲南。

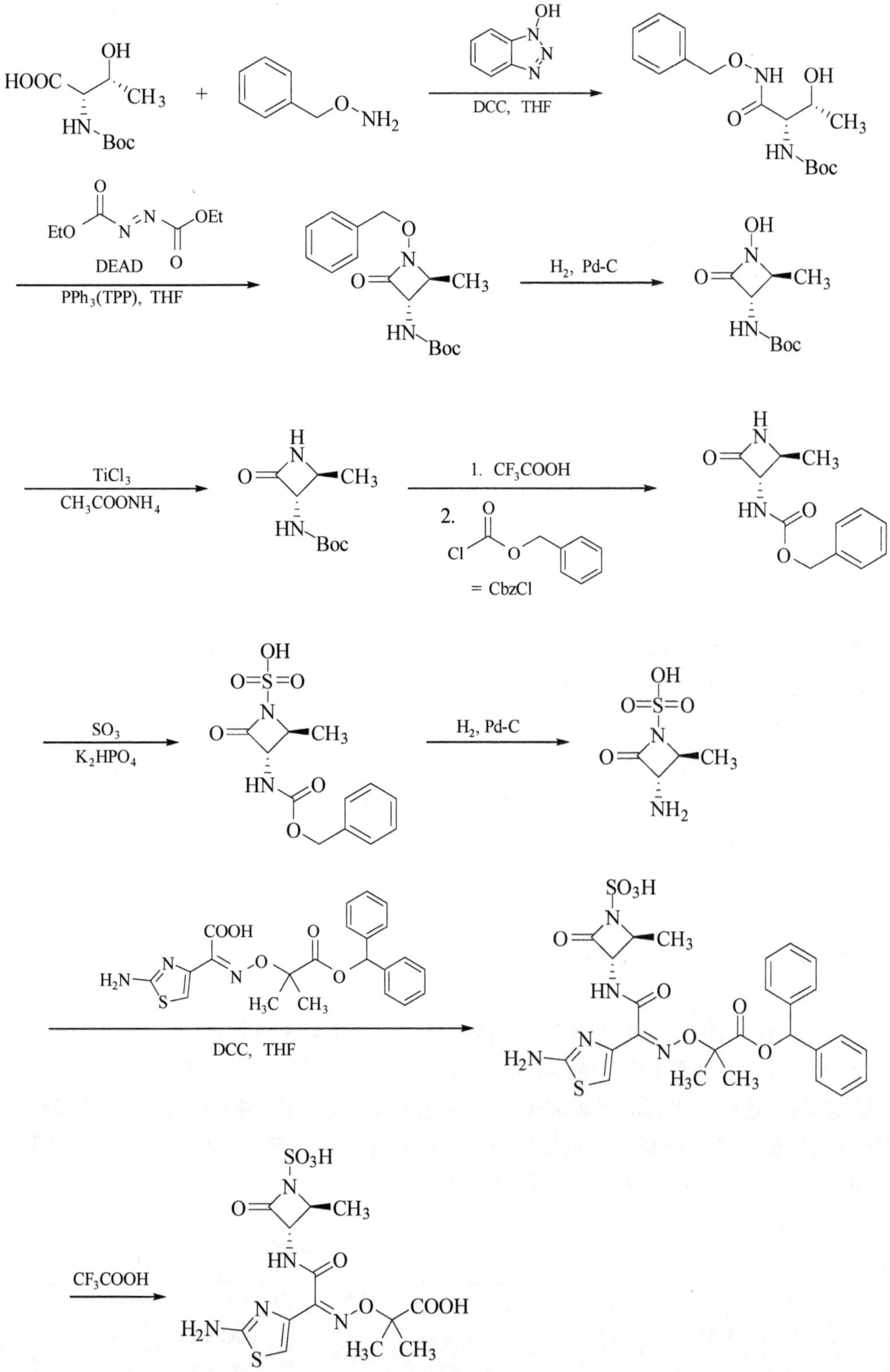

OH
HOOC
CH3
HN
Boc
+
O
NH2
OH
N
N
N
DCC, THF
O
NH
O
EtO
N
N
OEt
DEAD
PPh3(TPP), THF
H2, Pd-C
TiCl3
CH3COONH4
1. CF3COOH
2.
Cl
= CbzCl
SO3
K2HPO4
O=S=O
H2, Pd-C
NH2
COOH
H2N
S
H3C
DCC, THF
SO3H
CF3COOH

【作用】氨曲南对各种需氧革兰氏阴性菌有较强的抗菌活性，对需氧的革兰氏阳性菌及厌氧菌作用较小，对各种 β-内酰胺酶稳定，能透过血脑屏障，副作用小。临床用于治疗呼吸道感染、尿路感染、软组织感染、败血症等。另外，氨曲南耐受性好，副作用发生率低，并与西林及头孢类抗生素不发生交叉过敏反应，这些显著特点也为寻找无过敏反应、高效、广谱的 β-内酰胺类抗生素提供了一个新的研究方向。

细菌对 β-内酰胺类抗生素产生耐药性的一个关键手段是通过细菌自身产生的 β-内酰胺酶，对还未发挥作用的药物分子进行开环破坏。应用人们在青霉素结构改造中总结出的经验，如果增加 C_6 酰胺基侧链的位阻，将增加药物的抗 β-内酰胺酶的作用，应用该思路进行药物逆向设计，如果在 C_6 位不引入任何位阻基团，甚至是没有基团取代，这将显著增加结构对 β-内酰胺酶的结合作用，如果再结合其他结构修饰手段，增加 β-内酰胺结构的开环活性，将可以有效地阻断 β-内酰胺酶的活性。

克拉维酸(clavulanic acid)

【化学名】(Z)-(2S,5R)-3-(2-羟亚乙基)-7-氧代-4-氧杂-1-氮杂双环[3.2.0]庚烷-2-羧酸，[(Z)-(2S,5R)-3-(2-hydroxyethylidene)-7-oxo-4-oxa-1azabicyclo[3.2.0]heptane-2-carboxylic acid]，又名棒酸。

【理化性质】本品为白色或类白色结晶性粉末，极易吸湿；在水中易溶，在甲醇中溶解，在乙醇中微溶，在乙醚中不溶。水溶液不稳定，分解变色。比旋光度为+55°～+60°。

【结构特征】本品由 β-内酰胺环和氢化噁唑环骈合而成，羧基 α 位无任何取代基，同时 C_3 位是一个 sp^2 杂环的碳原子，与噁唑环上的氧原子形成乙烯醚结构。因此克拉维酸环张力比青霉素大得多。

【作用机制】克拉维酸是从链霉菌的发酵液中分离得到的，是第一个用于临床的 β-内酰胺酶抑制剂。

克拉维酸的结构特征使其能与 β-内酰胺酶的催化中心更好地适应，同时能较强地与 β-内酰胺酶结合。酶催化中心的丝氨酸(Enz-SerOH)亲核性进攻克拉维酸的 β-内酰胺环生成酰化酶，这种酰化酶水解非常缓慢，亲电性的亚胺离子会继续与 β-内酰胺酶上其他亲核基团(Enz-Nu)如羟基、氨基发生不可逆烷基化反应，使 β-内酰胺酶失活。因此克拉维酸是一种不可逆竞争性 β-内酰胺酶抑制剂。

【作用】本品对革兰氏阳性菌或革兰氏阴性菌产生的 β-内酰胺酶均有抑制作用，但本身几乎无抗菌活性，单独使用无效，常与青霉素类抗生素联合使用，如克拉维酸和阿莫西林组成的复方制剂称为奥格门汀（augmentin），可用于耐阿莫西林的菌株感染，使阿莫西林增效 130 倍。

【相关药物】应用克拉维酸的结构思想，人们合成了具有同样功能的药物舒巴坦，其结构特点是骈合的五元环变为了噻唑环，且环上硫原子被氧化成砜，较强吸电基的引入使 β-内酰胺环易于开环。舒巴坦对革兰氏阳性菌和革兰氏阴性菌的 β-内酰胺酶均有作用，当与阿莫西林合用时，能显著提高抗菌活性。药物化学家还对其进行了前药的修饰研究，将氨苄西林与舒巴坦按 1:1 的形式以次甲基相连制含双酯结构的舒他西林，该药物口服后可迅速吸收，在体内非特定酯酶的作用下使其水解，给出较高血清浓度的氨苄西林和舒巴坦。

舒他西林

在舒巴坦的结构基础上，进一步研究发现其 3 位被甲基取代后可以得到一系列新结构的化合物，这些化合物的活性更强，其中已上市的药物有他唑巴坦，作为不可逆的竞争性 β-内酰胺酶抑制剂，其抗菌谱的广度和活性都远远超过克拉维酸和舒巴坦。

第二节　四环素类抗生素

四环素类抗生素是由放线菌产生的一类口服广谱抗生素，天然包括四环素（tetracycline）、金霉素（chlortetracycline）和土霉素（oxytetracycline）等，以及结构优化的半合成抗生素如地美环素（demeclocycline）、多西环素（doxycycline）、米诺环酸（minocycline）和美他环素（metacycline）等。此类抗生素对革兰氏阴性菌、革兰氏阳性菌、立克次体、衣原体、支原体及某些原虫等均有抑制活性，是很多细菌感染的首选药物。该类药物具有可口服、抗菌谱广、毒性小和极少发生过敏反应等特点。

> **知识链接**
>
> 　　**四环素类结构编号**：四环素类抗生素的结构相当于多氢并四苯结构，环及环上原子具有习惯性编号。定义含有羰基、氨甲酰基、双键、羟基及二甲氨基的环为 A 环，且 A 环上的羰基为 1 位，顺次编号，不编号两环骈合位置的碳原子，而该位置的碳原子以相邻较小的碳原子的编号并带上希腊字母 α 来表示。

金霉素	$R_1 = H$,　$R_2 = OH$,　$R_3 = CH_3$,　$R_4 = Cl$
土霉素	$R_1 = OH$,　$R_2 = OH$,　$R_3 = CH_3$,　$R_4 = H$
四环素	$R_1 = H$,　$R_2 = OH$,　$R_3 = CH_3$,　$R_4 = H$
地美环素	$R_1 = H$,　$R_2 = OH$,　$R_3 = H$,　$R_4 = Cl$
多西环素	$R_1 = OH$,　$R_2 = H$,　$R_3 = CH_3$,　$R_4 = H$
米诺环素	$R_1 = H$,　$R_2 = H$,　$R_3 = H$,　$R_4 = N(CH_3)_2$
美他环素	$R_1 = OH$,　$R_2 = CH_3$,　$R_3 = H$,　$R_4 = H$

四环素(tetracycline)

【**化学名**】(4S,4αS,αS,6S,12αS)-6-甲基-4-(二甲氨基)-3,6,10,12,12α-五羟基-1,11-二氧代-1,4,4α,5,5α,6,11,12α-八氢-2-并四苯甲酰胺基盐酸盐[(4S,4αS,5αS,6S,12αS)-4-dimethylamino-1,4,4α,5,5α,6,11,12α-octahydro-3,6,10,12,12α-pentahydroxy-6-methyl-1,11-dioxonaphthacene-2-carboxamide]。

【**理化性质**】本品为黄色结晶性粉末；无臭；略有引湿性；遇光渐变深，在碱性溶液中易被破坏失效。本品在水中溶解，在乙醇中微溶，在乙醚中不溶。稀盐酸溶液中的比旋光度为−240°～−258°。

　　四环素是一类两性化合物，酸性依照基团酸性强弱分别为 C_3 位的羟基(pK_a=2.6)、

C_{12} 位的羟基(pK_a=7.5)、C_{10} 位的酚羟基(pK_a=9.4)。C_3、C_{12} 上羟基与羰基双键上 β 位相连，决定其强弱的因素是双键 α 位连有吸电性羰基数目的区别，因此 C_3 羟基酸性显著高于 C_{12} 位。四环素同时还有一个 C_4 位的碱性基团(pK_b=4.3)，生产上多应用其和氯化氢成盐。

四环素在干燥条件下较为稳定，但见光易变色。在酸性及碱性条件下都不稳定，易发生水解。

酸性条件下四环素易发生两种方式的结构变化，均使药物的抗菌活性减弱或消失，涉及的失活过程为：C_6 羟基引起的脱水过程，以及 C_4 手性二甲氨基发生的差向异构化。脱水过程在酸催化下 C_6 位羟基与 C_5 α 质子之间发生，生成双键，在经过重排得到萘环结构，生成无活性的橙黄色脱水物，发生消除反应。

另外，在 pH 2～6 条件下，A 环上二甲氨基同样在酸诱导下，可发生差向异构化，反应通过氨基 α 位质子的消除重排，生成烯氨结构，双键再经同样的互变重排，使原有的 C_4 位手性变为外消旋位点。

土霉素与四环素的区别在于 C_5 位的 H 质子被羟基取代，羟基的存在使土霉素上的 C_4 位二甲氨基由于氢键作用不易发生差向异构化。而金霉素与四环素的区别仅在于 C_7 位苯环上氯原子取代，由于吸电性，脱水消除过程更易发生。对于四环素结构来说，这两种酸性条件下的分解往往同时发生。

碱性条件下同样引起四环素结构的降解，碱使 C_6 位羟基被活化成氧负离子，与同环对位的羰基生成半缩醛，再经开环重排，生成具有内酯结构的异构体。反应过程如下。

酸碱可使四环素结构发生破坏，很多金属离子的存在也是药物活性减弱或消失的原因。这与四环素结构中含有多种酸性基团，且很多基团可参与金属配位过程有关。例如，四环素可与钙离子、镁离子形成不溶性盐，与铁离子可形成红色络合物，与铝离子形成黄色络合物。四环素与金属可能的配合方式如下。

易与金属离子配位的性质给四环素药物的使用带来不便，而且还会干扰口服时的血药浓度。特别是与钙离子结合的能力，在体内会呈黄色沉积在骨骼和牙齿上，这是导致小儿服用四环素后牙齿变黄的主要原因，故小儿和孕妇应慎用或禁用。

【作用机制】四环素类抗生素主要通过抑制核糖体蛋白质的合成抑制细菌生长。四环素类抗生素与 30S 细菌核糖体亚单位的某个位点结合，破坏 tRNA 和 RNA 之间的密码子-反密码子反应，从而阻止了氨酰-tRNA 与核糖体受体在该位点的结合，抑制细菌的生长，因此是广谱抗生素。但受抑制细菌易于从质粒或易位子中获得抗性基因，转变为具有抗性的耐药菌，这使四环素表现为极易产生耐药性，加之毒副作用也较多，临床应用受到限制。

【相关药物】结构修饰克服药物自身不足，是药物学家必备工具。在天然结构基础上对四环素类抗生素进行结构修饰，一方面可以增强其在酸性、碱性条件下的稳定性，另一方面解决这类抗生素的耐药问题。例如，去除 C_6 羟基的土霉素即得多西环素，土霉素本身酸性下稳定性好于四环素，去除 C_6 羟基后进一步提高其碱性条件下的稳定性。同时多西霉素脂溶性高于天然四环素抗生素，因而更易进入组织器官，但由于前庭副作用而限制了其使用。

　　将四环素分子中的 C_6 位甲基及羟基同时去除，并在 7 位引入二甲氨基，得到米诺环素，其口服吸收好，对四环素耐药的葡萄球菌等也有较强的抗菌作用，还可与其他药物联用治疗麻风病，但其肝毒性较大。

【构效关系】在大量结构修饰及活性测试基础上，人们总结出四环素类抗生素的构效关系如下。

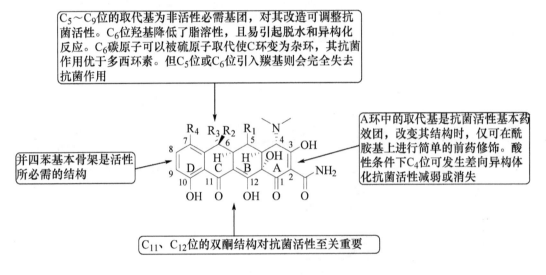

C_5～C_9位的取代基为非活性必需基团，对其改造可调整抗菌活性。C_6位羟基降低了脂溶性，且易引起脱水和异构化反应。C_6碳原子可以被硫原子取代使C环变为杂环，其抗菌作用优于多西环素。但C_5位或C_6位引入羧基则会完全失去抗菌作用

并四苯基本骨架是活性所必需的结构

A环中的取代基是抗菌活性基本药效团，改变其结构时，仅可在酰胺基上进行简单的前药修饰。酸性条件下C4位可发生差向异构体化抗菌活性减弱或消失

C_{11}、C_{12}位的双酮结构对抗菌活性至关重要

第三节　氨基糖苷类抗生素

　　氨基糖苷类抗生素的基本结构特征通常以 1,3-二氨基肌醇(氨基环己醇结构)如链霉胺(streptamine)、2-脱氧链霉胺(deoxystreptamine)、放线菌胺(actinamine)为苷元与某些特定的氨基糖(单糖或双糖)通过糖苷键相连而成。

链霉胺　　　　　　2-脱氧链霉胺　　　　　　放线菌胺

　　氨基糖苷类抗生素主要通过抑制细菌蛋白质的生物合成而发挥杀菌作用，该类抗生素具有抗菌谱广及抗生素后效应等特点。抗菌谱广表现在，对需氧革兰氏阴性菌(包括铜绿假单胞菌)和革兰氏阳性菌均有抗菌作用，另外由于其一般具有碱性，对耐酸性结

核分枝杆菌也有抑制作用。抗生素后效应则表现在，细菌在接触抗生素后虽然抗生素血清浓度降至最低抑菌浓度以下甚至消失，但对微生物的抑制作用依然能维持一段时间。

本类药物具有较严重不足，具有交叉耐药性、对肾脏产生毒性，特别是引起第八对脑神经不可逆耳聋等，尤其对儿童毒性更大。用于临床的氨基糖苷类药物主要有链霉素（streptomycin）、卡那霉素（kanamycin）和庆大霉素（gentamycin），后两种均为抗生素混合物。

知识链接

链霉素历史意义：链霉素是 1943 年由美国 S.A.瓦克斯曼从链霉菌中分离得到的，是继青霉素后第二个生成并用于临床的抗生素。它的抗结核杆菌的特效作用，开创了抗结核病治疗的新纪元，从而结束了肆虐人类生命几千年的结核杆菌历史。

链霉素(streptomycin)

【**化学名**】O-2-甲氨基-2-脱氧-α-L-葡吡喃糖基-（1→2）-O-5-脱氧-3-C-甲酰基-α-L-来苏呋喃糖基-（1→4）-N_1,N_3-二脒基-D-链霉胺硫酸盐。

【**理化性质**】本品为白色或类白色粉末；无臭或几乎无臭；有引湿性。本品在水中易溶，在乙醇中不溶。

链霉素分子结构中两个胍基及一个甲氨基构成了三个碱性中心，可以和各种酸成盐，临床用其硫酸盐。因此链霉素为较强的极性化合物，水溶性较高，脂溶性较低，因而口服给药时，很难被吸收，需注射给药。

【**代谢**】本品肌内注射后吸收良好，主要分布在细胞外液，并可分布至全身器官组织。与蛋白质结合率为20%～30%，血消除半衰期为2.4～2.7h。本品在体内不代谢，主要经肾小球滤过排出，给药后 24h 尿中排出 80%～98%，约 1%从胆汁排出，少量从乳汁、唾液和汗液中排出。

【**作用机制**】链霉素主要与细菌核糖体30S亚基结合，抑制细菌蛋白质的合成。

【作用】本品对结核杆菌的抗菌活性强，而非结核分枝杆菌对本品大多耐药。主要与其他抗结核药物联用用于治疗结核杆菌所致的各种结核病。特别是对结核性脑膜炎和急性浸润性肺结核有很好的疗效。对尿道感染、肠道感染、败血症等也有效。缺点是易产生抗药性，有耳毒性及肾毒性。

第四节　大环内酯类抗生素

大环内酯类抗生素是由链霉菌产生的一类结构特异的抗生素，其特征为分子中含有一个的十四元或十六元的内酯环，除酯基部分及结构中常见的一个羰基结构外，其他成环原子均为饱和碳原子，且被多个甲基和羟基取代。并且部分羟基与去氧氨基糖或去氧糖成苷。常见药物有红霉素、克拉霉素、罗红霉素、阿奇霉素等。

这类抗生素的抗菌谱和抗菌活性相似，对革兰氏阳性菌和某些革兰氏阴性菌、支原体等有较强的活性。毒性较低、无严重不良反应。半合成方法对药物性能的调整主要集中在药物稳定性及药代动力学活性等方面。该类抗生素与临床常用其他种类抗生素之间无交叉耐药性，但同类药物由于化学结构具有相似性，易产生交叉耐药性。

红霉素(erythromycin)

红霉素 A	R′ = OH	R″ = Me
红霉素 B	R′ = H	R″ = Me
红霉素 C	R′ = OH	R″ = H

红霉素是一种混合抗生素，是由红色链丝菌产生的抗生素，包括红霉素 A、红霉素 B 和红霉素 C。三者的差别在于 C_{12} 位及克拉定糖中 $C_{3''}$ 位取代基的不同。其中红霉素 A 为主要抗菌成分，红霉素 B 和红霉素 C 则活性较低且毒性大。因此药典对红霉素的组成要求为，红霉素 A 含量不得小于 93.0%，红霉素 B 和红霉素 C 的含量均不得超过 3.0%。由于红霉素 A 含量占有主要地位，因此有些情况下红霉素也特指红霉素 A。

【化学名】3-[(2,6-二脱氧-3-C-甲基-3-O-甲基-α-L-吡喃糖基)氧]-13-乙基-6,11,12-三羟基-2,4,6,8,10,12-六甲基-5-[[3,4,6-三脱氧-3-(二甲氨基)-β-D-吡喃木糖基]氧]-1-氧杂环十四烷-1,9- 二 酮（3-[(2,6-dideoxy-3-C-methyl-3-O-methyl-α-L-ribo-hexopyranosyl)oxy]-13-ethyl-6,11,12-trihydroxy-2,4,6,8,10,12-hexamethyl-5-[[3,4,6-trideoxy-3-(dimethyl-amino)-β-D-xylo-hexopyranosyl]oxy]-1-oxacyclotetradecan-1,9-dione）。

【结构特征】红霉素 A 是由 14 元的红霉内酯与去氧氨基糖和红霉糖缩合而成的碱性苷。14 元的大环上无双键，偶数碳原子上共有 6 个甲基，9 位含有一个羰基，另外还含有 5

个羟基(C_3、C_5、C_6、C_{11}、C_{12})。3 位羟基通过氧原子与克拉定糖相连,相邻的 5 位羟基则与碱性的去氧氨基糖相连。

【理化性质】本品为白色或类白色结晶或粉末;无臭,味苦,微有引湿性。在甲醇、乙醇或丙酮中易溶,在水中微溶。无水乙醇中(20mg/mL)中比旋度为−71°~−78°。

由于红霉素的大环内酯结构中存在三个游离羟基,且与 9 位羰基距离适中,在酸性条件下,三个羟基均要参与红霉素的降解过程。首先 6 位羟基与 9 位羰基生成半缩醛,生成的 C_9 羟基再与 C_8 上的氢脱去一分子水,生成一个五元的 2,3-二氢呋喃结构。该结构中的双键较为活泼,会继续与 11 位上的另一羟基发生加成反应。得到一个位于大环内的双五元螺环结构,又名螺旋酮。最后螺环结构中的一个羟基会在酸性条件下继续与临位的 H 原子发生脱水消除,同时 C_3 位上的卡拉定糖发生水解,最终得一个含螺环的大环内酯产物及一分子卡拉定糖。

螺旋酮
卡拉定糖

【作用】红霉素对各种革兰氏阳性菌有很强的抗菌作用,对革兰氏阴性百日咳杆菌、流感杆菌、淋球菌、脑膜炎球菌等也有效,而对大多数肠道革兰氏阴性杆菌则无活性。红霉素为耐青霉素的金黄色葡萄球菌和溶血性链球菌引起感染的首选药物。

【相关药物】由于红霉素在水中溶解性差,难于直接用于注射剂,口服又存在被胃酸破坏的缺点。针对水溶性小,可通过成盐的方法提高其水溶性,进而做成注射剂。红霉素结构中含有碱性的去氧氨基糖,可以与水溶性的酸成盐,如乳糖醛酸,得乳糖醛酸红霉素,可供注射使用。

由于红霉素的降解涉及三个羟基与一个羰基参与的多步过程,对涉及的反应位点进行结构修饰,均有可能寻找到高稳定性的红霉素衍生物。

C6 位结构修饰：将红霉素 C6 位羟基进行甲基化得卡拉霉素，阻滞了该位点羟基与羰基生成半缩醛，从而增加其在酸中的稳定性。C8 位结构修饰：根据电子等排原理，在红霉素 C8 位引入氟原子得到氟红霉素，氟原子的引入不仅可以使羰基活性下降，还能阻滞 C8 与 C9 位之间不可逆脱水反应的发生，从而提高抗酸性。

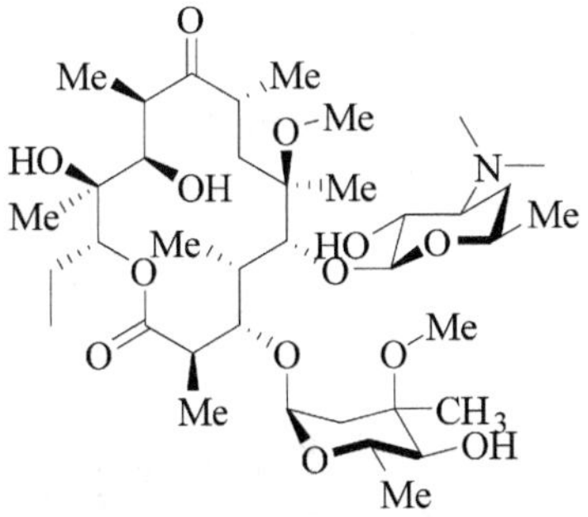

克拉霉素

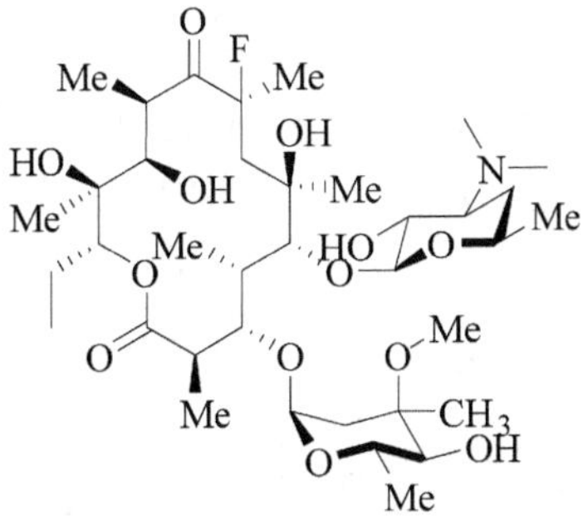

氟红霉素

C9 位结构修饰是红霉素结构优化的重要位点。研究表明，将 C9 位羰基修饰成肟或腙，同样可以阻止缩合反应的发生，增加药物稳定性，但活性下降，如红霉素肟。在此现象提示下，人们通过对该位的点大量衍生化研究，找到了具有类似乙二醇二甲醚侧链的肟基团修饰，得到罗红霉素，罗红霉素具有较好的化学稳定性，口服吸收迅速，抗菌活性也是天然红霉素的 6 倍，在组织中分布广，特别在肺组织中浓度较高。

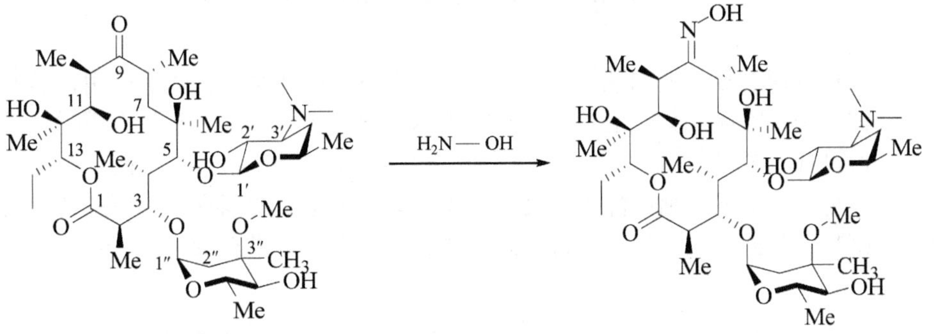

红霉素肟

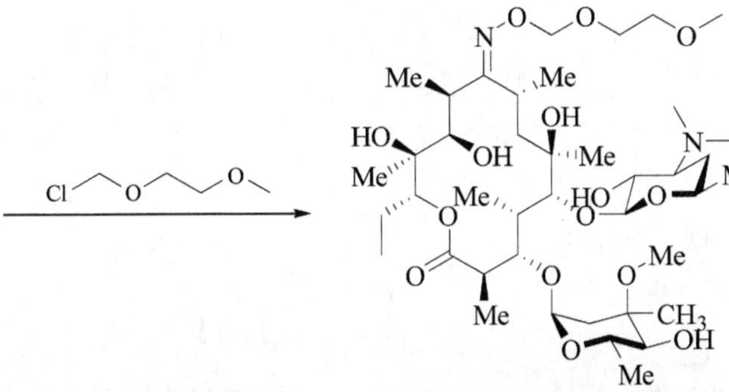

罗红霉素

　　红霉素肟由于大环内引入了亚氨基，药物碱性显著增强，对细菌细胞膜的穿透力显著增强。又由于氮原子的引入，阿奇霉素内酯环构象发生改变，与核糖体结合更加紧密，对许多革兰氏阴性杆菌有较大活性，在组织中浓度较高，可用于治疗多种病原微生物所致的感染，特别是性传染疾病。

　　增加红霉素耐酸稳定的方法，还可以通过对大环 5 位去氧氨基糖上的 2'羟基成酯。由于位阻效应阻碍了羟基与羰基生成缩酮结构，如依托红霉素(erythromycin estolate)，在酸中较稳定并适于口服；琥乙红霉素(erythromycin ethyl succinate)可使红霉素苦味消失，适于儿童服用，它们在水中均几乎不溶，但到体内水解后可释放出红霉素。

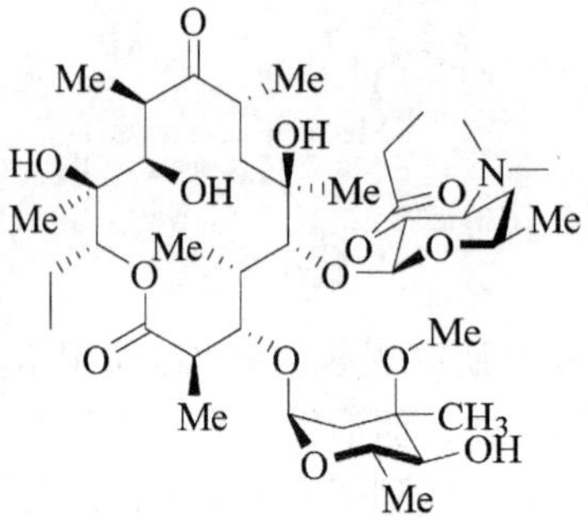

依托红霉素 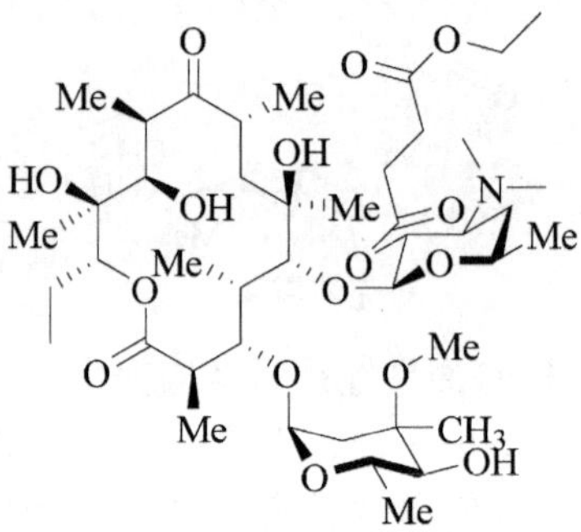　　　　　　　　　　琥乙红霉素

第五节　氯霉素类抗生素

　　氯霉素是 1947 年从委内瑞拉链霉菌培养液中得到的抗生素，随后采用化学方法合成制得，并应用于临床。为了避免氯霉素的苦味，增强抗菌活性，延长作用时间或减少毒性，人们设计合成了氯霉素衍生物。例如，通过分子结构中引入羧基改善药物水溶性得到琥珀氯霉素；引入棕榈酸酯结构消除了氯霉素的苦味；对氯霉素上硝基替代为其他吸电子基团如砜基或乙酰基得甲砜霉素或乙酰氯霉素作用效果有所改善。

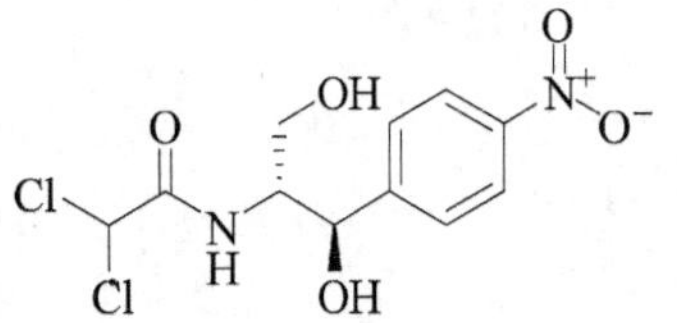

氯霉素 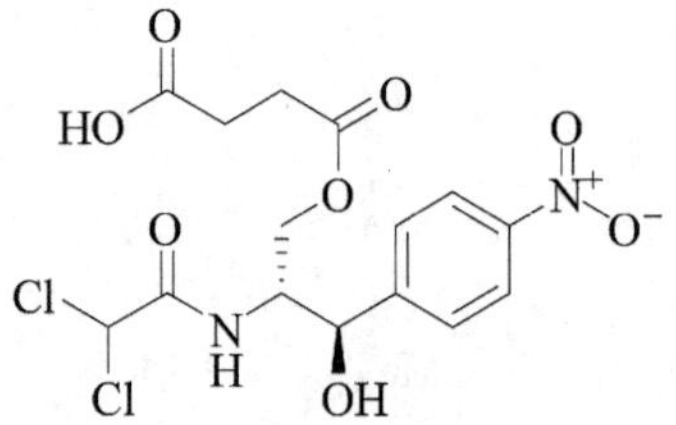　　　　　　　琥珀氯霉素 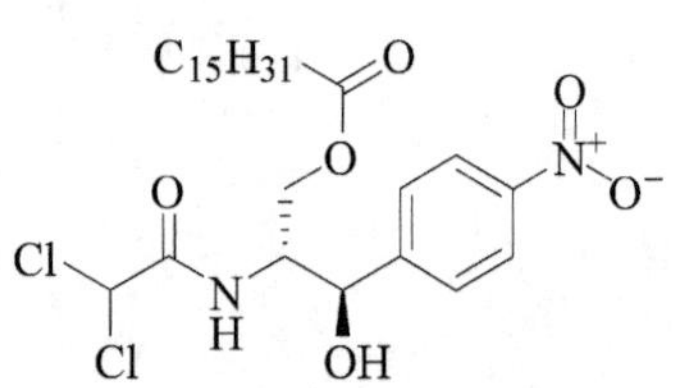　　　　　　棕榈氯霉素

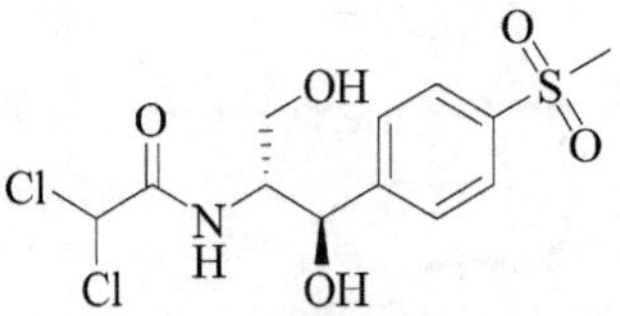

甲砜霉素 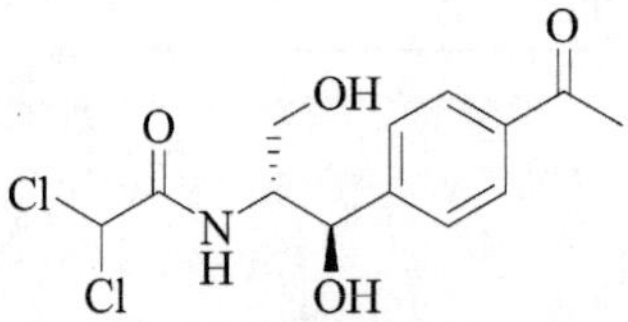　　　　　　　乙酰氯霉素

氯霉素(chloramphenicol)

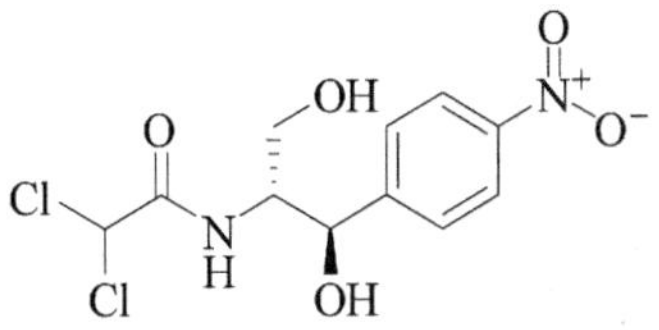

【化学名】D-苏式-(−)-N-[α-(羟甲基)-β-羟基-对硝基-苯乙基]-2,2-二氯乙酰胺。

知识链接

　　氯霉素的结构命名：D/L 构型的定义是以人为规定的甘油醛构型比较而得到的，与左旋甘油醛结构类似的定义为 L 型，反之为 D 型。苏式(threo)是指在费舍尔投影式下，基团序列较大的取代基位于主链两侧，对应的赤式(erythro)是指较大取代基位于主链同侧。

【理化性质】本品为白色至微带黄绿色的针状、长片状结晶或结晶性粉末。在甲醇、乙醇、丙酮或丙二醇中易溶，在水中微溶。在中性至中等强度酸性溶液中稳定。氯霉素在无水乙醇中呈右旋性，比旋度为+18.5°～+21.5°；在乙酸乙酯中呈左旋性，比旋度为−25.5°。本品熔点为 149～153℃。

　　本品性质稳定，耐热，在干燥状态下可保持抗菌活性 5 年以上，水溶液可冷藏几个月，煮沸 5h 对抗菌活性也无影响。在中性、弱酸性(pH 4.5～7.5)条件下较稳定，但在强碱性(pH>9)或强酸性(pH<2)溶液中可引起不同位点的水解，水解过程如下。

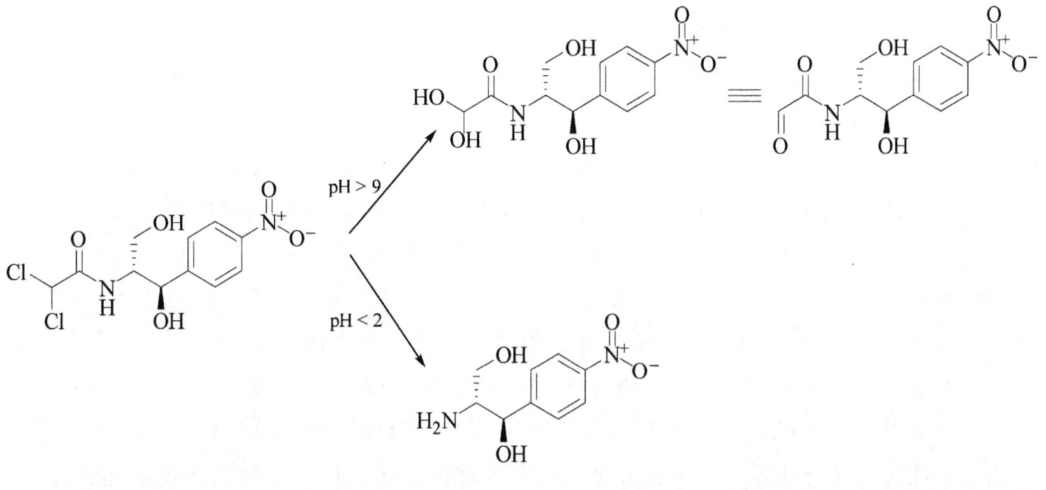

【结构特征】氯霉素分子结构中含有对硝基苯基、丙二醇及一个特殊的二氯乙酰胺基，普遍认为后者与抗菌活性有关。

　　由于氯霉素分子结构中有两个手性碳原子，具有 4 个旋光异构体。其中仅 1R,2R-(−)

或 D-(−)苏式有抗菌活性，为临床使用的氯霉素。合霉素是氯霉素的外消旋体，疗效仅为氯霉素的一半。4 种旋光异构体的费舍尔投影式如下。

$$
\begin{array}{cccc}
\text{NO}_2 & \text{NO}_2 & \text{NO}_2 & \text{NO}_2 \\
\text{HO—(R)—H} & \text{H—(S)—OH} & \text{H—(S)—OH} & \text{HO—(R)—H} \\
\text{H—(R)—NHCOCHCl}_2 & \text{Cl}_2\text{HCOCHN—(S)—H} & \text{H—(R)—NHCOCHCl}_2 & \text{Cl}_2\text{HCOCHN—(S)—H} \\
\text{CH}_2\text{OH} & \text{CH}_2\text{OH} & \text{CH}_2\text{OH} & \text{CH}_2\text{OH} \\
\text{1R, 2R-(−)} & \text{1S, 2S-(+)} & \text{1S, 2R-(+)} & \text{1R, 2S-(−)} \\
\text{D-(−)-苏式} & \text{L-(+)-苏式} & \text{D-(+)-赤式} & \text{L-(−)-赤式}
\end{array}
$$

【知识要点】

1. 抗生素的定义。
2. 抗生素的分类。
3. β-内酰胺类抗生素的分类、代表药物、构效关系。
4. 四环素类抗生素的代表药物、理化性质。
5. 氨基糖苷类抗生素的代表药物、结构特征。
6. 大环内酯类抗生素的代表药物、结构特征、相关药物。
7. 氯霉素的结构特征。

【目标训练】

1. 简述抗生素的定义、主要结构类型及对应作用机制。
2. 试说明 β-内酰胺抗生素的化学结构特点。
3. 举例说明耐酸、耐酶和广谱青霉素的结构特点。
4. 试述半合成头孢菌素的构效关系。
5. 写出亚胺培南的结构式。说明亚胺培南与西司他丁组成复方制剂（泰能，tienam）的原因。
6. 四环素结构为何为两性化合物，其可能发生的结构失活过程有哪些？
7. 试述红霉素对酸不稳定性的原因，举例说明大环内酯结构改造的方法。
8. 举例说明如何对红霉素进行结构改造，得到对酸稳定可口服的半合成抗生素。

【能力训练】

1. 试说明耐酸、耐酶、广谱青霉素的结构特点，并举例。
2. 一位 18 岁的高中男生王某，因患急性阑尾炎住院手术治疗，出院两个星期后伤口部位仍然疼痛，因此来到医院门诊部治疗。医生检查发现伤口部位红肿，有触痛，对伤口进行处理时，挤出大量的黄色的脓液，送到检验室做革兰氏染色试验，发现有大量的革兰氏阳性球菌存在，细菌培养和敏感性试验要等到三天后才有结果。因王某功课非常紧张，不愿住院治疗，因此医生决定用青霉素类药物对他进行治疗。

常用的青霉素类药物主要有以下几种：青霉素 G、甲氧西林、哌拉西林、氨苄西林、氯唑西林等，如何根据患者的病情和药物的性质来选择合适的药物呢?

(1)请分析上述几种青霉素类药物的性质和作用特点。

(2)根据患者的病情，提出你对用药治疗的建议。

3.2001年湖南省发生一起致人以严重危害且中毒人数众多的"梅花K"假药案件。广西半宙制药集团第三制药厂生产的"梅花K"黄柏胶囊是用于治疗泌尿系统疾病的消炎药，许多患者服用该药后出现呕吐、腹泻、消化道出血等症状，甚至出现肾衰竭、心脏骤停等严重后果。据湖南省药检所检测表明：该产品添加了过期变质的四环素，其中四环素降解产物的含量远远超过国家允许的安全范围。

(1)试分析四环素的作用特点、毒副作用及理化性质。

(2)试分析"梅花K"黄柏胶囊引起患者中毒的主要原因。

(3)试述"梅花K"假药案件给我们带来的反思。

4. 卡那霉素由于受细菌产生的氨基糖苷钝化酶作用，在临床应用中易产生耐药性。试在其结构基础上设计一化合物，增加对抗药菌的活性，并说明设计原因。

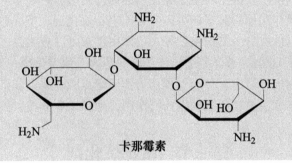

卡那霉素

(廉明明)

第十三章 抗肿瘤药

【学习目标】

1. 掌握盐酸氮芥、环磷酰胺、顺铂的结构、理化性质、体内代谢及作用特点。

2. 熟悉抗肿瘤药物的分类、结构类型及作用机制；熟悉喜树碱类、长春碱类及紫杉烷类抗肿瘤药物的结构特点及临床应用。

3. 了解烷化剂类抗肿瘤药物的发展；了解抗肿瘤植物药及衍生物的发展和作用机制；了解金属铂配合物的发展及构效关系。

抗肿瘤药物是指用于恶性肿瘤治疗的药物。自 20 世纪 40 年代氮芥用于治疗恶性淋巴瘤及白血病以来，化疗已经取得了长足的进步，明显地延长了癌症患者的生存时间。特别是在现代基因治疗、免疫治疗等生物治疗技术的推动下，化疗已由单一化疗进入联合化疗和综合化疗的阶段，甚至对不少癌症能达到完全治愈的效果。

抗肿瘤药物按照作用原理和来源可以分为：生物烷化剂、抗代谢药物、抗肿瘤抗生素和抗肿瘤植物药有效成分及其衍生物等。按作用靶点可以分为以 DNA 为作用靶的药物，包括直接作用于 DNA、破坏其结构和功能的药物，如烷化剂；干扰 DNA 和核酸合成的药物，如抗代谢药；以有丝分裂过程作为作用靶点的药物，如某些天然抗肿瘤活性成分及其衍生物。本章主要按照抗肿瘤药物作用原理和来源分类，进行重点讨论。

第一节 生物烷化剂

生物烷化剂又称烷化剂，化学性质活泼，是抗肿瘤药物中应用最早的一类药物。这类药物在体内能形成缺电子活泼中间体或其他具有活泼的亲电性基团的化合物，与生物大分子，如脱氧核糖核酸(DNA)、核糖核酸(RNA)及某些重要酶中的氨基、巯基、羧基和磷酸基等进行亲电反应，形成共价结合，使癌细胞的结构和生理功能发生变异，抑制细胞分裂，从而导致癌细胞凋亡。

烷化剂大多选择性不高，属于细胞毒类药物，在抑制和毒害增生活跃的肿瘤细胞同时，会对其他增生较快的正常细胞，如骨髓细胞、毛发细胞、肠上皮细胞及生殖细胞等也同样产生抑制和影响作用，因而会产生恶心、呕吐、骨髓抑制、脱发等多种临床副作用。

按化学结构，目前在临床使用的烷化剂代表药物主要包括：氮芥类，如盐酸氮芥、环磷酰胺；乙撑亚胺类，如噻替派；亚硝基脲类，如卡莫司汀；磺酸酯类，如白消安；以及金属配合物，如顺铂等。

一、氮芥类

氮芥类是最早应用于临床的生物烷化剂，该类化合物的结构可以分为两大部分——烷基化部分(双-β-氯乙胺基)和载体部分。一般通式如下。

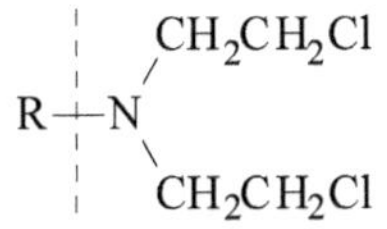

$$R-N\begin{array}{c} CH_2CH_2Cl \\ \\ CH_2CH_2Cl \end{array}$$

载体部分　　烷基化部分

通式中，烷基化部分又称氮芥基，是抗肿瘤活性的功能基团。载体部分可以用于改善该类药物在体内的吸收、分布等药代动力学性质。根据载体的不同，氮芥类又可分为脂肪氮芥、芳香氮芥、氨基酸氮芥、杂环氮芥和甾体氮芥等。

盐酸氮芥(chlormethine hydrochloride)

$$H_3C-N \cdot HCl$$

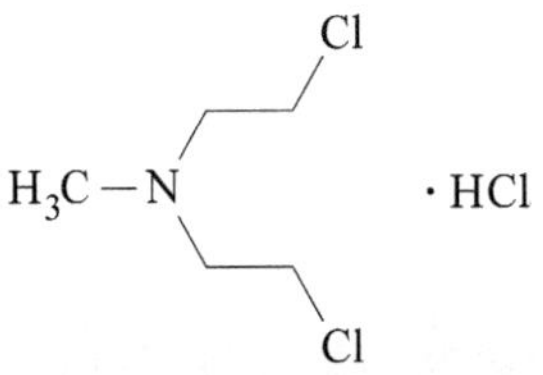

【**化学名**】N-甲基-N-(2-氯乙基)-2-氯乙胺盐酸盐 [N-methyl-N-(2-chloroethyl)-2-chloroethylamine hydrochloride]。又名安小辛、氮芥、恩比兴、肿瘤良、双氯乙基甲胺、恩比新、恩经兴。

【**结构特征**】盐酸氮芥属于脂肪氮芥，结构中的氮原子碱性比较强，游离状态和生理 pH=7.4 时，可因 β-氯原子离去生成高度活泼的乙撑亚胺离子，成为亲电性的强烷化剂，极易与肿瘤细胞成分的亲核中心(X^-，Y^-)起烷化作用，毒害细胞，阻止肿瘤细胞的分裂。

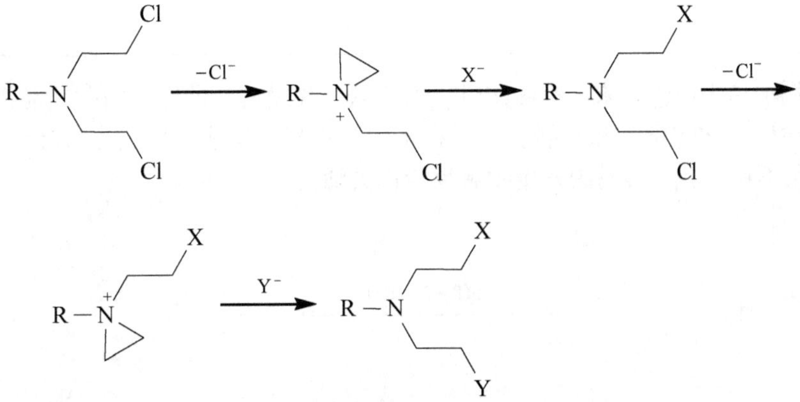

(X$^-$，Y$^-$代表细胞成分的亲核中心)

脂肪氮芥属于强烷化剂，对肿瘤细胞的杀伤力比较大，抗瘤谱较广；其选择性较差，毒性较大。

在芳香氮芥类药物中，芳香环的引入导致氮原子上的孤对电子和苯环产生了共轭作用，减弱了氮原子的碱性，不能形成稳定的环状乙撑亚胺离子，而是通过失去氯原子得到碳正离子的中间体，再与细胞成分中的亲核中心（X^-，Y^-）发生烷化作用。

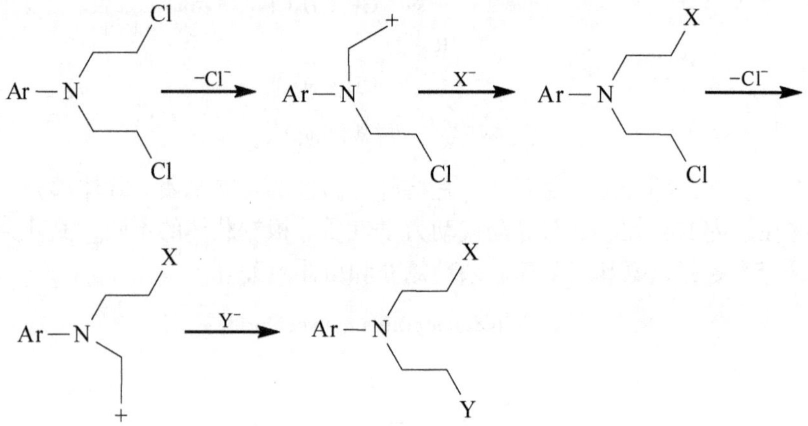

知识链接

　　氮芥类药物的起源：氮芥类药物发源于芥子气（硫芥，二氯二乙硫醚）。芥子气为无色或淡黄色油状液体，具有大蒜或芥末的气味，性质稳定，是第一次世界大战期间德国军队使用的一种毒气。后来发现其对淋巴癌有一定的治疗作用，但由于毒性太大而不能药用，对其结构进行改造最终得到氮芥类抗肿瘤药物。

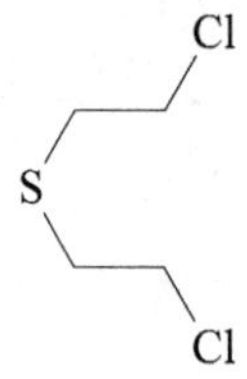

【**理化性质**】本品为白色粉末，有吸湿性，对皮肤、黏膜有腐蚀性，因此只能作为注射剂用于静脉注射，并防止其漏至静脉外。在水中及乙醇中易溶，熔点为 108～110℃。在水溶液中很不稳定，很容易因发生水解反应而失活。

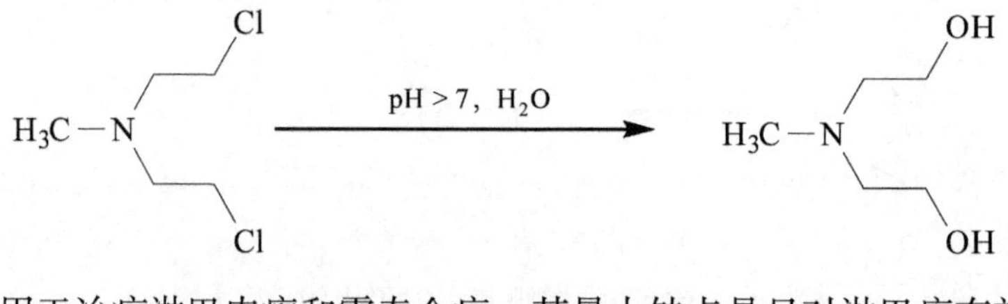

【**作用**】主要用于治疗淋巴肉瘤和霍奇金病，其最大缺点是只对淋巴瘤有效，且毒性大（特别是对造血器官），对其他肿瘤如肺癌、肝癌、胃癌等实体瘤无效，选择性差。

【发现与发展】从氮芥类的反应历程可以看出，氮芥类烷化剂的作用强弱与形成环状乙撑亚胺离子或碳正离子的速度有关，其中载体 R 的化学性质起着关键作用。为提高生物烷化剂的选择性，降低毒性，引入芳香基团作载体，减少氮原子上电子云密度，降低其活性和毒性；或者应用氨基酸、嘧啶等杂环、甾体激素等作载体，开发了一系列药物。常见氮芥类抗肿瘤药物的类别、结构和主要用途见表 13-1。

表 13-1 氮芥类药物的类别、结构和主要用途

结构类型	名称	化学结构	主要用途
脂肪氮芥	盐酸氮芥 (chlormethine hydrochloride)		淋巴肉瘤、网状细胞肉瘤
芳香氮芥	苯丁酸氮芥 (chlorambucil)		慢性淋巴细胞白血病
杂环氮芥	环磷酰胺 (cyclophosphamide)		广谱抗癌药，如恶性淋巴瘤等
氨基酸氮芥	美法仑 (melphalan)		卵巢癌、乳腺癌、淋巴肉瘤、多发性骨髓瘤
甾体氮芥	泼尼莫司汀 (prednimustine)		恶性淋巴瘤、慢性淋巴细胞白血病

环磷酰胺(cyclophosphamide)

【化学名】P-[N,N-双(β-氯乙基)]-1-氧-3-氮-2-磷杂环己烷-P-氧化物一水合物[N,N-bis(2-chloroethyl) tetrahedron-2H-1,3,2-oxazaphosphorin-2-amine 2-oxide monohydrate]。又名癌得星、环磷氮芥。

【结构特征】环磷酰胺是一个前体药物，由于氮芥部分上连有一个吸电子的环状磷酰基，降低了烷基化的能力，体外几乎无抗肿瘤活性，进入体内后在肝中被细胞色素 P450 酶

氧化生成 4-羟基环磷酰胺，通过互变异构与醛型平衡存在，在正常组织中氧化为无毒代谢物，对正常组织无影响。而肿瘤细胞中因缺乏正常组织所具有的酶，不能进行上述转化，代谢物经 β-消除产生磷酰氮芥和丙烯醛，磷酰氮芥可以进一步转化为去甲氮芥。三者都是强的烷化剂。

【理化性质】本品含一个结晶水时为白色结晶或白色粉末，失去结晶水即液化为油状液体。本品易溶于乙醇，可溶于水和丙酮，但在水中溶解度不大，也不稳定，遇热容易分解，从而失去烷化作用，故制成粉针剂，现用现配。

【代谢】本品进入体内后，在肝中被细胞色素 P450 酶氧化，生成 4-羟基环磷酰胺，经进一步氧化代谢为无毒的 4-酮基环磷酰胺。也可将互变异构生成开环的醛磷酰胺，醛磷酰胺在肝中可被氧化生成无毒的羧酸化合物，也可经非酶促反应生成丙烯醛和磷酰氮芥。磷酰氮芥经非酶水解生成去甲氮芥。

【作用】本品抗瘤谱广，临床上主要用于治疗恶性淋巴肉瘤、急性淋巴细胞白血病、多发性骨髓瘤、肺癌、神经母细胞瘤等，同时对卵巢癌、乳腺癌、鼻咽癌等也有疗效。毒性比其他氮芥小，一些病例观察到有膀胱毒性，可能与代谢产物丙烯醛有关。

【合成】以二乙醇胺为原料，采用过量的三氯氧磷同时进行氯代和磷酰化，生成氮芥磷酰二氯，再和 3-氨基丙醇缩合即得。

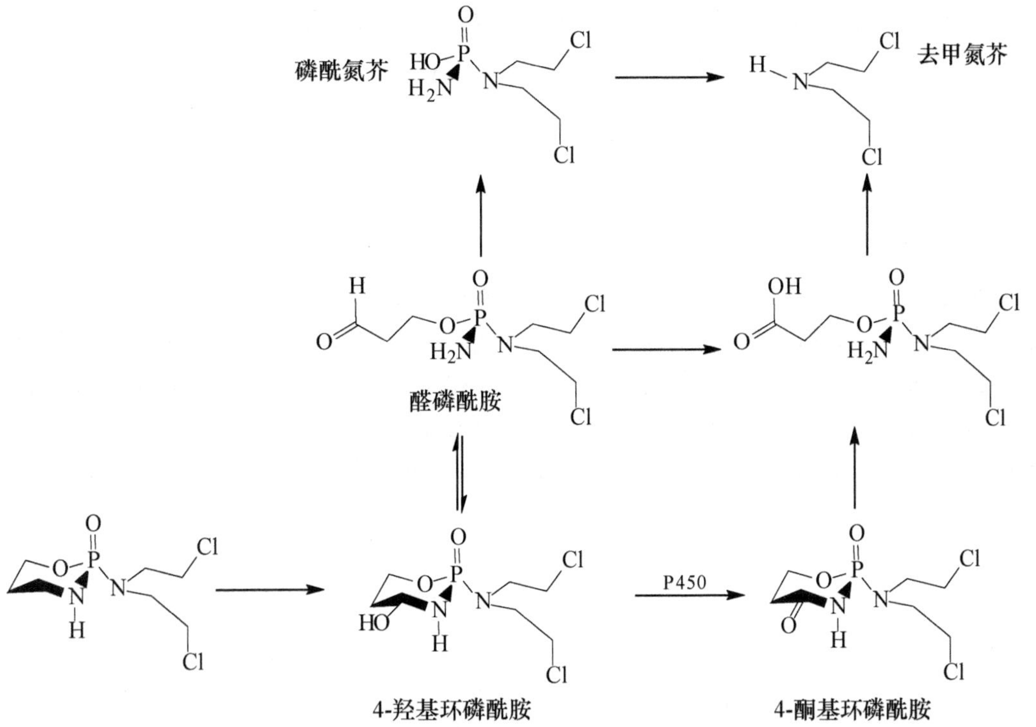

磷酰氮芥　　　　　　　　　　　去甲氮芥

醛磷酰胺

P450

4-羟基环磷酰胺　　　　　　　4-酮基环磷酰胺

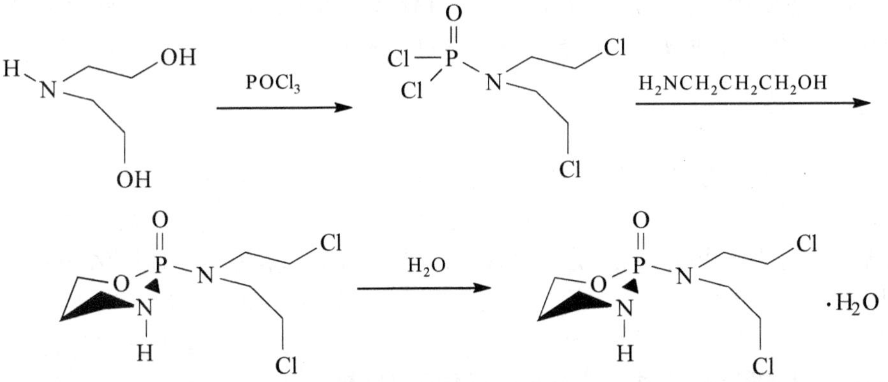

POCl₃　　　　　　　H₂NCH₂CH₂CH₂OH

H₂O　　　　　　　·H₂O

【发现与发展】 在环磷酰胺结构的基础上，将环外氮原子上的一个 β-氯乙基移至环上氮原子后得到异环磷酰胺。异环磷酰胺和环磷酰胺类似，需要在体内经酶代谢活化后发挥抗肿瘤作用。异环磷酰胺的抗肿瘤谱与环磷酰胺不完全相同，临床主要用于非小细胞肺癌、乳腺癌、头颈部癌、子宫颈癌、食管癌和骨及软组织肉瘤等的治疗。异环磷酰胺在治疗过程中，主要毒性为骨髓抑制、神经毒性、出血性膀胱炎、肾毒性、尿道出血等，须采用尿路保护剂美司钠一起使用，以降低毒性。

二、乙撑亚胺类

在研究氮芥类药物的构效关系中发现，脂肪氮芥类药物是在体内通过转变为乙撑亚胺活性中间体而发挥烷基化作用的，在此基础上合成了一系列直接含有乙撑亚胺活性基团的药物。用于临床的主要包括替哌(tepa)和噻替哌(thiotepa)。

噻替哌(thiotepa)

【化学名】1,1',1″-硫次膦基三氮丙啶[1,1',1″-phosphinothioylidynetrisaziridine]。

【结构特征】硫代磷酰基，脂溶性大，对酸不稳定，不能口服，须通过静脉注射给药。

【理化性质】本品为白色鳞片状结晶或结晶性粉末；无臭或几乎无臭。熔点为 52～57℃。易溶于水、乙醇或三氯甲烷，略溶于石油醚，难溶于己烷。

【代谢】本品进入体内后迅速分布全身，在肝中很快被代谢生成替哌而发挥作用。

塞替哌　　　　　　　　　　　　　　　　替哌

【应用】本品主要用于乳腺癌、卵巢癌、癌性体腔积液的腔内注射及膀胱癌的局部灌注等，也可用于胃肠道肿瘤等，是治疗膀胱癌的首选药物。

三、磺酸酯类

在结构中具有较好离去基团的烷化剂，且在体内可以与 DNA、RNA 等生物大分子发生亲核取代反应的化合物，理论上均有可能成为有抗肿瘤作用的生物烷化剂。在有机合成的烷基化反应中，甲磺酸酯基是一个很好的离去基团，它的存在可以使结构中的 C—O 键之间变得活泼，成为一个有用的烷基化反应试剂。研究发现结构中含 1～8 个亚甲基的双甲磺酸酯具有很好的抗肿瘤活性，其中活性最强的为 4 个亚甲基的化合物白消安(busulfan)。磺酸酯类衍生物是一类非氮芥类的烷化剂。

白消安(busulfan)

【化学名】1,4-丁二醇二甲磺酸酯（1,4-butanediol dimethanesulfonate ester），又名马利兰。

【结构特征】双甲磺酸酯，亚甲基。

【理化性质】本品为白色结晶性粉末；几乎无臭。熔点为 114～118℃。溶于丙酮，微溶于乙醇和水。在碱性条件下易水解为丁二醇并进一步生成四氢呋喃而失效，加热会加速水解。

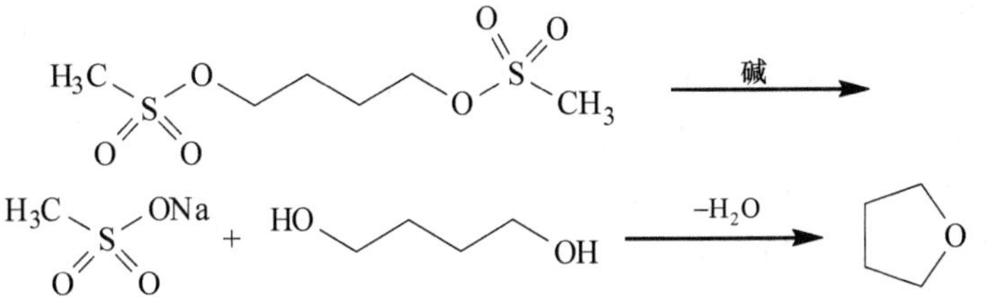

【代谢】口服吸收良好，吸收后迅速分布到全身各组织中。代谢后以甲磺酸的形式经尿排出体外，代谢速度比较慢，24h 排出不足 50%，反复用药可引起蓄积。

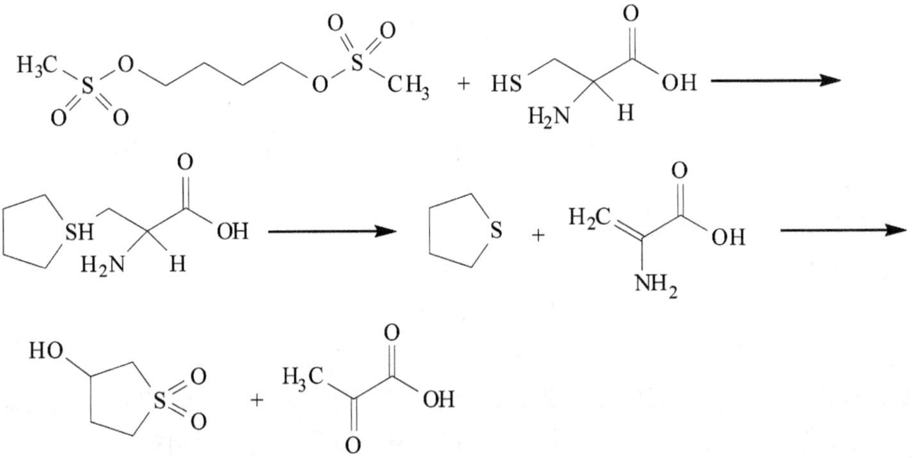

【作用】用于治疗慢性粒细胞白血病，其治疗效果优于放射治疗。主要不良反应为消化道反应及骨髓抑制。

四、亚硝基脲类

亚硝基脲类药物结构中具有β-氯乙基亚硝基脲的结构单元，具有广谱的抗肿瘤活性，是典型的烷化剂（图 13-1）。

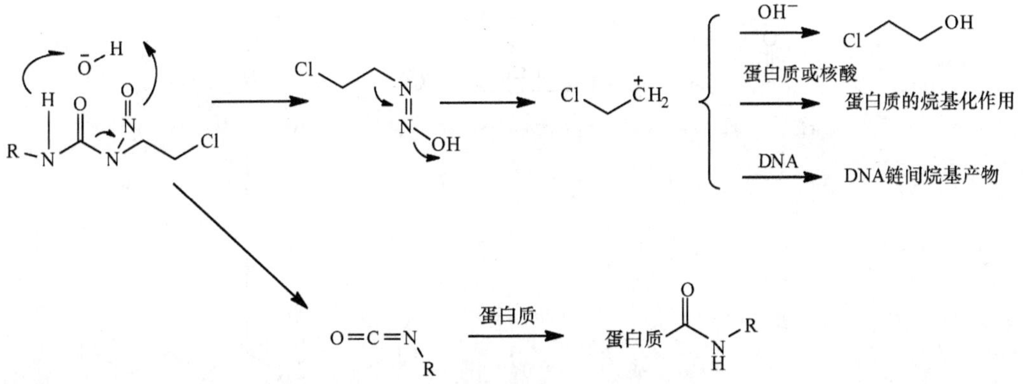

图 13-1 亚硝基脲类药物的作用机制

在亚硝基脲的结构中，由于 N-亚硝基的存在，相邻的氮原子及其碳原子之间的化学键变得不稳定，在生理 pH 环境下易发生分解生成亲核性试剂，进一步与 DNA 的组分产生烷基化作用，达到治疗的目的。

临床应用药物主要包括卡莫司汀（carmustine）、洛莫司汀（lomustine）、司莫司汀（semustine）和尼莫司汀（nimustine）。

卡莫司汀(carmustine)

【化学名】1,3-双（β-氯乙基）-1-亚硝基脲[1,3-bis（β-chloroethyl）-1-nitrosourea]。又名卡氮芥，BCNU。

【结构特征】β-氯乙基，亚硝基脲。

【理化性质】本品为无色或微黄色结晶或结晶性粉末；无臭。熔点为 30～32℃，熔融时同时分解。溶于乙醇、聚乙二醇，不溶于水，其注射液用聚乙二醇的灭菌溶液。

【代谢】静脉入血后迅速分解。化学半衰期为 5min，生物半衰期为 15～30min。经由肝脏代谢，代谢产物可在血浆中停留数日，造成延迟骨髓毒性。60%～70%经由肾脏排出（其中原型不到 1%），1%由粪便排出，10%以二氧化碳形式由呼吸道排出。

【作用】用于治疗脑瘤、转移性脑瘤及其他中枢神经系统肿瘤、恶性淋巴瘤等。与其他抗肿瘤药物联合用药时可增强疗效。

【合成】以氨基乙醇和脲反应，生成噁唑烷酮再和氨基乙醇反应，经开环、氯代和亚硝化反应得到终产物。

【发现与发展】用环己基取代卡莫司汀中的 β-氯乙基，可得到洛莫司汀(lomustine, CCNU)，用甲环己基取代洛莫司汀中的环己基而得和洛莫司汀相似药物司莫司汀 (semustine，Me-CCNU)(表 13-2)。

表 13-2　亚硝基类抗肿瘤药物

名称	化学结构	作用特点
司莫司汀 (semustine)		抗脑瘤疗效优于卡莫司汀，毒性较低，临床用于脑瘤、肺癌和胃肠道肿瘤等
洛莫司汀 (lomustine)		对脑瘤的疗效不及卡莫司汀，但对霍奇金病、肺癌及若干转移性肿瘤的疗效较好
链佐星 (streptozocin)		水溶性高，毒副作用小，特别是骨髓抑制的副作用比较低
氯脲霉素 (chlorozotocin)		抗肿瘤活性与链佐星相当，但毒副作用更小，特别是对骨髓抑制的副作用更小

五、金属铂配合物

1969 年，顺铂(cisplatin，顺氯铂氨)首次被发现对动物肿瘤有很强的抑制作用。此后，对金属类抗肿瘤配合物研究引起了药学工作者的广泛关注，后续相继合成了金、铂、铑、钌、锡、钯等一系列金属类化合物。这些金属化合物在临床上表现了明显的抗肿瘤效果，其中铂类抗肿瘤药物的研究较为广泛。

顺铂(cisplatin)

【化学名】(Z)-二氨二氯铂[(SP-4-2)-diamminedichloroplatinum]，又名顺氯铂氨，DDP。

【结构特征】 顺式结构，加热至 170℃可转化为反式结构，溶解度降低，颜色发生变化。继续加热至 270℃，熔融状态下可分解成金属铂。同时，该品对水溶液也不稳定，在水中能逐渐水解和转化为无活性的反式异构体。

【理化性质】 本品为亮黄色或橙黄色的结晶性粉末；无臭。易溶于二甲基亚砜，略溶于二甲基甲酰胺，微溶于水，不溶于乙醇。

【代谢】 顺铂口服无效，静脉注射后开始分布于肝、肾、皮肤及大小肠中，18～24h 后肾内蓄积最多，而脑组织中分布最少。在血浆中消失迅速，用药初期，血浆中半衰期为 25～49min，分布后血浆半衰期为 55～73h。排泄较慢，1d 内尿中排出 19%～34%，4d 内尿中仅排出 25%～44%；胆汁或肠道排出甚少，腹腔给药时腹腔器官的药物浓度相当于静脉给药的 2.5～8 倍，可对卵巢癌等治疗有增效作用。

【作用】 用于治疗乳腺癌、卵巢癌、膀胱癌、睾丸癌、肺癌、头颈部癌、骨肉瘤及黑色素瘤等实体瘤，是当前联合化疗中最常用的药物之一。

【作用机制】 顺铂的抗肿瘤机制是使肿瘤细胞 DNA 停止复制，阻碍细胞的分裂。进入体内后，顺铂可扩散通过细胞膜，进入细胞后，先水解为阳离子的水合物，再降解生成羟基配合物。羟基配合物和水合物比较活泼，在体内与 DNA 单链内的两个碱基间形成封闭的螯合环，这种螯合环破坏了两条多聚核苷酸链上嘌呤基与胞嘧啶之间的氢键作用，扰乱了 DNA 的正常双螺旋结构，是肿瘤细胞 DNA 局部变性失活而丧失复制能力，如图 13-2 所示。反式铂配合物无此作用。

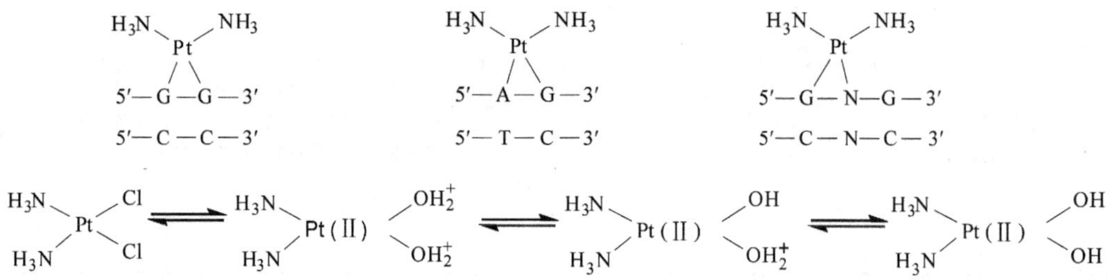

图 13-2 顺铂的作用机制

【合成】 以盐酸肼或草酸钾还原六氯铂酸二钾得四氯铂酸二钾，进一步与乙酸胺、氯化钾在 pH 7 的条件下回流 1.5h 得目标化合物。

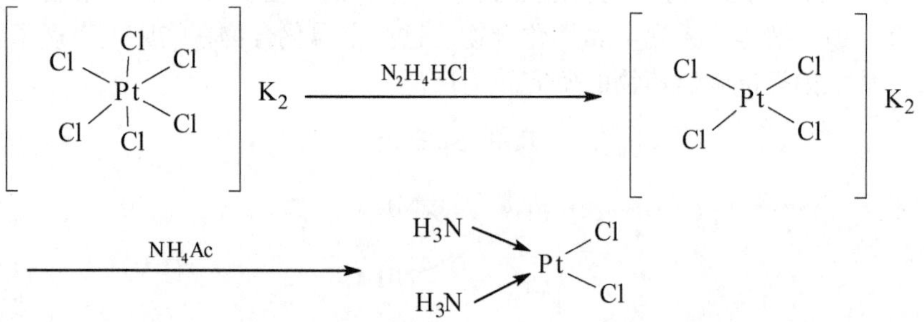

【发现与发展】 顺铂是第一个用于临床的铂类抗肿瘤药物。其水溶性差，只能注射给药，

并伴有严重的肾、胃肠道毒性、耳毒性及神经毒性，长期使用会产生耐药性。为了进一步增强抗肿瘤的活性和降低毒性，后又相继开发了卡铂(carboplatin)、奈达铂(nedaplatin)和奥沙利铂(oxaliplatin)等其他金属铂配合物(表13-3)。

表 13-3　铂类抗肿瘤药物

药物名称	药物化学结构	作用特点
卡铂 (carboplatin)		对小细胞肺癌、卵巢癌的效果比顺铂好，但膀胱癌、头颈部癌的治疗效果不如顺铂，需静脉注射给药
奥沙利铂 (oxaliplatin)		对非小细胞肺癌、大肠癌、卵巢癌等多种动物和人肿瘤细胞株，包括对顺铂耐药的肿瘤细胞株具有显著的抑制作用
洛铂 (lobaplatin)		与顺铂的抗肿瘤作用相似，对顺铂耐药的细胞株有一定的细胞毒作用。主要毒性为骨髓造血抑制，肾毒性较低

【构效关系】对铂类配合物抗肿瘤活性进行研究，总结出如下构效关系。

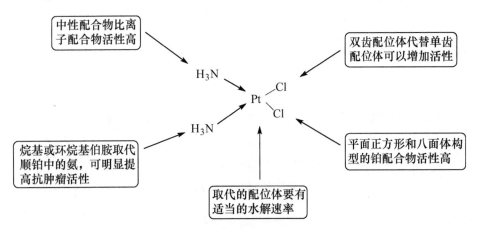

第二节　抗代谢药物

抗代谢药在肿瘤化学治疗上具有重要的地位，是肿瘤化疗常用药物之一。其作用机制为通过抑制肿瘤细胞 DNA 合成过程中所需要的叶酸、嘌呤、嘧啶及嘧啶核苷途径，从而抑制肿瘤细胞的生存和复制所需的代谢途径，最终导致肿瘤细胞死亡。

抗代谢药物是根据代谢拮抗原理设计的，将代谢物的结构做细微的改变即可得到，常见的通常利用生物电子等排原理，以 F 或 CH_3 代替 H、S，或 CH_2 代替 O，或 NH_2、SH 代替 OH 等。抗代谢药物的抗瘤谱相对于生物烷化剂比较窄，目前临床上多用于治疗白血病、绒毛膜上皮癌，对某些实体瘤也有效。

目前抗肿瘤抗代谢药物主要包括：嘧啶类抗代谢药物，如氟尿嘧啶（fluorouracil）、盐酸阿糖胞苷（cytarabine hydrochloride）；嘌呤类抗代谢药物，如巯嘌呤（mercaptopurine）；叶酸类抗代谢药物，如甲氨蝶呤（methotrexate）。

氟尿嘧啶　　　　　　　盐酸阿糖胞苷　　　　　　　巯嘌呤

甲氨蝶呤

一、嘧啶类抗代谢药物

嘧啶类抗代谢药物主要包括尿嘧啶和胞嘧啶衍生物。由于尿嘧啶渗入肿瘤组织中的速度最快，根据生物电子等排原理，用卤原子代替氢合成了一系列的尿嘧啶衍生物。其中，氟尿嘧啶（fluorouracil，5-FU）抗肿瘤作用最好。

氟尿嘧啶(fluorouracil)

【化学名】5-氟-2,4（1H,3H）-嘧啶二酮[5-fluoro-2,4（1H, 3H）-pyrimidinedione]，简称5-FU。

【结构特征】应用生物电子等排原理，氟替代尿嘧啶分子中的 5 位氢而得。氟尿嘧啶与代谢物尿嘧啶的分子体积几乎相等，而且 C—F 键很稳定，代谢过程中不易分解，因此在分子水平上可代替正常代谢物。结构中有不饱和双键，遇溴可发生加成反应，使溴水褪色。

【理化性质】本品为白色或类白色结晶或结晶性粉末，熔点为 281～284℃。微溶于乙醇，几乎不溶于三氯甲烷，在常温水中溶解度仅 1%，在沸水中溶解度较大，可溶于稀盐酸或氢氧化钠溶液中。

【代谢】本品口服吸收不完全，故注射给药。静注后可迅速分布于全身各处组织，包括脑脊液和肿瘤组织中。在肝、肠黏膜和其他组织内的二氢嘧啶还原酶作用下，被还原为 5-氟-5,6-二氢嘧啶而失活。最终代谢产物为 α-氟-β-丙氨酸。

【作用】抗瘤谱广。对结肠癌、直肠癌、乳腺癌、胃癌、头颈癌等有效，是治疗实体瘤的首选药物。可显著治疗绒毛膜上皮癌及恶性葡萄胎。

【作用机制】氟尿嘧啶及其衍生物在体内首先转变成氟尿嘧啶脱氧核苷酸，与胸腺嘧啶合成酶结合，再与辅酶 5,13-次甲基四氢叶酸作用，导致不能有效地合成胸腺嘧啶脱氧核苷酸，使酶失活。从而抑制 DNA 的合成，导致肿瘤细胞死亡，如图 13-3 所示。

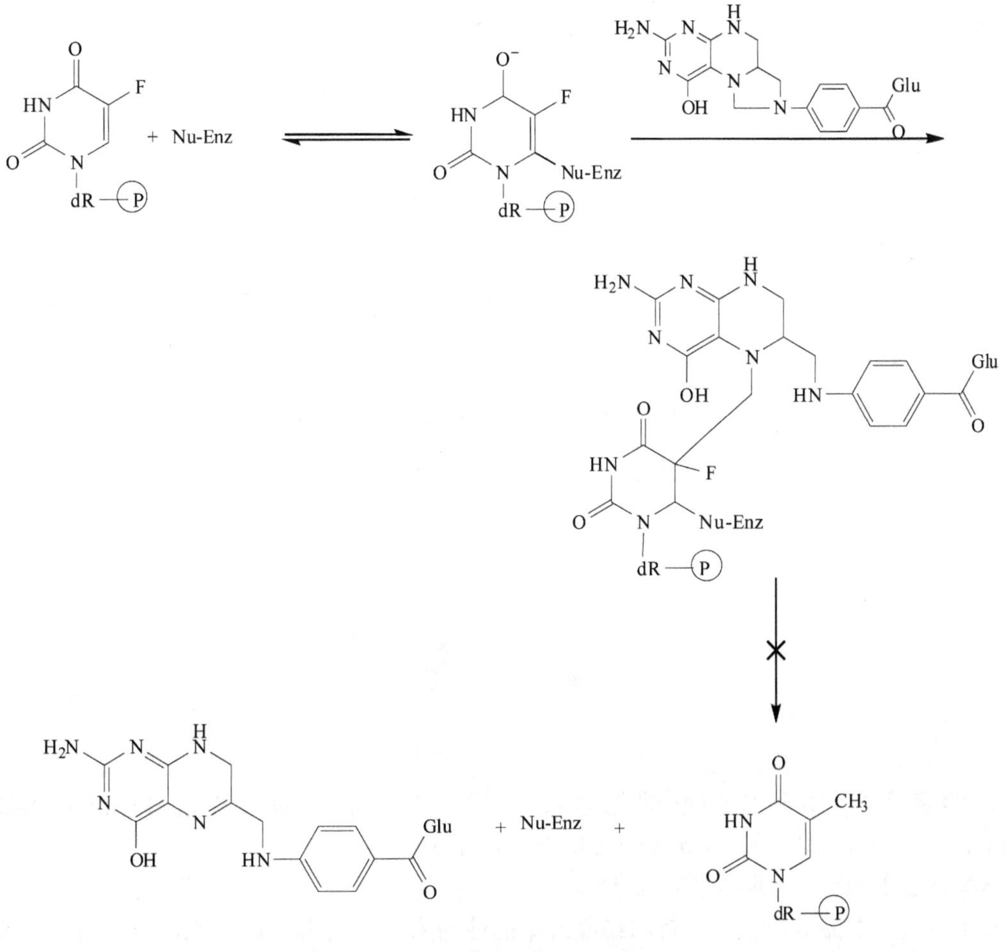

图 13-3　氟尿嘧啶的作用机制

【合成】氯乙酸乙酯在乙酰胺中与无水氟化钾作用进行氟化，得氟乙酸乙酯，然后与甲酸乙酯缩合得氟代甲酰乙酸乙酯烯醇型钠盐，再与甲基异脲缩合成环，稀盐酸水解即得最终产物。

【发现与发展】氟尿嘧啶抗肿瘤效果虽然好，但其毒性也大，使用后可引起严重的消化道反应和骨髓抑制等副作用。为了降低药物毒性并提高疗效，对氟尿嘧啶进行结构修饰和改造，得到大量衍生物，如替加氟(tegafur)、双呋氟尿嘧啶(difuradin)、卡莫氟(carmofur)等。

氟尿嘧啶　　　　　　双呋氟尿嘧啶　　　　　　卡莫氟

盐酸阿糖胞苷(cytarabine hydrochloride)

【化学名】1-β-D-阿拉伯呋喃糖基-4-氨基-2(1*H*)-嘧啶酮盐酸盐[4-amino-1-β-D-arabinofuranosyl-2(1*H*)-pyrimidinone hydrochloride]。

【结构特征】胞嘧啶，阿拉伯呋喃糖。

【理化性质】本品为白色细小针状结晶或结晶性粉末，熔点为189～195℃。溶于水，略溶于乙醇，几乎不溶于三氯甲烷或乙醚。

【作用机制】盐酸阿糖胞苷是胞嘧啶衍生物，在体内被磷酸化而转化为活性的三磷酸阿糖胞苷，作用于肿瘤细胞S增殖期发挥抗肿瘤作用。

【作用】主要用于治疗急性粒细胞白血病，与其他抗肿瘤药物联用可增强疗效。

【合成】以 D-阿拉伯糖为起始原料，经与氰胺作用生成 2-氨基-D-阿糖噁唑啉，进一步与氯代丙烯腈环合，脱氯化氢后得最终产物。

二、嘌呤类抗代谢药物

嘌呤类抗代谢药物是鸟嘌呤和次黄嘌呤的衍生物。次黄嘌呤是腺嘌呤和鸟嘌呤合成的重要中间体，而腺嘌呤和鸟嘌呤是 DNA 和 RNA 的主要成分。

巯嘌呤(mercaptopurine)

【化学名】6-嘌呤硫醇-水合物(purine-6-thiol monohydrate)，简称 6-MP。又名乐疾宁。

【结构特征】6-嘌呤硫醇。

【理化性质】本品为黄色结晶性粉末，无臭，味微甜。微溶于水和乙醇，几乎不溶于乙醚，易溶于碱性水溶液。遇光易变色。

【代谢】本品口服后可迅速经胃肠道吸收。吸收后的代谢主要在肝脏中进行，经多种体内酶的作用转变为有活性的 6-硫代次黄嘌呤核苷酸(硫代肌苷酸)，干扰嘌呤类核苷酸的生物合成，影响 DNA 和 RNA 的合成，从而对肿瘤细胞产生细胞毒作用。

【作用】主要用于治疗各种急性白血病，对绒毛上皮癌、恶性葡萄胎、恶性淋巴瘤和多发性骨髓瘤也有效。

【合成】以硫脲为起始原料，先合成次黄嘌呤，再经硫代反应生成硫嘌呤。

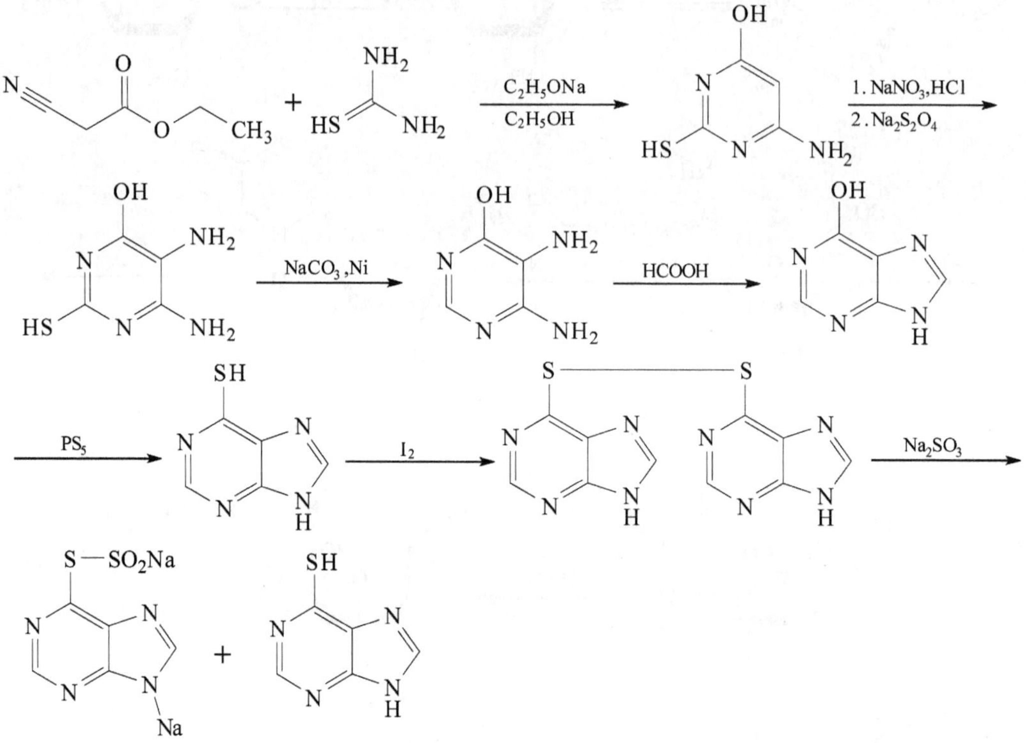

三、叶酸类抗代谢药物

叶酸是核酸生物合成的代谢产物，也是红细胞发育的重要因子，临床用于抗贫血及孕妇用于预防畸胎。人体内叶酸缺乏会导致白细胞减少，因此叶酸的拮抗剂能有效缓解急性白血病。

甲氨蝶呤(methotrexate)

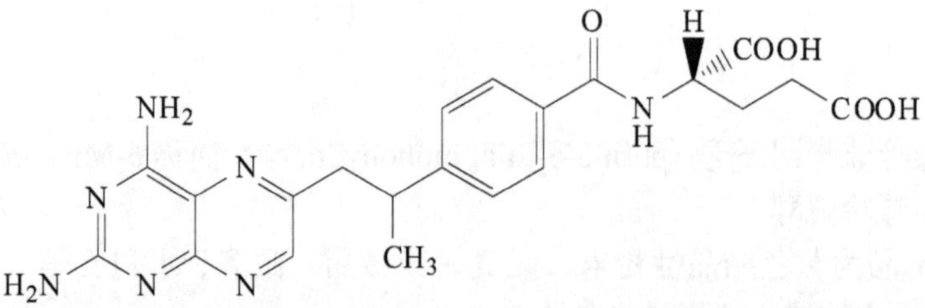

【化学名】L-(+)-N-[4-[[(2,4-二氨基-6-蝶啶基)甲基]甲氨基]苯甲酰基]谷氨酸(N-[4-[[(2,4-diamino-6-pteridinyl)methyl]methylamino]benzoyl)-L-glutamic acid]。又名氨甲蝶呤、氨甲叶酸、美素生、MTX。

【结构特征】叶酸，谷氨酸。

【理化性质】本品为橙黄色结晶性粉末。几乎不溶于水、乙醇、乙醚和三氯甲烷。

【代谢】本品口服吸收良好，1～5h 达血药浓度最高峰。部分经肝细胞代谢转化为谷氨酸盐。剩余部分经胃肠道代谢。主要经肾(40%～90%)排泄，大多以原型药物排出体外，小于 10%的药物通过胆汁排泄。

【作用】主要用于治疗急性白血病、绒毛上皮癌、恶性葡萄胎等，是联合化疗方案中常用的周期特异性药物。

第三节　抗肿瘤抗生素

抗肿瘤抗生素是由微生物代谢产生的具有抗肿瘤活性的化学物质。目前已经发现多种抗肿瘤抗生素。这些抗生素通过直接作用于 DNA 和 RNA，干扰模板的功能，是细胞周期非特异性药物。

目前抗肿瘤抗生素主要包括多肽类抗生素和蒽醌类抗生素两大类。主要代表药物有多肽类的放线菌素 D(dactinomycin D) 和蒽醌类的盐酸多柔比星(doxorubicin hydrochloride)和盐酸米托蒽醌(mitoxantrone hydrochloride)。

一、多肽类抗肿瘤抗生素

放线菌素 D(dactinomycin D)

【化学名】放线菌素 D。又名更生霉素。

【结构特征】多肽，吩噁嗪酮环。

【理化性质】本品为鲜红色或红色结晶，或橙红色结晶性粉末。无臭，有引湿性，遇光不稳定。易溶于丙酮、三氯甲烷或异丙醇。几乎不溶于水，微溶于乙醇。

【代谢】本品静注后可迅速分布全身各组织，不易透过血脑屏障。半衰期 $t_{1/2}$ 为 36h，原型药物 10% 由尿排出，50% 经胆道排出。

【作用机制】放线菌素 D 能与 DNA 结合并形成复合体，抑制 RNA 多聚酶的功能，阻碍 RNA 的合成，阻碍蛋白质合成，抑制肿瘤生长。

【作用】本品抗瘤谱较窄。主要用于治疗恶性淋巴瘤、绒毛膜上皮癌、肾母细胞瘤、霍奇金病和恶性葡萄胎。有骨髓抑制、胃肠道反应较重及局部刺激性等副作用。

二、多蒽醌类抗肿瘤抗生素

蒽醌类抗生素是 20 世纪 70 年代发展起来的一类抗肿瘤抗生素，代表药物主要有多柔比星（doxorubicin）、柔红霉素（daunorubicin）、表柔比星（epirubicin）等。

多柔比星：R₁=R₃=OH, R₂=H

柔红霉素：R₁=R₂=H, R₃=OH

表柔比星：R₁=R₂=OH, R₃=H

盐酸多柔比星(doxorubicin hydrochloride)

【化学名】盐酸多柔比星。又名阿霉素。

【结构特征】蒽环糖苷，抗生素。

【理化性质】橘红色针状结晶，熔点为 201～205℃。易溶于水，水溶液稳定，在碱性条件下不稳定，易分解。

【作用】本品抗瘤谱较广。临床上主要用于治疗乳腺癌、甲状腺癌、肺癌、卵巢癌、肉瘤等实体瘤。

【发现与发展】多柔比星是由 *Streptomyces peucetium* var. *caesium* 产生的抗生素。结构上包含脂溶性配基和水溶性柔红糖苷，易通过细胞膜进入肿瘤细胞，因此具有很强的抗肿瘤活性。与多柔比星具有相同结构母核的其他蒽醌类抗肿瘤抗生素还包括柔红霉素、表柔比星等。柔红霉素是有放线菌 *Streptomyces peucetins* 产生的蒽环糖苷抗生素。与多柔比星具有相同的抗肿瘤作用，临床上主要用于治疗急性粒细胞白血病及急性淋巴细胞白血病。表柔比星是多柔比星在柔红霉素 4'位的 OH 差向异构化的化合物，对白血病和其他实体瘤的疗效与多柔比星相似，但骨髓抑制剂和心脏毒性比多柔比星低 25%。

【构效关系】对蒽醌类抗生素进行研究，总结出如下构效关系。

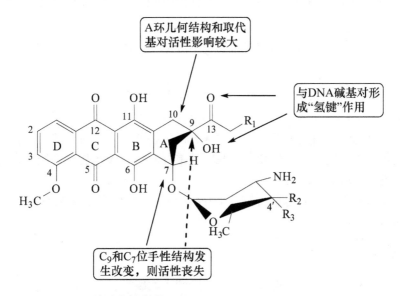

盐酸米托蒽醌(mitoxantrone hydrochloride)

【化学名】1,4-二羟基-5,8-双[[2-[(2-羟乙基)氨基]乙基]氨基]-9,13-蒽醌二盐酸盐。

【结构特征】蒽环，具有 *N-O-O* 活性三角结构。

【理化性质】蓝黑色结晶，熔点为 203～205℃。无臭，有引湿性。溶于水，微溶于乙醇，三氯甲烷中不溶。

【作用】用于治疗晚期乳腺癌、非霍奇金病淋巴瘤和成人急性非淋巴细胞白血病复发。

第四节　抗肿瘤植物药有效成分及其衍生物

抗肿瘤植物药是指来源于植物的具有抗肿瘤作用的药物，从植物中寻找抗肿瘤药物，已经成为国内外抗癌药物研究领域中的重要研究方向。植物药抗肿瘤的有效成分研究属于天然药物化学的研究范畴，其有效成分以生物碱为主。对天然药物进行后续的结构修饰、优化，半合成一些衍生物，寻找疗效更好的抗肿瘤药物，已经成为抗肿瘤药物研究开发的重要组成部分。

目前抗肿瘤植物药主要包括喜树碱类（camptothecins）、长春碱类（vinca alkaloids）和紫杉醇类（taxanes）药物。

一、喜树碱类

该类药物是从喜树中分离得到的一类抗肿瘤生物碱类，其基本母核结构如下。

喜树碱：R_1=H, R_2=H, R_3=H

羟基喜树碱：R_1=OH, R_2=H, R_3=H

拓扑替康：R_1=OH, R_2=CH$_2$N(CH$_3$)$_2$, R_3=H

拓扑替康为喜树碱的半合成衍生物，水溶性好。本类药物对消化系统肿瘤有效，如胃癌、结肠癌、直肠癌等。

【作用机制】DNA 拓扑异构酶（TOPO）是调节 DNA 空间构型动态变化的关键性核酶，主要包括 TOPO1 和 TOPO2 两种类型。喜树碱类化合物是 TOPO1 抑制剂，其抗癌作用并非是通过抑制该酶的催化活性，而是通过阻断该酶与 DNA 反应的最后一步，以及单链或双链 DNA 在切口部分的重新结合，从而导致 DNA 断裂和细胞死亡。

【构效关系】对喜树碱类抗肿瘤药物进行研究，总结出如下构效关系。

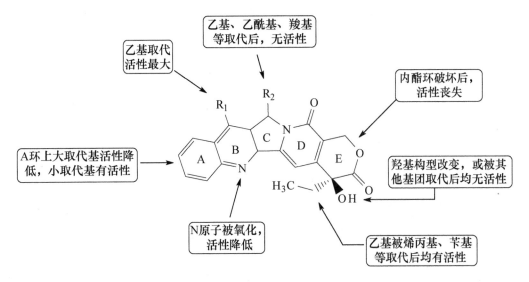

羟喜树碱(hydroxycampothecin)

【化学名】13-羟喜树碱。

【结构特征】化学结构由 5 个环稠合而成，其中 A、B 环构成喹啉环，C 环为吡啶酮结构，E 环为一个 α-羟基内酯环。整个环上有两个氮原子，碱性均较弱，不能与酸形成稳定的盐。天然喜树碱为右旋，分子中唯一的手性中心 C_{20} 为 S 型。

【理化性质】黄色柱状结晶，不溶于水，微溶于有机溶剂，可溶于碱性水溶液，水溶液具有黄色荧光。

【代谢】羟喜树碱为粉针剂，通过静脉注射，$t_{1/2\alpha}$ 为 4.5min，$t_{1/2\beta}$ 为 29min，主要以原型从粪便排出。

【作用】用于治疗晚期乳腺癌、非霍奇金病淋巴瘤和成人急性非淋巴细胞白血病复发。

二、长春碱类

　　该类药物是从夹竹桃科植物长春花中分离出来的一类具有抗肿瘤活性的生物碱，主要有长春碱(vinblastine)、长春新碱(vincristine)及半合成衍生物长春地辛(vindesine)。

长春碱：$R_1=CH_3$, $R_2=OCH_3$, $R_3=COCH_3$

长春新碱：$R_1=CHO$, $R_2=OCH_3$, $R_3=COCH_3$

长春地辛：$R_1=CH_3$, $R_2=NH_2$, $R_3=H$

　　微管是一种具有极性的细胞骨架，在维持正常细胞功能，如有丝分裂中染色体的移动、细胞形成的调控、激素分泌等方面具有重要作用。微管蛋白是微管的组成基础，是长春碱类药物的直接作用靶点。与微管蛋白结合后，既能阻止微管蛋白双微体聚合成为微管，又可诱导微管的解聚，使纺锤体不能形成，细胞停止于分裂中期，从而阻止癌细胞分裂增殖。

硫酸长春碱(vinblastine sulfate)

$\cdot H_2SO_4$

【化学名】硫酸长春碱，简称 VLB。

【结构特征】化学结构包含一个含有吲哚核的稠合四元核和一个含有二氢吲哚核的稠合五

元环。吲哚环上包含两个氮原子，碱性较弱，不能与酸成盐。另外两个氮原子位于六氢及四氢吡啶环中，可以与酸成盐。

【理化性质】白色或类白色结晶性粉末，无臭，有引湿性。易溶于水，微溶于乙醇，可溶于甲醇和三氯甲烷。

【作用】主要对淋巴瘤、绒毛膜上皮癌及睾丸肿瘤有效。对肺癌、乳腺癌、卵巢癌和单细胞白血病也有效。

【发现与发展】硫酸长春碱是从夹竹桃科植物长春花中提取的生物碱，是长春碱类药物的代表。长春瑞滨(vinorelbine)是近年来开发上市的另一个半合成的长春碱衍生物，又名去甲长春新碱、长春烯碱、异长春花碱。对肺癌，尤其是对非小细胞肺癌的疗效好，也用于乳腺癌、卵巢癌和食管癌的治疗。

三、紫杉醇类

本类药物是从美国西海岸的短叶红豆杉的树皮中分离得到的具有紫杉醇环的二萜类化合物。

紫杉醇(paclitaxel)

【化学名】紫杉醇，又名 taxol。

【结构特征】化学结构包含一个含有吲哚核的稠合四元核和一个含有二氢吲哚核的稠合五元环。吲哚环上包含两个氮原子，碱性较弱，不能与酸成盐。另外两个氮原子位于六氢及四氢吡啶环中，可以与酸成盐。

【理化性质】白色针状结晶，熔点为 213～216℃。难溶于水。

【作用机制】通过诱导和促使微管蛋白聚合成微管，同时抑制所形成微管的解聚，从而导致维管束的排列异常，形成稳定的非功能性维管束，从而破坏肿瘤细胞的有丝分裂。

【代谢】本品静脉滴注后血浆内消除呈二室模型，平均 $t_{1/2\alpha}$ 为 0.27h，$t_{1/2\beta}$ 为 6.4h，与血浆蛋白结合率为 95%～98%，仅 5%通过肾脏排出，在胆汁中有紫杉醇的羟化代谢物。

【作用】主要用于治疗乳腺癌、非小细胞肺癌及卵巢癌。

【发现与发展】紫杉醇最先是从红豆杉科植物美国西海岸的短叶红豆杉的树皮中提取得到

的。由于在红豆杉属植物中含量很低（最高约 0.07%），加之紫杉醇生长十分缓慢，使紫杉醇的来源十分受限。虽然紫杉醇的全合成已获得成功，但合成步骤复杂，成本昂贵，因此尚无工业应用价值。多西他赛（docetaxel），又称紫杉特尔，是紫杉醇的半合成衍生物，具有水溶性好，抗瘤谱广等优点，主要用于晚期乳腺癌、卵巢癌、非小细胞肺癌等的治疗。对胃癌、胰腺癌、黑色素瘤等也有一定疗效。

【构效关系】 对紫杉醇衍生物进行研究，总结出如下构效关系。

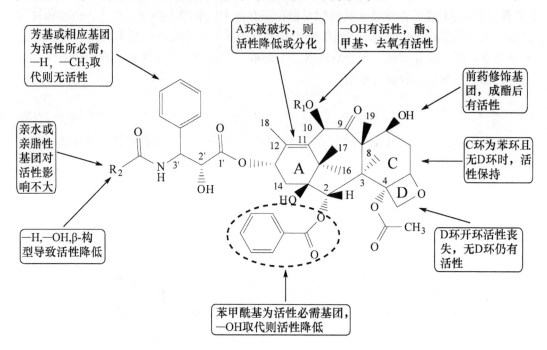

第五节　激酶抑制剂类抗肿瘤药物

受体酪氨酸激酶（receptor tyrosine kinase，RTK）是人体内最大的一类酶联受体，它既是受体，又是酶，能够与配体结合，并将靶蛋白的酪氨酸残基磷酸化。受体酪氨酸激酶在控制细胞增殖和分化的信号通路中发挥着重要作用，蛋白激酶发生变异或异常高表达会导致激酶活性的异常增强，已被证实与多种癌症的发生有关。多数肿瘤细胞，如肺癌、乳腺癌、胰腺癌等，可过量表达不同种类的 RTK，而相应的 RTK 小分子抑制剂能阻断受体酪氨酸激酶的磷酸化，从而抑制下游肿瘤信号转导和激活，最终达到抑制肿瘤发生、发展的目的。

现已发现 50 余种不同的 RTK，主要包括表皮生长因子受体（epidermal growth factor receptor，EGFR）、血小板生长因子受体（platelet-derived growth factor receptor，PDGFR）、血管内皮生长因子受体（vascular endothelial growth factor receptor，VEGFR）、巨噬细胞集落刺激生长因子受体（macrophage colony stimulating factor receptor，M-CSFR）、胰岛素和胰岛素样生长因子受体（insulin and insulin-like growth factor receptor，IGF）和神经生

长因子受体(nerve growth factor receptor，NGFR)等。其中，以 EGFR 抑制剂为代表的抗肿瘤药物发展较为迅速。

目前，已有 5 种以上 EGFR 抑制剂药物陆续上市。其中，被认为是第一代 EGFR 抑制剂的易瑞沙(吉非替尼，gefinitib)、特罗凯(erlotinib)和我国自主研发上市的凯美纳(icotinib，2012 年上市)等已在临床非小细胞肺癌治疗中获得巨大成功。然而，经过 6~12 个月的治疗后往往会发生明显的药物耐药，极大地限制了患者生存时间的延长，目前研究认为这种耐药通常是由 EGFR 的 790 位氨基酸发生突变所引起的。2013 年，德国的勃林格殷格翰(Boehringer Ingelheim)公司成功开发了首个第二代 EGFR 抑制剂阿法替尼(afatinib)，其主要特点是可以显著抑制发生突变的 EGFR，有效逆转该突变所引起的耐药。但是，阿法替尼同时也强烈抑制人体内组织内正常的野生型 EGFR，从而带来较一定的药物毒副作用，临床上表现为皮疹、呕吐等药物毒副反应。

2015 年底，英国的阿斯利康(Astra Zeneca)公司自主研发的 osimertinib 获得了美国食品药品监督管理局(FDA)的批准，成功上市，osimertinib 不仅可以有效抑制剂缓解 790 位氨基酸突变所引起的耐药，而且对体内正常组织的野生型 EGFR 几乎不抑制，因而具有更高的安全性(图 13-4)。

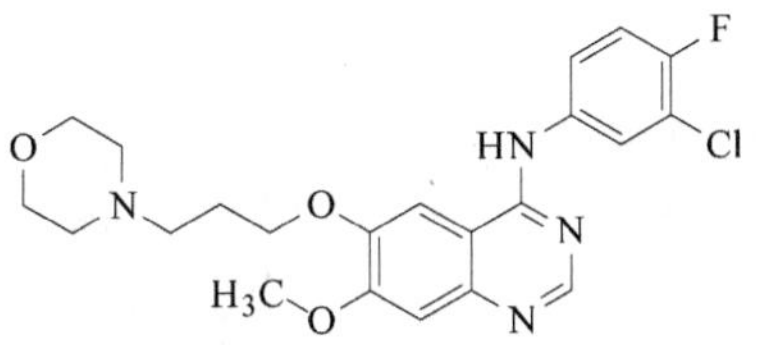

gefinitib（Ⅰ代）

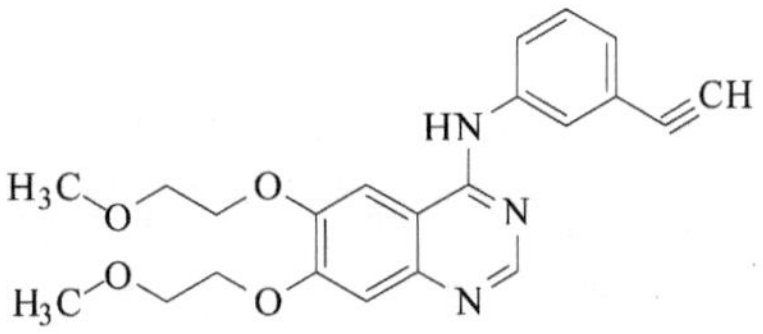

erlotinib（Ⅰ代）

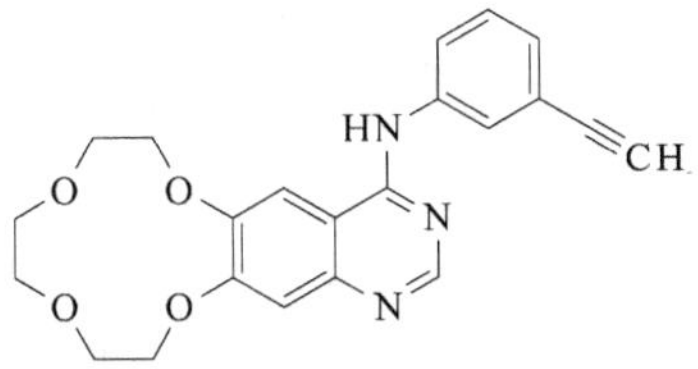

icotinib（Ⅰ代）

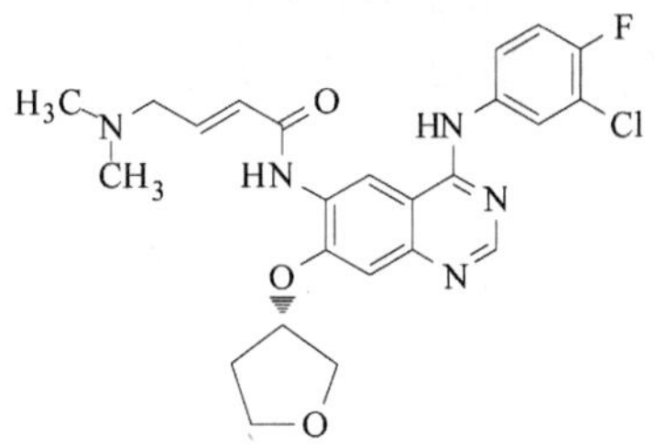

afatinib（Ⅱ代）

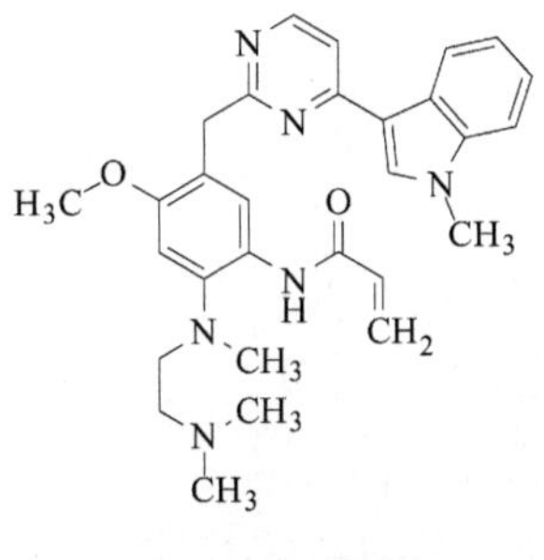

osimertinib（Ⅲ代）

图 13-4 已上市销售的 EGFR 抑制剂

【目标训练】

1. 环磷酰胺可否制备成水溶液注射剂?

2. 根据结构分析卡莫司汀的稳定性。

3. 由结构分析甲氨蝶呤的酸碱性与化学稳定性。

4. 白消安从结构上分析,为什么具有烷化作用?

5. 试根据铂类化合物抗癌活性的结构特点,设计几种可能有较好抗癌活性的铂类化合物。

6. 蒽醌类抗生素如多柔比星等,从结构上分析为何会有抗肿瘤活性? 米托蒽醌是根据什么构效关系原理设计的合成药物?

【能力训练】

1. 根据下列药物的化学结构并通过查阅文献资料,试分析它属于哪一类抗肿瘤药物及临床应用情况,说明理由。

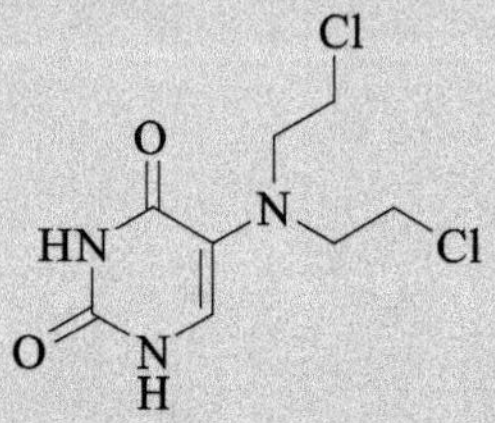

2. 某女性乳腺癌患者,今年 50 岁,经检查确定为恶性肿瘤且已转移扩散到淋巴结。医生建议先进行原发肿瘤的切除及淋巴结的清扫,然后再进行系统的化疗,请你为患者选择化疗药物提出合理化建议。

（刘志国　梁　广）

第十四章　抗病毒药物

【学习目标】

1. 掌握金刚烷胺、利巴韦林、阿昔洛韦、齐多夫定的化学结构、理化性质、体内代谢及用途。

2. 熟悉利巴韦林的构效关系；核苷类逆转录酶抑制剂的作用机制及构效关系。熟悉奥司他韦、拉米夫定、司坦夫定、奈韦拉平、膦甲酸钠的结构及用途。

3. 了解阿昔洛韦的作用机制和 HIV 蛋白酶抑制剂的研究概况。

第一节　抗非逆转录病毒药

抗非逆转录病毒药按作用机制分为：抑制病毒复制初始时期(吸附、穿入)的药物、干扰病毒核酸复制的药物及影响核糖体翻译的药物。

一、抑制病毒复制初始时期(吸附、穿入)的药物

金刚烷胺类药物是应用比较早的一类抗病毒药物，它们主要通过抑制病毒穿入细胞，并影响病毒的脱壳，抑制其增殖而起到抗病毒的作用。对一系列合成衍生物及构效关系进行研究，发现金刚烷胺中的氨基被羟基、巯基、卤素或氰基取代均导致失活。

盐酸金刚烷胺(amantadine hydrochloride)

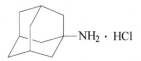

【化学名】三环[3.3.1.1^{3,7}]癸烷-1-胺盐酸盐 (tricyclo[3.3.1.1^{3,7}]decane-1-amine hydrochloride)。

【结构特征】笼状结构，胺基与刚性环直接相连。

【理化性质】本品为白色结晶性粉末；无臭，味苦。易溶于水或乙醇，在氯仿中溶解。

【代谢】该药口服易吸收，且可通过血脑屏障，并可分泌于唾液、鼻腔分泌物和乳汁中，在体内不易被代谢，约 70% 以原型自尿排出。血浆 $t_{1/2}$ 约 16h。

【作用】本品为 A 型流感病毒的 M_2 抑制剂，主要通过抑制 A 型流感病毒的 M_2 蛋白的离子通道来阻止病毒穿入宿主细胞，以及抑制病毒颗粒在宿主细胞内脱壳，从而在病毒复制的早期阶段进行抑制，达到预防和治疗病毒感染的目的。另外，对德国水痘病毒、B 型流感病毒、一般流感病毒、呼吸合胞体病毒和某些 RNA 病毒也具有一定的活性。主要副作用为胃肠功能紊乱及出现某些中枢神经症状。

二、干扰病毒核酸复制的药物

这里主要介绍核苷类。核苷是由碱基和糖两部分组成的。它们是组成 DNA 或 RNA 链的基本组成部分，若通过化学修饰改变天然碱基或糖基中的基团后形成的核苷就有可能成为天然核苷的抑制剂，抑制病毒或宿主细胞的 DNA 或 RNA 聚合酶活性，阻止 DNA 或 RNA 的合成，杀灭病毒。此类药物和抗肿瘤药物有密切关系，常在抗肿瘤药物筛选中发现。这一类药物是抗病毒药物中数量最多的一类，也是发展较快的一类药物。由于它们是 DNA 或 RNA 合成中的基本原料核苷的拟似物，因此往往具有通用性，即具有广谱抗病毒的效果，同样的道理，它们的毒性和副作用也较大，同时也存在耐药性问题。

利巴韦林(ribavirin)

【化学名】1-β-D-呋喃核糖基-1H-1,2,4-三氮唑-3-酰胺（1-β-D- ribofuranosyl- 1H- 1,2,4-trizole- 3-carboxamide）。又称为三氮唑核苷、病毒唑(virazole)。

【结构特征】β-D-呋喃核糖、1,2,4-三氮唑。

【理化性质】本品为白色结晶性粉末，无臭，无味，水中易溶，在乙醇中微溶，在乙醚或氯仿中不溶。精制品有两种晶型：熔点为 166～168℃和 174～176℃，两种晶型的生物活性相同。

【代谢】本品口服吸收迅速，生物利用度约 45%，少量可经气溶吸入。口服后 1.5h 血药浓度达峰值，血药峰浓度(C_{max})为 1～2mg/L。药物在呼吸道分泌物中的浓度大多高于血药浓度。药物能进入红细胞内，且蓄积量大。长期用药后脑脊液内药物浓度可达同时期血药浓度的 67%。高浓度时还能抑制癌细胞生成和 HIV 的繁殖。本品可透过胎盘，也能进入乳汁，具有致畸和胚胎毒性。在肝内代谢，血药消除半衰期($t_{1/2}$)为 0.5～2h。本品主要经肾排泄。

【作用】本品是广谱的抗病毒药物，体内和体外的实验表明对 RNA 和 DNA 病毒都有活性，对多种病毒有抑制作用，如呼吸道合胞病毒、流感病毒、单纯疱疹病毒、带状疱疹病毒等。对流感病毒 A 和 B 引起的流行性感冒，以及腺病毒肺炎、甲型肝炎、疱疹、麻疹、艾滋病等有防治作用。

【合成】利巴韦林的合成是以肌苷为原料，经乙酰化生成 1,2,3,5-O-四乙酰-β-D-呋喃核糖，再与 1,2,4-三氮唑-3-羧酸甲酯在双对硝基苯基磷酸酯的催化下熔融缩合后，经氨解得利巴韦林。

【构效关系】

1）将结构中的 1,2,4-三氮唑杂环变为 1,2,3-三氮唑杂环，或对杂环进行取代，抗病毒活性降低或丧失。

2）对糖基部分进行取代修饰或替换成其他糖基，均会导致抗病毒活性降低或丧失。

3）对 3 位伯酰胺基进行适当修饰可保留其抗病毒活性，如 C_3 脒基衍生物、C_3 硫代氨甲酰基的衍生物、1,2,4-三氮唑-3-硫代甲酰胺等化合物都有抗病毒活性，且体内毒性降低。

4）5'-磷酸酯、3',5'-环磷酸酯、2',3',5'-三乙酸酯也有一定的抗病毒活性。

阿昔洛韦(aciclovir)

【化学名】9-[(2-羟乙氧基)甲基]鸟嘌呤(9-[2-(hydroxyethoxy)-methyl] guanine)，又名无环鸟苷(acyclovir)。

【结构特征】鸟嘌呤、开环核苷。

【理化性质】本品为白色结晶性粉末，无臭无味，微溶于水，熔点为 256.5～257℃(甲醇)。是治疗疱疹病毒感染的首选药。主要用于治疗疱疹性角膜炎、生殖器疱疹、全身性带状疱疹和疱疹性脑炎。长期使用可出现耐药性。

【合成】阿昔洛韦有多种制备方法。其中以鸟嘌呤为原料的合成路线较适于工业化生产。鸟嘌呤与乙酸酐反应得 N',N'-二乙酰鸟嘌呤。在乙酸酐和对甲苯磺酸作用下，与二氧杂环反应，继而氨解得到阿昔洛韦。

【发展】阿昔洛韦在使用过程中也有一定缺点：水溶性差，口服吸收少，可产生抗药性。在此基础上又研制了阿昔洛韦的前药地昔洛韦(desciclovir)。地昔洛韦在水中溶解度比阿昔洛韦大 18 倍，口服吸收好，毒副作用小，进入体内后被黄嘌呤氧化酶作用转化为阿昔洛韦而产生活性。

更昔洛韦(ganciclovir)，可以看成具有 C-3′-OH 和 C-5′-OH 的开环脱氧鸟苷衍生物。更昔洛韦对巨细胞病毒(CMV)的作用比阿昔洛韦强，在抗脑脊髓炎和肠道炎方面疗效显著。对病毒胸苷激酶的亲和力比阿昔洛韦高，因此对耐阿昔洛韦的单纯疱疹病毒仍然有效。但是更昔洛韦的毒性比较大，临床上主要用于治疗巨细胞病毒引起的严重感染。

喷昔洛韦(penciclovir)是更昔洛韦的电子等排体，具有和阿昔洛韦相同的抗病毒谱。喷昔洛韦的血清半衰期仅为 2h，但其三磷酸酯的细胞内半衰期却为 7～20h。此药主要经尿排出，对肾功能不全者应延长用药间隔时间。与阿昔洛韦相比，喷昔洛韦在停药后仍可保持较长时间的抗病毒活性，而阿昔洛韦停药后其抗病毒活性会迅速消失。

泛昔洛韦(famciclovir)是鸟嘌呤核苷喷昔洛韦的二乙酰 6-脱氧酯，口服吸收良好，生物利用度为 77%，通过去乙酰和氧化作用，被迅速转化为喷昔洛韦，提高了喷昔洛韦的全身血浆药物浓度。

第二节　抗逆转录病毒药

随着人们对 HIV 病毒认识的深入，人们以 HIV 复制过程中的两个关键酶——逆转录酶和蛋白酶为靶点，进行了重点筛选抗艾滋病药物研究。抗逆转录病毒药物目前主要指的是抗 HIV 药物，其临床效果取决于血浆 HIV RNA 抑制的量级和持续性。逆转录酶是艾滋病病毒复制过程中的一个重要酶，在人类细胞中无此酶存在，而在动物的研究过程中发现该酶具有抑制作用的抑制剂，从而使研究逆转录酶为作用靶的抗艾滋病药物成为可能。

抗逆转录病毒药主要分为逆转录酶抑制剂和蛋白酶抑制剂，前者又分为核苷类(齐多夫定、拉米夫定)和非核苷类(奈韦拉平、地拉韦啶)，后者代表药物有沙奎那韦、利托那韦、英地那韦、奈非那韦等。

一、核苷类抗逆转录病毒药物

核苷类逆转录酶抑制剂是合成 HIV 的 DNA 逆转录酶底物脱氧核苷酸类似物，在体内转化成活性的三磷酸核苷衍生物，与天然的三磷酸脱氧核苷竞争性与 HIV 逆转录酶结合，抑制逆转录酶的作用，阻碍前病毒的合成。

齐多夫定(zidovudine)

【化学名】3'-叠氮基-3'-脱氧胸腺嘧啶(3'-azido-3'-deoxythymidine)，又名叠氮胸苷（azidothymidine，AZT），商品名：克度、立妥威(retrovir)。

【结构特征】双脱氧核苷类、叠氮基、胸腺嘧啶。

【理化性质】本品为白色针状结晶，无臭，微溶于水，溶于乙醇，遇光易分解。熔点为124℃。

【代谢】本品口服吸收快，生物利用度为52%～75%，进入人体后，在肝脏微粒体与葡糖醛酸结合成无活性的 5'-氧-糖苷(5'-O-glucuronide)代谢物，随尿液排出体外，另一代谢物为 3'-氨基-2',3'-双脱氧胸腺嘧啶核苷。

【合成】齐多夫定的合成方法很多，主要是以各种脱氧胸腺嘧啶核苷为起始原料，最常见的合成方法是以脱氧胸苷为原料，在 DMF 中用偶氮二甲酸二乙酯处理，生成 2,3'-脱水-5'-O-(4-甲氧苯基)脱氧胸苷，加入叠氮化钠取代形成 3-叠氮基，最后在甲醇钠的作用下脱保护基生成齐多夫定。

【作用】齐多夫定是美国 FDA 批准的第一个用于艾滋病及其相关症状治疗的核苷类逆转录酶抑制剂(nucleoside reverse transcriptase inhibitor，NRTI)，多采用联合用药。

【构效关系】

1) 糖苷的 5'-羟基酯化、醚化后活性降低或消失，NH_2、F 取代后活性保持。

2)糖的 3′位可以被叠氮、氢、氟原子取代，也可以是 2′,3′双键，硫、磺酰基取代形成醚键或氧桥活性降低。

3)可用杂原子，特别是硫原子代替 2′,3′-双脱氧糖上的次甲基。

4)糖的构型与药物产生耐受性的速率有关。

5)药物结构中的碱基可用其他合适的核酸碱基来代替。

【发展】因齐多夫定的骨髓抑制及耐药性，促进了对其他核苷类逆转录酶抑制剂的寻找。相继有扎西他滨(zalcitabine)、司坦夫定(stavudine)、去羟肌苷(didanosine)、拉米夫定(lamivudine)等品种上市。

阿巴卡韦在 1998 年被批准上市，其优点是口服生物利用度高，可进入中枢神经系统，耐药性发展慢，患者耐受性佳，但 3%患者有过敏反应，应高度警惕。

司他夫定为脱氧胸苷的脱水产物，引入 2′,3′-双键。司坦夫定对酸稳定，经口服吸收良好。其作用机制和齐多夫定相似，进入细胞后，在 5′位逐步磷酸化，生成三磷酸酯，从而达到抑制逆转录酶活性，使 DNA 键断裂的作用。司坦夫定对 HIV-1 和 HIV-2 有同等抑制作用，对齐多夫定产生耐药性的 HIV-1 病毒株有抑制作用。司坦夫定的骨髓毒性比齐多夫定低，仅为其 1/10。司坦夫定适用于对已批准的药物如齐多夫定、扎西他滨等不能耐受或治疗无效的艾滋病及其相关综合征。

拉咪夫定是双脱氧硫代胞苷化合物。有 β-D-(+)及 β-L(−)两种异构体，两种异构都具有较强的抗 HIV-1 作用。但其 β-L-(−)的异构体对胞苷脱氧胞苷脱氨酶的脱氨基作用有拮抗作用。其作用机制和齐多夫定相似。拉咪夫定对逆转录酶的亲和力大于人 DNA 聚合酶的亲和力，因而具有选择性作用。其抗病毒作用强而持久，且能提高机体免疫机能，还具有抗乙型肝炎病毒的作用。

二、非核苷类逆转录酶抑制剂

HIV 病毒复制过程中的逆转录酶(RT)是一个重要的药物作用靶点。它的正常功能是将病毒的单链 RNA 转录成双链 DNA。非核苷类逆转录酶抑制剂与 HIV-1 RT 酶直接结合形成稳定的复合物，通过改变酶的活性构象而抑制酶的功能，达到阻断 HIV 复制的目的。

非核苷类逆转录酶抑制剂的作用机制与齐多夫定等核苷类 RT 抑制剂不同。它们不需要磷酸化活化，直接与病毒 RT 催化活性部位的 P_{66} 疏水区结合，使酶蛋白构象改变而失活，从而抑制 HIV-1 的复制。非核苷类逆转录酶抑制剂不抑制细胞 DNA 聚合酶，因而毒性小。但同时容易产生耐药性。已经上市的主要品种有奈韦拉平(nevirapine)、依法韦仑(efavirenz)、地拉韦啶(dilavirdine)等。

奈韦拉平(nevirapine)

【化学名】11-环丙基-4-甲基-5,11-二氢-6*H*-二吡啶并[3,2-b:2′,3′-e][1,4]-二氮杂草-6-酮(11-cyclopropyl-5,11-dihydro-4-methyl-6*H*-dipyrido-)[3,2-b:2′,3′-e][1,4]-diazepin-6-one)。

【理化性质】本品可从吡啶-水中结晶得到。熔点为247～249℃。微溶于水，易溶于强酸溶液。

【作用】奈韦拉平是人体免疫缺陷病毒(HIV-1)的非核苷类逆转录酶抑制剂。奈韦拉平与RT直接连接并通过使此酶的催化端破裂来阻断RNA依赖和DNA依赖的DNA聚合酶活性，与齐多夫定等核苷类 HIV-1 RT 抑制剂无交叉耐药性。成人口服奈韦拉平后快速吸收(>90%)。奈韦拉平的吸收范围(AUC)与禁食情况下相似，吸收不受饮食、抗酸药或其他碱性药物的影响。奈韦拉平在人体内分布广泛，易通过胎盘且可进入乳汁，在乌干达、南非等非洲国家已用于预防 HIV-1 阳性孕妇感染新生婴儿。奈韦拉平通过细胞色素 P450 代谢产生葡糖苷酸结合物，之后葡糖醛酸化的代谢物由尿中排出。用于治疗 HIV-1 感染。

三、HIV 蛋白酶抑制剂

HIV 蛋白酶抑制剂是近年来治疗艾滋病的方法中发展较快的方法之一，也是抗病毒药物中最有潜力的药物。HIV 蛋白酶抑制剂主要作用于病毒蛋白酶，抑制 HIV 蛋白酶的活性，使 HIV 在被感染的细胞中只会产生不成熟的、不具感染性的病毒颗粒，从而达到阻止病毒正常装配，抑制 HIV 的目的。HIV 的蛋白前体在蛋白酶催化下，加工成为成熟蛋白，而 HIV 蛋白酶抑制剂可以阻止前体蛋白酶的裂解，导致无感染性的病毒颗粒的堆积，从而达到抗病毒效果。目前开发成功的蛋白酶抑制剂是拟肽类药物，如沙奎那韦(saquinavir)、利托那韦(ritonavir)、茚地那韦(indinavir)、奈非那韦(nelfinavir)、安普那韦(amprenavir)等。

沙奎那韦(saquinavir)

【化学名】*N*₁-[(1S,2R)-3-[(3S,4aS,8aS)-3-[(叔丁基氨基)甲酰]八氢-2(1*H*)-异喹啉基]-2-羟基-1-苄基丙基]-2-[(2-喹啉甲酰)氨基]-丁二酰胺 (*N*₁-[(1S,2R)-3-[(3S,4aS,8aS)-3-[[(1,1-dimethylethyl)amino]carbonyl]octahy dro-2(1*H*)-isoquinolinyl]-2-hydroxy-1-(phenylmethyl)propyl]-2-[(2-quinol-inylcarboryl)amino]butanediamide)。

【理化性质】 本品为白色结晶固体，$[\alpha]_D^{20} = -55.9°$（$C=0.5$,甲醇）。

【作用】 沙奎那韦是由 Hoffmann-LaRoche 公司开发上市的第一个 HIV-1 蛋白酶抑制剂。与核苷类逆转录酶抑制剂联合使用治疗晚期 HIV 感染。体外与齐多夫定、扎西他滨、拉米夫定及干扰素有协同抗 HIV 作用。与食物同服的生物利用度为 4%（比空服大 18 倍），达峰时间为 3～4h，消除半衰期为 13.2h，血浆蛋白结合率大于 90%，88%随粪便排出，1%由尿液排出。不良反应有腹泻、头痛、腹胀、高脂血症、脂肪代谢障碍。通常与核苷类逆转录酶抑制剂联用。

四、其他

膦甲酸（foscarnet）及其钠盐是焦磷酸类似物，具有广泛的抗病毒作用，能竞争性地抑制多种病毒 DNA 聚合酶，对人巨细胞病毒（CMV）、乙肝病毒（HBV）、HIV-1 逆转录病毒和甲型、乙型流感病毒等也有非竞争性地抑制作用。膦甲酸与齐多夫定有协同作用，对治疗艾滋病患者伴发的人巨细胞病毒视网膜炎有较好的疗效，并能改善艾滋病患者的临床症状。本品 1%～3%乳剂外用治疗早期皮肤和生殖器疱疹疗效较好。

干扰素诱导剂能促使细胞产生干扰素，其种类繁多，除病毒外，霉菌、细菌、支原体、立克次体等的产物，如卡那霉素、脂多糖、植物血凝素等均可在体内、外诱使细胞产生干扰素。此外，人工合成的诱导剂有阴离子多聚物、聚核苷酸和一些小分子物质，它们也能使机体产生内源性干扰素。

双嘧达莫（dipyridamole）[又名潘生丁（persantin）]是 20 世纪 60 年代合成的一种冠脉扩张及抗血小板聚集药。近年来发现有广谱抗病毒作用。研究认为它可通过多种机制发挥抗病毒作用。例如，可改变细胞表面特征，影响腺苷的摄取和代谢，干扰细胞表面某些病毒受体的表达，它能选择性地抑制病毒 RNA 的合成，同时还是一种有效的低分子质量的干扰素诱导剂。

双嘧达莫　　　　　　　　　　膦甲酸钠

【知识要点】

1. 抗病毒药物的分类。

(1)抗非逆转录病毒药物：金刚烷胺类、阿昔洛韦、利巴韦林。

(2)抗逆转录病毒药物：齐多夫定、奈韦拉平、沙奎那韦。

2.药物的结构与构效关系。

(1)核苷类抗病毒药物的结构特点与构效关系。

(2)核苷类抗艾滋病药物的构效关系。

3.代表药物及性质。

金刚烷胺、利巴韦林、阿昔洛韦、齐多夫定、奈韦拉平、沙奎那韦。

4.利巴韦林、阿昔洛韦、齐多夫定的化学合成。

【目标训练】

1.简述核苷类逆转录酶抑制剂的作用机制及构效关系。

2.以利巴韦林为例，简述核苷类抗病毒药物的结构特点及构效关系。

【能力训练】

1.为何在化学治疗药物中，对细菌及真菌的药物研究领先于对病毒药物的研究，如何进一步提高抗病毒药物研究的速度？

2.试说明药名中含有 "-mivir" "-ciclovir" "-vudine" "-navir" 词尾的药物的作用靶点及主要临床用途。

(刘剑敏)

第十五章　激素类药物

【学习目标】

1. 掌握甾体激素药物的分类和结构特征；掌握雌二醇、丙酸睾酮、乙酸甲羟孕酮和氢化可的松的结构及用途；掌握肾上腺糖皮质激素的结构改造及构效关系。

2. 熟悉己烯雌酚、枸橼酸他莫昔芬、米非司酮、炔诺酮和乙酸地塞米松的结构、化学名称及用途。

3. 了解性激素、胰岛素、降钙素和前列腺素的结构特点及用途；了解多肽类药物的结构特点和特殊的理化性质，以及其对生产、制剂和使用的影响；了解米索前列醇的结构特点及用途。

第一节　甾体激素认知

甾体激素，是指含有甾体母核结构的激素，主要有性激素和肾上腺皮质激素，是维持生命，调节机体物质代谢、细胞发育分化、促进性器官发育、维持生殖的重要活性物质。当体内甾体激素水平低下或缺乏时，会出现一系列症状，影响生活质量，丧失生殖力，严重的甚至危及生命。甾体激素药物能用于治疗多种疾病，同时也是计划生育及免疫抑制等不可缺少的药物。

甾类药物按化学结构可分为雌甾烷、雄甾烷和孕甾烷三大类。它们的主要区别在 C_{10}、C_{17} 位上。甾体激素分子具有环戊烷并多氢菲(甾环)的基本母核。5 位氢为 α-取代，故 A、B、C、D 环均为全反式稠合。按母核 C_{10}、C_{13} 和 C_{17} 上取代情况的不同，分为具 C_{18} 甲基的雌甾烷(estrane)、具 C_{18}、C_{19} 甲基的雄甾烷(androstane)，以及具 C_{18}、C_{19} 甲基和 C_{20}、C_{21} 乙基的孕甾烷(pregnane)。

甾环母核　　　反-反-反稠合

雌甾烷　　　雄甾烷　　　孕甾烷

若按药理作用分类，可分为肾上腺皮质激素和性激素。它们之间的相互关系见图15-1。

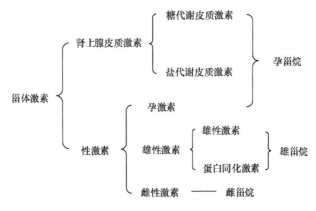

图 15-1　甾体激素之间的相互关系

第二节　肾上腺皮质激素类药

肾上腺皮质激素是肾上腺皮质受脑垂体前叶分泌的促肾上腺皮质激素刺激所产生的一类激素，按其生理作用特点可分为盐皮质激素和糖皮质激素，前者主要调节肌体水、盐代谢和维持电解质平衡。后者主要与糖、脂肪、蛋白质代谢和生长发育等有关。肾上腺皮质激素具有孕甾烷基本母核并含有Δ^4-3,20-二酮、21-羟基、11 位含有羟基或氧等官能团，天然的糖皮质激素以可的松(cortisone)和氢化可的松(cortisol)为代表，盐皮质激素则以醛固酮(aldosterone)和去氧皮质酮为代表。其特征为若在 11 位和 17 位均有含氧取代基时为糖皮质激素类化合物，仅有其中之一或均没有者为盐皮质激素类化合物。

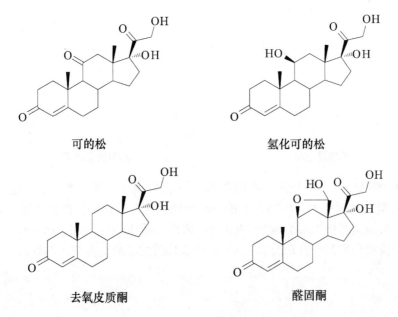

可的松　　　　　　　　　　　氢化可的松

去氧皮质酮　　　　　　　　　醛固酮

一、糖皮质激素类药物的结构修饰

1. C_{21} 位的修饰　　C_{21} 位羟基经酯化得到的前药可改善其生物利用度，而不改变其生物活性。将氢化可的松分子中的 C_{21} 羟基进行乙酯化得到乙酸氢化可的松（hydrocortisone acetate），可视为氢化可的松的前体药物，它的作用时间得以延长且稳定性增加。为改变此类药物的疏水性强、在水中的溶解度小的缺点，利用 C_{21} 羟基制备其琥珀酸酯钠盐（hydrocortisone sodium succinate）或磷酸酯钠盐（hydrocortisone sodium phosphate），便于制成水溶液供注射用。

乙酸氢化可的松　　　　氢化可的松琥珀酸酯　　　　　　氢化可的松磷酸酯钠盐

2. C_1 位的修饰　　在氢化可的松的 1,2 位脱氢，即在 A 环引入双键后，A 环构型从半椅式变成船式，使 A 环构型发生改变，加强了与受体的亲和力。其抗炎活性增大 4 倍，但钠潴留作用不变。例如，乙酸泼尼松（prednisone acetate）和乙酸泼尼松龙（prednisolone acetate）。

乙酸泼尼松　　　　　　　　　　　　乙酸泼尼松龙

3. C_9 位的修饰　　在糖皮质激素的 9α 位引入氟原子，其抗炎作用明显增加，但盐代谢作用的增加幅度更大。例如，乙酸 9α-氟代氢化可的松的活性比乙酸可的松大 11 倍，但由于其钠潴留作用增加 300~800 倍，因此乙酸 9α-氟代氢化可的松只可外用，但增强糖皮质激素作用的研究却起源于 9α-氟代氢化可的松的抗炎作用的发现。

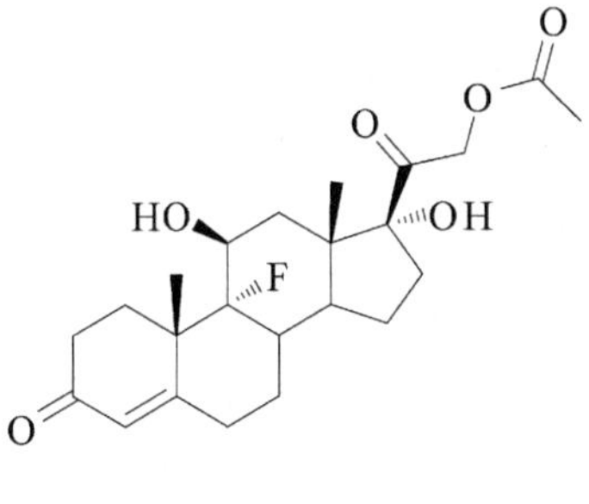

乙酸9α-氟代氢化可的松

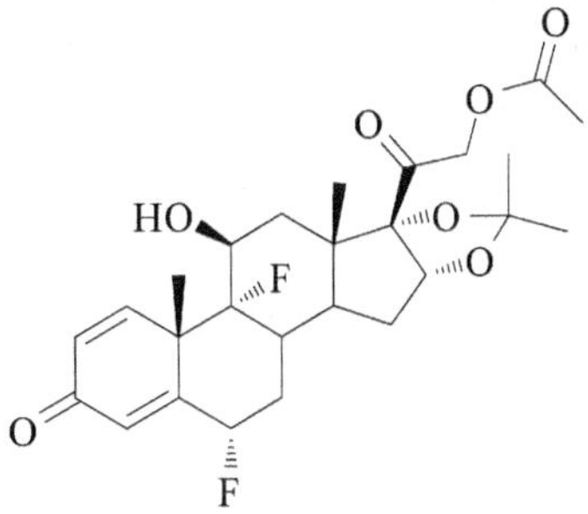

乙酸氟轻松

4. C_6 位的修饰 在 C_6 位引入氟原子后可阻止 C_6 氧化失活，如乙酸氟轻松（fluocinonide），其抗炎及钠潴留活性均大幅增加，而后者增加得更多，因而只能外用作为皮肤抗过敏药。

5. C_16 位的修饰 在 C_9 位引入氟的同时再在 C_16 上引入羟基或甲基，可消除由于在 C_9 位引入氟所致钠潴留的作用，如曲安西龙（triamcinolone）和地塞米松（dexamethasone）。曲安西龙的抗炎活性比泼尼松龙强 20%。地塞米松分子中 C_16 甲基的存在使 17α 羟基及 C_20 羰基在血浆中的稳定性增加，其抗炎活性比氢化可的松大 20 倍、抗风湿性大 30 倍。将地塞米松 16α-甲基的构型转换为 16β-甲基，便得倍他米松（betamethasone），其抗炎作用较地塞米松强 2~3 倍。利用糖皮质激素分子中 16,17 位的二羟基，与丙酮缩合为缩酮，可明显增加其疗效，如乙酸氟轻松（fluocinonide）和乙酸曲安奈德（triamcinolone acetonide acetate）。

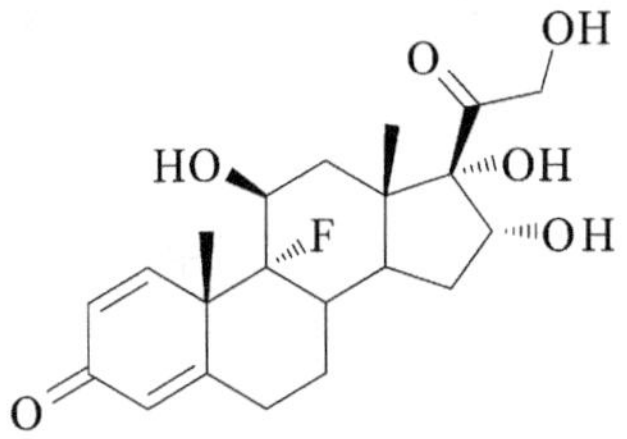

曲安西龙

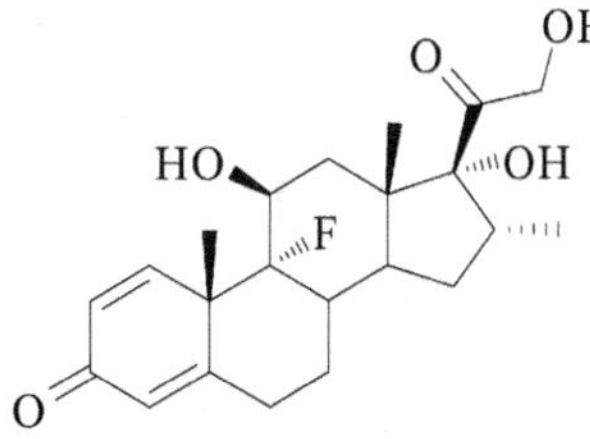

地塞米松

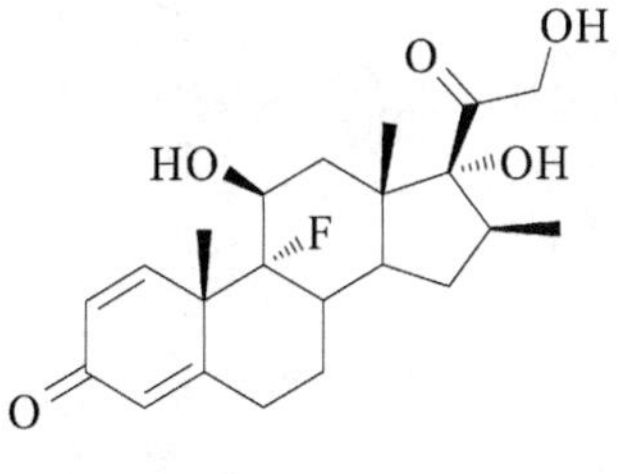

倍他米松

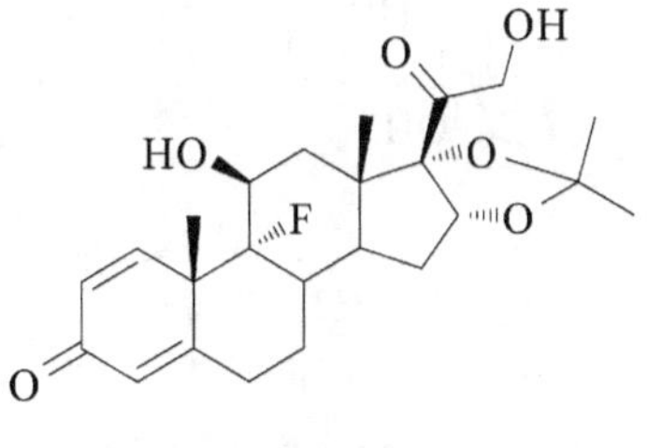

乙酸曲安奈德

二、典型药物

乙酸氢化可的松(hydrocortisone acetate)

【化学名】11β,17α,21-三羟基孕甾-4-烯-3,20-二酮-21-乙酸酯(11β,17α,21-triol-4-pregnene-3,20-diketone-21-acetate)。

【理化性质】本品为白色或几乎白色的结晶性粉末，遇光变质。$[\alpha]_D^{25}$ 为+158°～+165°，熔点为 216～224℃。

【代谢】乙酸氢化可的松进入体内后在肝脏、肌肉及红细胞中代谢。首先通过 5β 或 5α 还原酶的催化使 Δ^4 被还原，进一步在 3α 或 3β酮基还原酶的作用下，将 3-酮还原为醇，其中大部分 C_{20} 侧链断裂形成 C_{19} 甾体。再经葡糖醛酸化或单硫酸酯化成水溶性盐后从尿及胆汁中排出。

【作用】临床上除用于治疗关节炎、风湿症外，还可用于免疫抑制、抗休克等。

乙酸泼尼松龙(prednisolone acetate)

【化学名】11β,17α,21-三羟基孕甾-1,4-二烯 3,20-二酮 21-乙酸酯。

【理化性质】本品为白色或几乎白色的结晶性粉末。$[\alpha]_D^{25}$ 为+112°~+119°。

【作用】乙酸泼尼松龙在临床上主要用于活动性风湿病、类风湿性关节炎、红斑狼疮等胶原性疾患,以及严重支气管哮喘、皮炎等过敏疾病及急性白血病和肾上腺皮质功能减退症。

乙酸地塞米松(dexamethasone acetate)

【化学名】9-氟-11β,17α,21-三羟基-16-α-甲基孕甾-1,4-二烯-3,20 二酮-21-乙酸酯。

【理化性质】本品为白色或类白色结晶或结晶性粉末。$[\alpha]_D^{25}$ 为+82°~+85°(二氧六环)。

【代谢】乙酸地塞米松口服后 4h 内有 15%自尿中排泄,其中 50%以葡糖苷酸形式排泄,50%以非结合形式排泄。

对乙酸地塞米松的稳定性也有深入研究,其他糖皮质激素也有类似的情况。

A 环的 Δ^4-3-酮在光催化下依实验条件的不同转化成一系列组成的化合物,其中包括一个 B 环扩环及缩环的化合物。

C_{17} 羟基及酮基醇侧链在碱性催化下会互变异构成为羟基醛,对于有氧和无氧的转化都很敏感。

C21 位的氧化是在金属的催化下形成乙醛侧链。D 环有可能发生扩环重排。

本品具有 α-羟基酮结构，其甲醇溶液与碱性酒石酸酮共热，生成氧化亚铜的橙红色沉淀。

乙酸地塞米松固体在空气中稳定，但需避光保存。其溶液在有碱催化的情况下，6~8min 内有 50%的 $C_{17}\alpha$-羟基被丢失。

主要用于治疗肾上腺皮质功能减退症、活动性风湿病、类风湿性关节炎、红斑狼疮等疾病，以及严重支气管哮喘、皮炎等过敏性疾病及急性白血病。

乙酸曲安奈德(triamcinolone acetonide acetate)

【化学名】16α,17-[(1-甲基亚乙基)-双(氧)]-11β,21-二羟基-9α-氟孕甾-1,4-二烯-3-20-二酮-21-乙酸酯。

【理化性质】本品为白色或类白色结晶或结晶性粉末。$[\alpha]_D^{25}$ 为+92°~+98°(二氧六环)。

【作用】乙酸曲安奈德主要临床作用是减轻肌体组织对损害性刺激所产生的疼痛反应，特别用于创伤性、类风湿性关节炎等胶原性疾患及过敏性、神经性皮炎等皮肤病。

三、构效关系

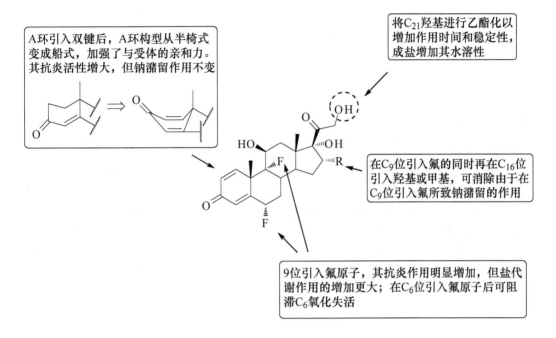

A环引入双键后，A环构型从半椅式变成船式，加强了与受体的亲和力。其抗炎活性增大，但钠潴留作用不变

将C_{21}羟基进行乙酯化以增加作用时间和稳定性，成盐增加其水溶性

在C_9位引入氟的同时再在C_{16}位引入羟基或甲基，可消除由于在C_9位引入氟所致钠潴留的作用

9位引入氟原子，其抗炎作用明显增加，但盐代谢作用的增加更大；在C_6位引入氟原子后可阻滞C_6氧化失活

第三节 性激素类药

一、雄激素类药物

雄激素主要由睾丸产生，具有促进男性性器官发育成熟和维持男性第二性征的作用，又有促进蛋白质合成及减少分解的蛋白同化作用。结构改造可使其蛋白同化作用增强，雄性作用降低，成为一类蛋白同化激素。雄激素类药物主要包括雄性激素和蛋白同化激素，均属雄甾烷的衍生物，在结构上C_3位有酮基，C_4位上有双键，C_{17}位上有β-羟基，此羟基如与酸形成酯，可以延长在体内的作用时间。目前临床应用的雄甾烷类结构的药物有20多种。

知识链接

蛋白同化激素与兴奋剂：蛋白同化制剂又称同化激素，俗称合成类固醇，是合成代谢类药物，具有促进蛋白质合成和减少氨基酸分解的特征，它的主要作用是可以促进肌肉增生，提高动作力度和增强男性的性特征。因为蛋白同化制剂、肽类激素滥用情况较为突出，危害也很大，所以全世界，包括中国把蛋白同化制剂、肽类激素都作为兴奋剂目录中的重点品种，加强管制。

甲睾酮(methyltestosterone)

【化学名】17α-甲基-17β-羟基雄甾-4-烯-3-酮，又名甲基睾丸素。

【理化性质】本品为白色或类白色结晶性粉末；无臭，无味；微有引湿性；遇光易变质。易溶于乙醇、丙酮或氯仿，微溶于植物油，不溶于水。熔点为 163～167℃。比旋度为 +79°～+85°（1%乙醇溶液）。

本品溶于硫酸-乙醇（2∶1）溶液后，即显黄色，并带有黄绿色荧光；遇硫酸铁铵溶液显橙红色，继而变为樱红色。

【作用】本品为雄性激素类药。

苯丙酸诺龙(nandrolone phenylpropionate)

【化学名】17β-羟基雌甾-4-烯-3-酮-3-苯丙酸酯。

【理化性质】本品为白色或类白色结晶性粉末；有特殊臭。溶于乙醇，略溶于植物油，几乎不溶于水。熔点为 93～99℃。比旋度为+48°～+51°（1%二氧六环溶液）。

本品甲醇溶液与盐酸氨基脲缩合，生成缩氨脲衍生物，熔点约 182℃，熔融时分解。

【作用】本品为同化激素类药，可促进体内蛋白质的合成代谢及骨钙积蓄，临床用于治疗慢性消耗性疾病、严重灼伤、骨质疏松、骨折后不愈合、发育不良等。

达那唑(danazol)

【化学名】17α-孕甾-2,4-二烯-20-炔并[2,3-d]异噁唑-17β-醇。

【理化性质】本品为白色或白色结晶或结晶性粉末。易溶于氯仿，溶于丙酮，略溶于乙醇，不溶于水。熔点为223~230℃，熔融时同时分解。比旋度为+21°~+27°（1%氯仿溶液）。

本品加乙醇溶解后，与硝酸银试剂即生成白色沉淀。

【作用】本品属于A环改造的雄激素药物。因雄性激素活性的结构专一性很高，A环变动使活性明显下降，故本品为一弱雄性激素，兼有蛋白同化作用和抗孕激素作用。临床为治疗子宫内膜异位症的首选药物，并能预防纤维性乳腺炎结节，可使肿块消失、软化。

二、雌激素类药物

雌激素主要由卵巢分泌，其作用为促进女性性器官的发育成熟和维持第二性征。雌激素类药物属雌甾烷的衍生物，在结构上，A环为苯环，C_3 位有酚羟基或与酸形成的酯，C_{17} 位有羟基或酮基，羟基常与酸形成酯。

20世纪30年代先后从孕妇尿中分离得到雌酚酮和雌三醇，从卵巢分离得到雌二醇，它们均为天然激素，其中以雌二醇活性最强，是传统的雌激素类药物。

雌二醇在消化道迅速被破坏，作用时间短，故不能口服，对其进行结构改造，制备了一些长效、高效或可口服的衍生物。例如，将 C_{17}-β-羟基酯化，制成戊酸雌二醇，可以延长作用时间，但仍不能口服，若在 C_{17} 位引入乙炔基，使仲醇变为叔醇，增加了位阻，也增加了稳定性，可制成口服制剂，如炔雌醇-3-甲醚等。

由于雌二醇及其衍生物仍不够稳定或制备复杂，研究工作转向寻找其合成代用品，发现了己烯雌酚，虽然它不是甾体，但它的反式立体结构的两个官能团间的距离为

0.855nm 与雌二醇相同，可以看作开环的甾体结构。

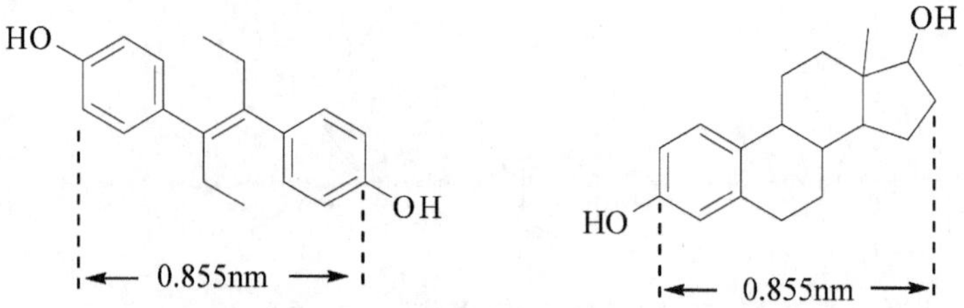

己烯雌酚   雌二醇

己烯雌酚的药理作用与雌二醇相似，但活性更强，可以口服，特别是制备方便，已经在临床广泛应用。

己烯雌酚(diethylstilbestrolum)

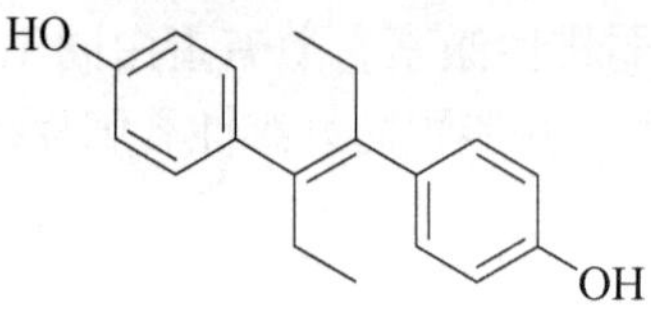

【化学名】(E)-4,4′-(1,2-二乙基-1,2-亚乙烯基)双苯酚。

【理化性质】本品为无色结晶或白色结晶性粉末；几乎无臭。溶于乙醇、乙醚或脂肪油，微溶于氯仿，几乎不溶水，在稀氢氧化钠溶液中溶解。熔点为169～172℃。

【结构特征】本品分子中具有酚羟基，因此遇光易氧化变质。

本品加硫酸溶解后显橙黄色，加水稀释颜色即消失。本品用稀乙醇溶解后，加 1% 三氯化铁溶液一滴，生成绿色配合物后缓缓变成黄色。

本品与吡啶和乙酸酐一起加热反应，生成二乙酰己烯雌酚，干燥后，熔点为121～124℃。

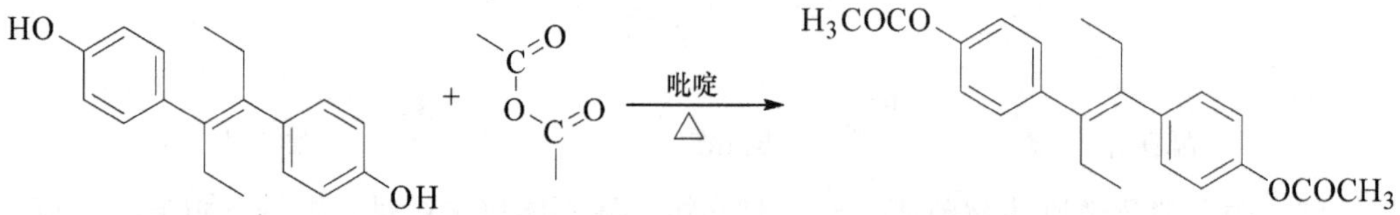

【作用】本品为人工合成雌激素代用品。临床用于治疗闭经、更年期综合征、阴道炎及减少乳汁分泌，大剂量可用于前列腺癌，还可作为应急事后避孕药。

炔雌醇(ethinylestradiol)

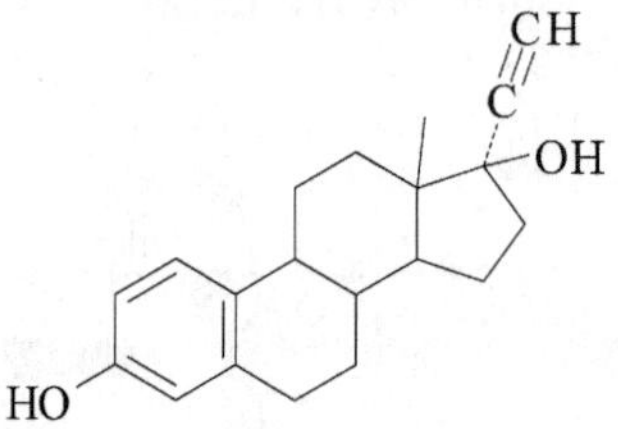

【化学名】3-羟基-19-去甲-17α-孕甾-1,3,5(10)-三烯-20-炔-17-醇。

【理化性质】本品为白色或白色结晶性粉末；无臭。易溶于乙醇、丙醇或乙醚，溶于氯仿，不溶于水。熔点为 180～186℃。比旋度为−26°～−31°（1%吡啶溶液）。

本品的乙醇溶液加硝酸银生成白色炔雌醇银盐沉淀。

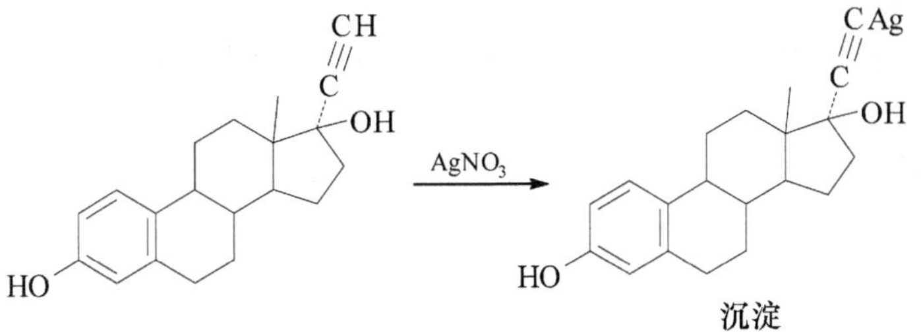

本品在硫酸中显橙红色，在反射光照射下出现黄绿色荧光，加水稀释后呈现玫瑰红色絮状沉淀。

【作用】本品为雌激素类药。与孕激素类药物合用有抑制排卵的协同作用，如与炔诺酮或甲地孕酮配伍可作口服避孕药。还可用于闭经、绝经期综合征及前列腺癌等。

尼尔雌醇(nilestriol)

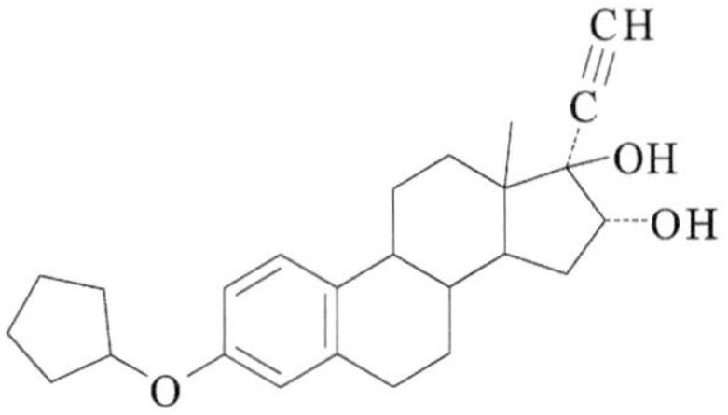

【化学名】3-(环戊基氧基)-19-去甲-17-孕甾-1,3,5(10)-三烯-20-炔-16α,17β-二醇。

【理化性质】本品为白色或类白色结晶性粉末。易溶于氯仿，可溶于丙酮，略溶于乙醇，几乎不溶于水。熔点为 160～165℃。比旋度为+2°～+10°（1%乙醇溶液）。

本品加浓硫酸即显玫瑰红色，加水稀释显蓝紫色。

【作用】本品为雌激素类药。临床用于雌激素缺乏引起的绝经期或更年期综合征。

【保存】本品应遮光，密封保存。

三、孕激素类药物

孕激素是雌性动物卵泡排卵后形成的黄体所分泌的激素，故又称黄体激素。孕激素类药物属孕甾烷的衍生物，其结构特征为 A 环上具有 4-烯-3-酮基，17 位有甲酮基。

黄体酮(progesterone)

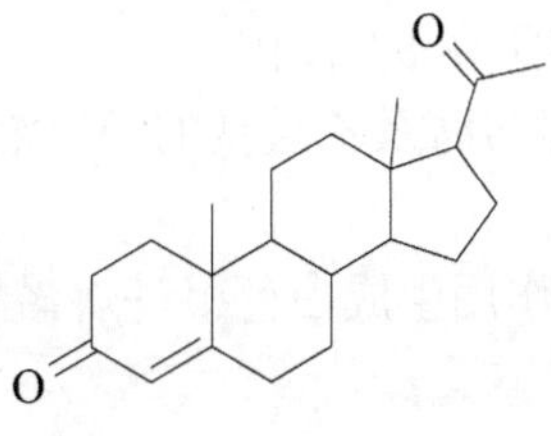

【化学名】孕甾-4-烯-3,20-二酮。

【理化性质】本品为白色或几乎白色结晶性粉末；无臭，无味。极易溶于氯仿，可溶于乙醇、乙醚或植物油，不溶于水。熔点为 128～131℃。比旋度为+186°～+198°(1%乙醇溶液)。

【结构特征】本品分子中的 C_3 和 C_{20} 位上的两个羰基都能与盐酸羟胺反应，生成黄体酮二肟，熔点为 238～240℃。但与分子质量较大的异烟肼反应时，只有位阻较小的 C_3 羰基形成浅黄色异烟腙。

本品 C_{17} 位上的甲基酮在碳酸钠及乙酸铵存在下，与亚硝基铁氰化钠(硝普钠)反应，生成蓝紫色阴离子复合物。其他常用甾类药物仅呈浅橙色或无色。

【作用】本品为孕激素类药。常用于先兆流产和习惯性流产，与雌激素类药物合用，能抑制排卵，可作避孕药。

炔诺孕酮(norgestrel)

【化学名】13-乙基-17-羟基-18,19-二去甲-17α-孕甾-4-烯-20-炔-3-酮。

【理化性质】本品为白色或类白色结晶性粉末；无臭，无味。溶于氯仿，微溶于甲醇，不溶于水。熔点为204～212℃，熔距在 5℃以内。

【结构特征】本品 C_3 位羰基与盐酸羟胺及乙酸钠的醇溶液共热生成的 18-甲基炔诺酮肟，熔点为 195℃，同时熔融分解。

本品的乙醇液与硝酸银试液作用生成白色甲基炔诺酮银盐沉淀。

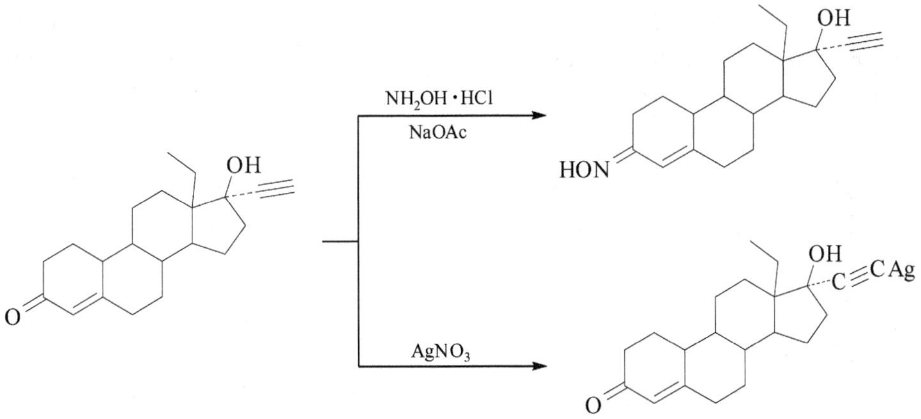

【作用】本品为孕激素类药。有较强的抑制排卵作用，本品和炔雌醇配伍组成的复方制剂为口服避孕药。

炔诺酮(norethisterone)

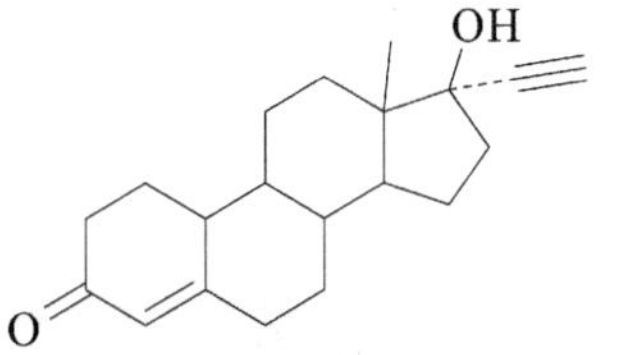

【化学名】17β-羟基-19-去甲-17α-孕甾-4-烯-20-炔-3-酮。

【理化性质】本品为白色或类白色的结晶性粉末；无臭，味微苦。可溶于氯仿，微溶于乙醇，略溶于丙酮，不溶于水。熔点为202～208℃。比旋度为–22°～–28°(1%氯仿溶液)。

本品的乙醇溶液遇硝酸银试剂即生成白色沉淀。

【作用】本品为孕激素类药。临床用于治疗功能性子宫出血、妇女不育症、子宫内膜异位等。

第四节　胰岛素及口服降血糖药

糖尿病是一种常见病。它是以血糖增高为特征的代谢紊乱性内分泌疾病。可出现"三多一少"(多尿、多饮、多食、体重减少)等症状，严重时可发生酮症酸中毒，并能诱发多种并发症。降血糖药(hypoglycemic agent)通过减少机体对糖的摄取或加快糖代谢，从而使血糖下降。目前常用于降血糖的化学药物有胰岛素类和口服降糖药。

一、胰岛素

胰岛素(insulin)是由胰脏 β 细胞分泌的一种蛋白质激素，在体内起调节糖代谢作用，是治疗糖尿病的有效药物。

1926 年，科学家首次从动物胰脏中提取分离得到胰岛素结晶，1955 年阐明全部氨基酸序列的一级结构，1965 年我国科学家首次将胰岛素人工合成成功。

胰岛素由 A、B 两条肽链组成。人胰岛素 A 链有 11 种 21 个氨基酸，B 链有 15 种 30 个氨基酸，共 16 种 51 个氨基酸组成。其中 A7(Cys)-B7(Cys)、A20(Cys)-B19(Cys) 四个半胱氨酸中的巯基形成两个二硫键，使 A、B 两链连接起来。分子式为 $C_{257}H_{383}N_{65}O_{77}S_6$。

本品为白色或类白色结晶性粉末。在水、乙醇、三氯甲烷或乙醚中几乎不溶；酸碱两性，易溶于稀酸或稀碱溶液，在微酸性(pH 2.5～3.5)中较稳定，在碱性溶液中易破坏。熔点为 233℃。本品对热不稳定，中国药典规定，胰岛素原料应遮光、密闭，在 –15℃以下保存，胰岛素注射液应密闭，在冷处(2～10℃)保存，避免冰冻。等电点 pH 5.1～5.3，结晶随 pH 变化可得到不同晶型。

本品是蛋白质类药物，可被蛋白酶水解，因此易被消化液中的酶破坏，故口服无效，必须注射。

胰岛素主要用于治疗胰岛素依赖型糖尿病、糖尿病妇女妊娠期与分娩期、糖尿病合并重点感染，以及有严重并发症和非胰岛素依赖型糖尿病经口服降糖药足够剂量治疗一段时间后血糖仍很高者。

二、口服降糖药

甲苯磺丁脲(tolbutamide)

【化学名】4-甲基-N-[(丁氨基)羰基]苯磺酰胺，又名 D-860。

【理化性质】本品为白色结晶或结晶性粉末；无臭，无味。易溶于丙酮或三氯甲烷，溶于乙醇，几乎不溶于水。熔点为 126～130℃。

甲苯磺丁脲含磺酰脲结构，显弱酸性，可溶于氢氧化钠溶液。

结构中脲部分不稳定，酸性溶液中受热易水解，生成甲苯磺酰脲。

【作用】磺酰脲类主要是通过刺激胰岛素分泌，减少肝脏对胰岛素的清除，降低血糖，对正常人及糖尿病患者均有降糖作用。甲苯磺丁脲降糖作用较弱但安全有效，用于治疗轻中度 2 型糖尿病。

格列本脲(glibenclamide)

【化学名】*N*-[2-[4-[[[(环己氨基)羰基]氨基]磺酰基]苯基]乙基]-2-甲氧基-5-氯苯甲酰胺，又名优降糖。

【理化性质】本品为白色结晶性粉末；几乎无臭。无味。本品在三氯甲烷中略溶，在甲醇或乙醇中微溶，在水或乙醚中不溶。熔点为 170～174℃，熔融同时分解。

本品在干燥条件下储存较稳定，对湿度比较敏感，易发生水解。

【作用】本品于 1969 年在欧洲首次上市，是第二代磺酰脲类口服降糖药的代表药物，属于强效降糖药，其降糖作用是同等剂量甲苯磺丁脲的 200 倍，用于治疗中、重度 2 型糖尿病。

盐酸二甲双胍(metformin hydrochloride)

H_2N —— N —— N(CH_3)_2 结构 · HCl

【化学名】1,1-二甲基双胍盐酸盐。

【理化性质】本品为白色结晶或结晶性粉末；无臭。熔点为 220～225℃。易溶于水，溶于甲醇，微溶于乙醇，不溶于丙酮、三氯甲烷和乙醚。

二甲双胍因有胍基显强碱性，其 pK_a 值为 12.4。

盐酸二甲双胍水溶液加 10％亚硝基铁氰化钠溶液、铁氰化钾溶液和 10％氢氧化钾溶液，放置后显红色。

【作用】双胍类主要是增加葡萄糖的无氧降解和利用，增加骨骼肌和脂肪组织的葡萄糖氧化和代谢，减少对葡萄糖的吸收，抑制肝糖的产生和输出，降低血糖。有利于降低餐后血糖和控制空腹血糖。

第五节　氢化可的松琥珀酸钠的合成

【知识目标】

1. 掌握通过合理药物修饰增加药物水溶性的方法。

2. 熟悉糖皮质激素可的松相关药物的药理作用。

【技能目标】

掌握冻干粉的基本原理和操作方法。

【氢化可的松琥珀酸钠简介】

通用名：氢化可的松琥珀酸钠。

化学名：21-琥珀酸钠-11β,17α,21-三羟基-4-孕甾烯-3,20-二酮。

分子式：$C_{25}H_{33}NaO_8$。

相对分子质量：484.5。

化学结构式：

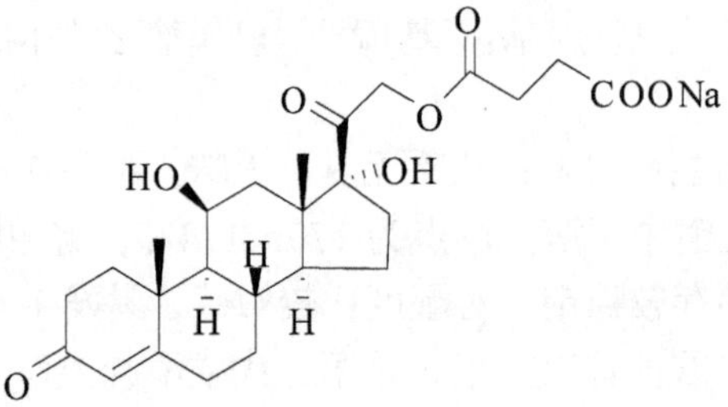

本品为白色结晶粉末，有吸湿性。易溶于水，略溶于乙醇，不溶于氯仿和乙醚。比旋度为+134°～136°（C=1,乙醇），λ_{max} 为 240nm。药理作用与可的松乙酸酯相似，可静脉注射给药，作用迅速，适用于急救用。

【合成】

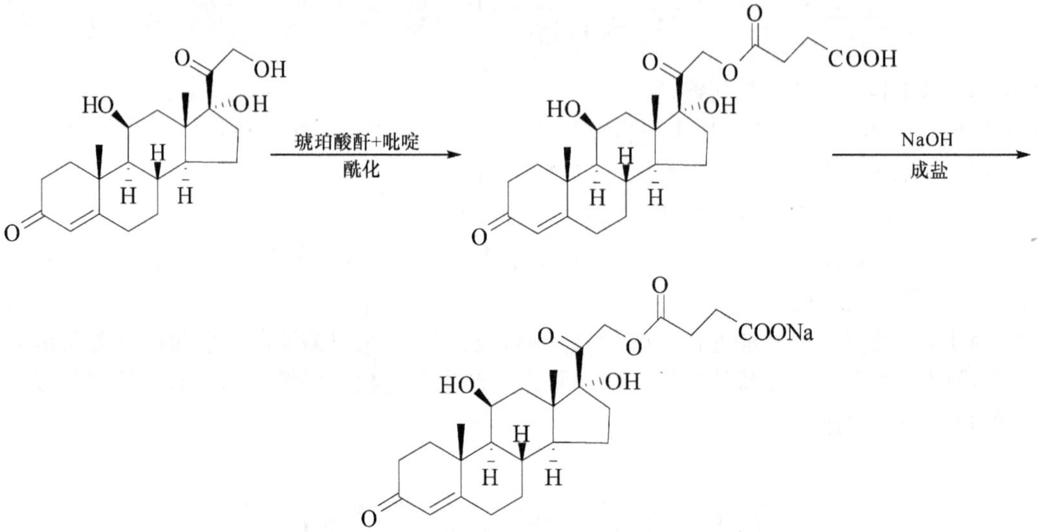

【反应机制】

1）利用琥珀酸酐进行酯化，由于17α、11β-OH位阻较大，故可选择性酯化21-OH。

2）琥珀酸酐酯化后结构修饰出一个羧酸基，可与氢氧化钠成盐，极大提高化合物的水溶性，而链接的酯键容易在体内水解释放出可的松，不影响其药理作用。

【材料】氢化可的松，琥珀酸酐，吡啶，盐酸（5% HCl），氢氧化钠，活性炭，丙酮。

【步骤】

1. 氢化可的松琥珀酸酯的制备 　　将琥珀酸酐溶解于 10 倍量的吡啶中，加入等物质的量的氢化可的松，加热至 30～40℃，放置过夜。将反应液滴入冰盐酸溶液中（10%盐酸+等量的冰），析出结晶，过滤洗涤至 pH 5 以上，80℃下干燥 2h。粗品加入 5 倍量丙酮和 10%活性炭回流脱色 10min，趁热过滤，滤饼用热丙酮洗涤，合并滤液倾入蒸馏水中，静置 1h 后有结晶析出，过滤干燥得氢化可的松琥珀酸酯。

2. 氢化可的松琥珀酸钠的制备 　　将氢化可的松琥珀酸酯加入适量蒸馏水中，使其成糊状，滴加计算所需的氢氧化钠溶液量，待溶液澄清后，补加蒸馏水至规定体积，过滤，滤液分装于小瓶中，放置于冷冻干燥机内，得氢化可的松琥珀酸钠冻干粉。

【结构确证】

1）核磁共振光谱法。

2）红外光谱法和紫外光谱法。

3）旋光度法。

【注意事项】

1）酯化反应温度不宜过高，会导致产品颜色较深。

2）冻干粉制作前的药物溶液不宜过浓。

【思考题】

1）酯化反应后处理中为何将反应液倾入冰盐酸溶液中？

2）冻干粉制作的原理是什么？符合哪些性质的药物适合制作冻干粉？

【知识要点】

1. 甾体激素的分类及结构特征。

2. 肾上腺糖皮质激素的结构改造过程。

3. 性激素的分类。

【目标训练】

1. 用红外分光光度法鉴别甾类激素药物还是用紫外分光光度法鉴别？为什么？

2. 简述肾上腺糖皮质激素的构效关系。

【能力训练】

用化学方法鉴别黄体酮、己烯雌酚、甲睾酮、乙酸地塞米松。

（阎新佳：第一节至第四节；郭　平：第五节）

第十六章　维　生　素

【学习目标】

1. 掌握维生素 C 的化学结构、理化性质、体内代谢及用途。

2. 熟悉维生素 A、维生素 D 和维生素 E 的化学结构、理化性质、各自的活性形式及用途。

3. 了解维生素 K 的结构特点及用途。

维生素是人和动物为维持正常的生理功能而从食物中获得的一类微量有机物质，少数维生素机体虽然可自身合成，但合成量不足，无法满足机体的需要。维生素在人体生长、代谢、发育过程中发挥着重要作用。维生素既不参与构成人体细胞，也不为人体提供能量，而是主要作用于机体的能量转移和代谢调节。维生素主要来源于食物，是人类食物中必需的六大营养素（碳水化合物、蛋白质、脂肪、水、矿物质、维生素）之一。维生素摄取不足会引起维生素缺乏症，从而导致营养不良或产生疾病。

维生素既是人类健康必需的营养素，又是临床用于治疗疾病的化学药物。人类每天必须摄入一定量的维生素，才能使生长、发育、生殖等生理功能得以较好地实现。过量服用维生素，不但无益，有时可引起中毒，应加以注意。

迄今为止，人类发现的维生素已达 60 余种，这些维生素生理功能不尽相同，化学结构各异。一般根据发现的先后，将维生素命名为维生素 A、维生素 B、维生素 C、维生素 D、维生素 E、维生素 K 等。又根据维生素的溶解性质分为脂溶性和水溶性维生素两大类。脂溶性维生素包括维生素 A、维生素 D、维生素 E、维生素 K 等，水溶性维生素包括维生素 B、维生素 C 类。

第一节　脂溶性维生素

脂溶性维生素在食物中与脂类物质共存，并随同脂类一同被吸收进机体内，主要包括维生素 A、维生素 D、维生素 E、维生素 K 等。由于脂溶性维生素在体内排泄较慢，因此摄取过多可造成蓄积，引起中毒。

一、维生素 A

维生素 A 为一组结构相近的多烯类化合物，广泛存在于动物肝、奶、肉类及蛋黄中，能显著改善动物的生长。分别从哺乳动物、咸水鱼及淡水鱼的肝脏分离出维生素 A_1（又名视黄醇）、维生素 A_2。维生素 A_1 和维生素 A_2 化学结构比较类似，均为多烯烃一元醇。维生素 A_2 在环己烯的 3 位多了一个双键，但生物活性仅为维生素 A_1 的 30%～40%。植物中仅含有能在动物体内转变为维生素 A 的胡萝卜素（carotene），称为维生素 A 原。在植物中至少有 10 种胡萝卜素可转化为维生素 A，其中以 β-胡萝卜素最为重要，人类营养中约 2/3 的维生素 A 来源于 β-胡萝卜素。体内缺乏维生素 A 类通常会产生夜盲症、眼干燥症、角膜软化症及皮肤粗糙等。

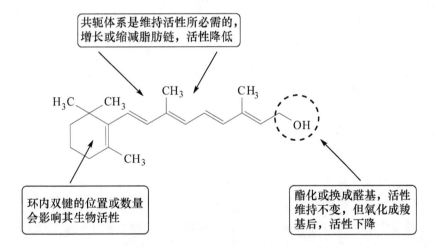

维生素 A 的结构具有高度特异性，其构效关系如下。

维生素 A 乙酸酯(vitamin A acetate)

【化学名】全反式- 3, 7-二甲基-9-(2, 6, 6-三甲基-1-环己-1-烯基)-2, 4, 6, 8-壬四烯-1-醇乙

酸酯[(all-E)-3, 7-dimethyl-9-(2, 6, 6-trimethyl-1-cyclohex-1-yl)-2, 4, 6, 8-nonatetraen-1-ol acetate]，又名 retinol acetate。

【结构特征】环己烯母核，链上 4 个双键为反式，有酯键。

【理化性质】本品为淡黄色油溶液，或者为结晶与油的混合物。极易溶于三氯甲烷、乙醚、环己烷和石油醚，微溶于乙醇，不溶于水。

【代谢】本品在体内被酶催化水解生成维生素 A，进而氧化生成视黄醛。视黄醛不稳定，可以互变异构生成 4Z-型视黄醛，是构成视觉细胞的感光物质，参与视觉的形成。视黄醛可进一步氧化生成视黄酸，作为维生素 A 的代谢产物在肝中与葡糖醛酸结合或氧化生成其他代谢物，随胆汁或尿液排出体外。

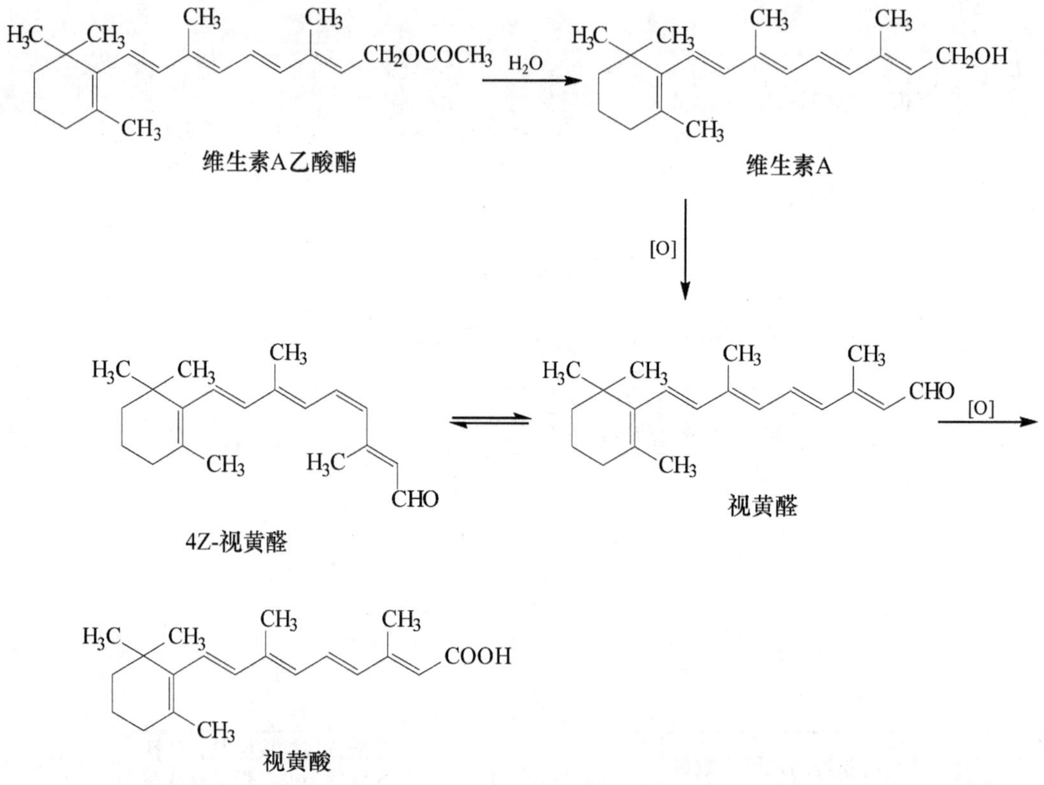

维生素A乙酸酯 $\xrightarrow{H_2O}$ 维生素A

$\xrightarrow{[O]}$

4Z-视黄醛 ⇌ 视黄醛 $\xrightarrow{[O]}$

视黄酸

【作用】本品主要用于防治维生素 A 缺乏症，如角膜软化病、眼干燥症、夜盲症等。

二、维生素 D

　　维生素 D 是一类抗佝偻病维生素的总称，属于甾醇的开环衍生物，主要存在于鱼肝油、肝脏、乳汁和蛋黄中。维生素 D 种类很多，目前已知的至少有 10 种，其中以维生素 D_2(麦角骨化醇，ergocalciferol)和维生素 D_3(胆骨化醇，colecalciferol)最为重要。

维生素 D₃(vitamin D₃)

【**化学名**】9,13-开环胆甾-5,7,10(19)-三烯-3β-醇[9,13-open loop cholesteric-5,7,10(19)-trien-3β-ol]。又名胆骨化醇。

【**结构特征**】结构中含有共轭三烯，侧链上无双键，稳定性高于维生素 D₂。

【**理化性质**】本品为无色针状结晶或白色结晶性粉末。无臭，无味，遇光或空气均易变质。极易溶于三氯甲烷、乙醇、丙酮和乙醚，略溶于植物油，不溶于水。

【**代谢**】本品在肝内质网上首先被维生素 D₂₅-羟化酶氧化为 25-羟维生素 D₃(骨化二醇)，然后在肾的线粒体中被 1α-羟化酶催化形成 1α-25-二羟维生素 D₃(骨化三醇)。

骨化三醇被认为是在体内真正起作用的"活性维生素 D₃"，它与肠、骨、肾和甲状旁腺等靶器官中的特异性、高亲和力的胞质受体蛋白结合，受体再把激素从胞质转运到细胞核中，诱导钙结合蛋白的合成，促进 Ca^{2+}-ATP 酶的活性，进而促进 Ca^{2+} 的吸收，激发出生理效应。

【作用】本品用途与维生素 D₂ 相同，主要用于调节体内钙、磷的代谢。

【构效关系】对维生素 D₃ 活性研究中，总结出如下构效关系。

三、维生素 E

维生素 E，又名生育酚，是一类具有生育酚基本结构的天然化合物的总称。维生素 E 于 1922 年首次被 Evans 和 Bishop 发现，因具有抗不育作用，故被命名为生育酚。目前已知的维生素 E 类有 8 种，各个异构体显示不同的生理活性，其中以 α-生育酚的活性最强。维生素 E 主要存在于植物中，以麦胚油、豆类和蔬菜中含量最为丰富。

维生素 E 乙酸酯(vitamin E acetate)

【化学名】(±)-2, 5, 7, 8-四甲基-2-(4′, 8′, 12′-三甲基-十三烷基)-6-苯并二氢吡喃醇乙酸酯 [(±) 3, 4-dihydro-2, 5, 7, 8-tetramethyl-tridecyl)-2H-benzopyran-6-ol acetate]。又名 α-生育酚乙酸酯。

【结构特征】苯并二氢吡喃环，乙酸酯。

【理化性质】本品为微黄色或黄色透明的黏稠液体。几乎无臭，遇光颜色逐渐变深。易溶于三氯甲烷、无水乙醇、乙醚和丙酮，不溶于水。折光率为 1.4950～1.4972。

【代谢】本品在体内迅速转化为游离的 α-生育酚，并进一步代谢为 α-生育醌和 α-生育酚二聚物。α-生育醌可被还原生成 α-生育氢醌或进一步氧化为 α-生育酸。

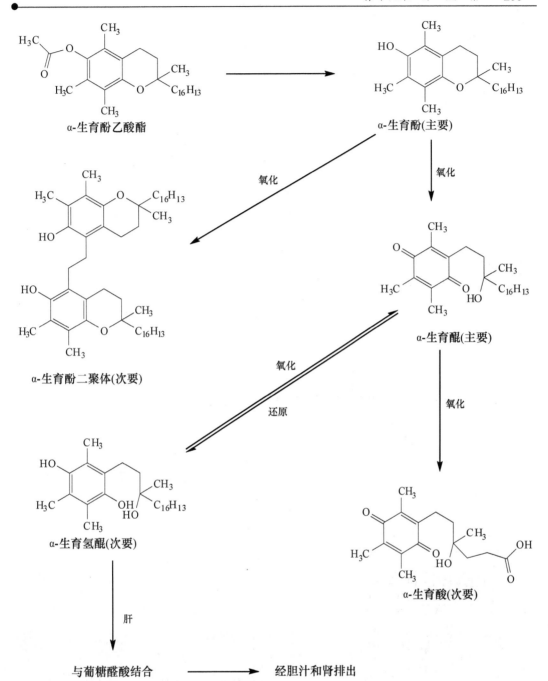

α-生育酚乙酸酯

α-生育酚(主要)

α-生育酚二聚体(次要)

α-生育醌(主要)

α-生育氢醌(次要)

α-生育酸(次要)

与葡糖醛酸结合 → 经胆汁和肾排出

【作用】本品临床上主要用于防治习惯性流产、不孕症、进行性肌营养不良等，也可用于心血管疾病、脂肪肝及抗衰老等。长期过量服用可产生眩晕、视力模糊，并可导致血小板聚集及血栓形成。

【合成】由三甲基氢醌与消旋异植醇在三氯化铝、硫酸等酸性催化剂进行傅克反应，得到消旋 α-生育酚，经成酯反应后得最终产物。

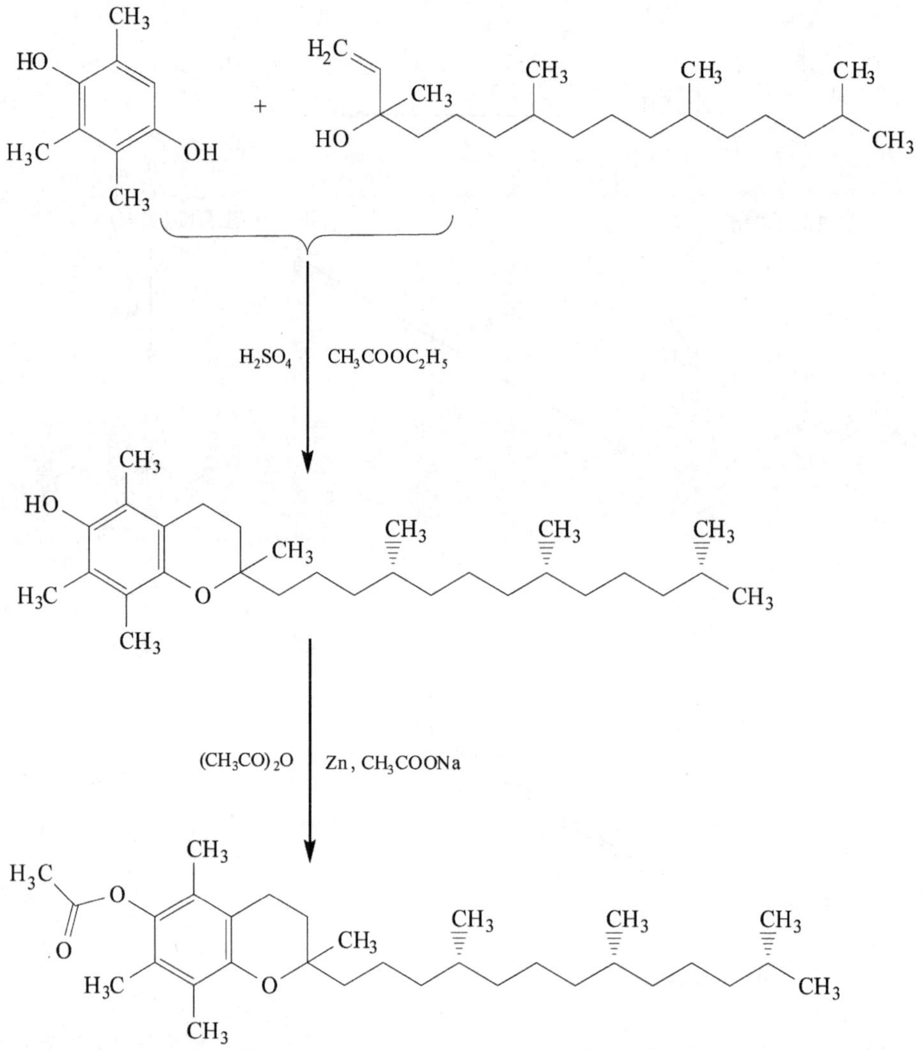

【**构效关系**】对维生素 E 的活性进行研究，总结出如下构效关系。

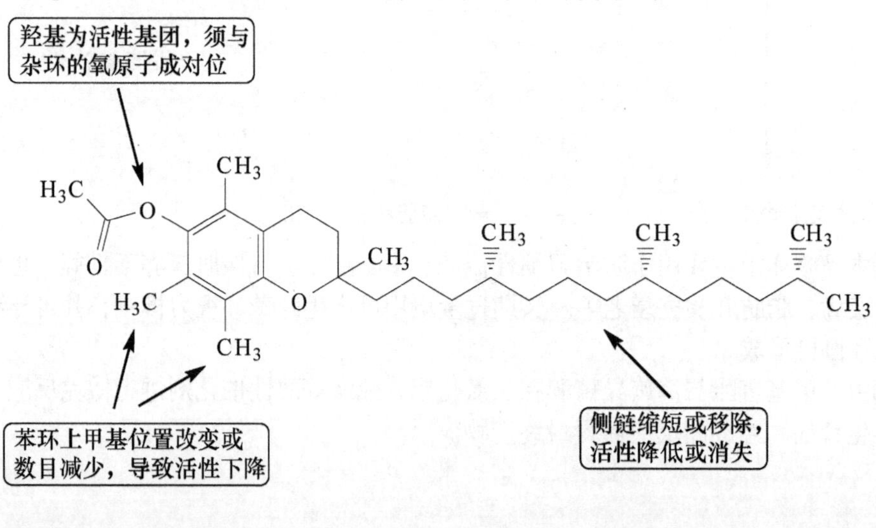

羟基为活性基团，须与杂环的氧原子成对位

苯环上甲基位置改变或数目减少，导致活性下降

侧链缩短或移除，活性降低或消失

四、维生素 K

维生素 K 是一类具有凝血作用的、结构类似的维生素总称，广泛存在于菠菜、萝卜、白菜、栗树叶等绿色植物中。此外，在瘦肉、腐鱼及牛、羊肝中含量也较高，多数微生物也能合成维生素 K。目前已经发现的有 7 种，即维生素 K_1～维生素 K_7。其中，维生素 K_1～维生素 K_4 属于 2-甲基-1,4-萘醌类衍生物；维生素 K_5～维生素 K_7 则属于萘胺类衍生物。维生素 K_1、维生素 K_2 广泛存在于绿色植物中，维生素 K_3 生物活性最强，为化学合成品。

维生素 K_3(vitamin K_3)

【化学名】1,2,3,4-四氢-2-甲基-1,4-二氧-2-萘磺酸钠盐三水合物(1,2,3,4-tetra-hydro-2-methyl-1,4-dioxo-2-naphthalenesulfonic acid salt trihydrate)，又名亚硫酸氢钠甲萘醌。

【结构特征】四氢萘环，磺酸钠盐。

【理化性质】本品为白色结晶性粉末。几乎无臭，有吸湿性。易溶于水，微溶于乙醇，几乎不溶于乙醚和苯。

【作用】临床上主要用于凝血酶原过低症、维生素 K 缺乏病及新生儿出血症的防治。

> **知识链接**
>
> **抗生素与维生素**：长期服用广谱抗生素或磺胺药，可能抑制肠道正常菌群生长。也可使多种厌氧菌生长过旺，厌氧菌能水解结合胆盐(胆汁的作用主要是胆盐或胆汁酸的作用)，使胆汁作用减弱。维生素 K 吸收障碍，造成维生素 K 严重缺乏，主要临床表现是凝血时间延长，甚至引起小儿颅内出血等严重并发症。

第二节　水溶性维生素

水溶性维生素是指可溶于水的维生素，但有些维生素可以微溶于有机溶剂。水溶性维生素种类较多，根据最初来源可分为 B 族维生素和维生素 C 两大类。B 族维生素主要包括维生素 B_1(硫胺素)、维生素 B_2(核黄素)、维生素 B_6(吡多辛)和维生素 B_{12}(氰钴胺)及烟酸、烟酰胺等。

一、B 族维生素

B 族维生素包括化学结构及生理活性不同的很多物质，由于最初从同一来源（肝、酵母、米糠）中分离得到，因此归于同一族。维生素 B_1 在体内吸收较慢，并易被硫胺酶破坏而失效。

维生素 B_1(vitamin B_1)

【化学名】氯化 4-甲基-3-[（2-甲基-4-氨基-5-嘧啶基）甲基]-5-（2-羟基乙基）噻唑鎓盐酸盐（3-[（4-amino-2-mehtyl-5-pyrimidinyl）methyl]-5-（2-hydroxyethyl）thiazolium chloride mono hydrochloride），又名盐酸硫胺。

【结构特征】本品分子中含有嘧啶环和噻唑环两个杂环，能与某些生物碱沉淀试剂反应并生成沉淀。水溶液遇酸较稳定，随着 pH 升高稳定性下降，碱性条件下噻唑环则被破坏，生成硫醇型化合物而失效。因此，本品不易与碱性药物（如氨茶碱、苯巴比妥钠等）配伍使用。

【理化性质】本品为白色结晶或白色结晶性粉末，熔点为 245～250℃。味苦，气味香。易溶于水，可溶于甘油和乙醇，难溶于丙酮、三氯甲烷、乙醚等有机溶剂。

【代谢】本品在体内被吸收后，可转变为具有生物活性的硫胺焦磷酸酯（thiamine pyrophosphate，TPP），它是脱羧酶的辅酶并参与体内代谢。TPP 参与丙酮酸或 α-酮戊二酸氧化脱羧反应，生成 α-羟丙酸基-TPP，再脱去 CO_2 生成羟乙基-TPP。

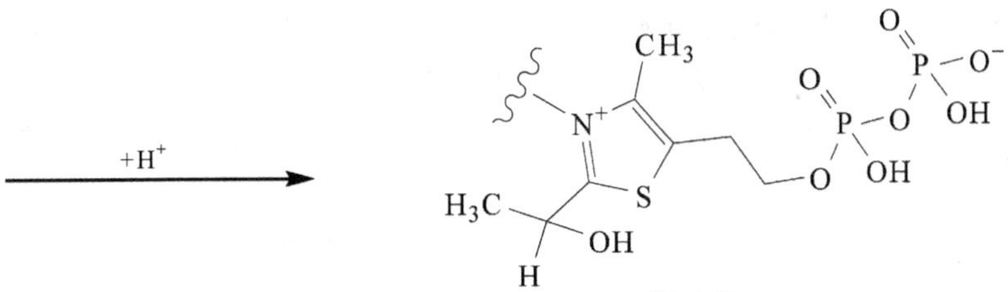

羟乙基-TPP

羟乙基-TPP 将乙酰基和氢原子通过酶转移到辅基硫辛酰胺的两个硫原子上,生成乙酰二氢硫辛酰胺,乙酰基再转移到 CoA 的巯基上形成乙酰 CoA 参与三羧酸循环。

【作用】本品主要适用于脚气病、多发性神经炎和胃肠疾病的防治。

【发现与发展】维生素 B$_1$ 是最早被人们提纯的维生素,1896 年荷兰科学家爱杰克曼首先发现,并将其命名为维生素 B$_1$。直到 1926 年才从米糠中分离到纯品,1935 年确定其化学结构,1936 年威廉斯进行人工合成。

维生素 B$_2$(vitamin B$_2$)

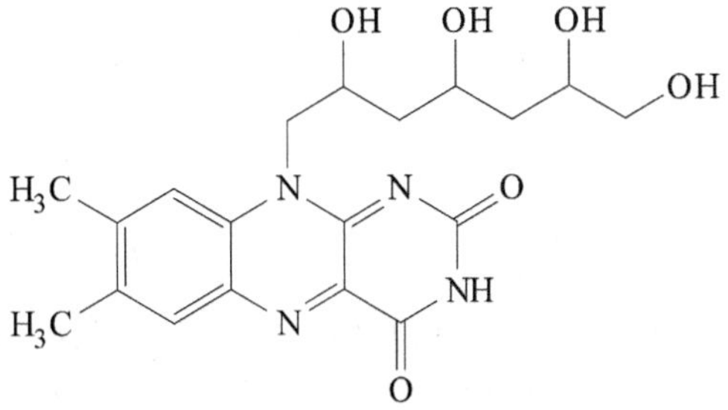

【化学名】7,8-二甲基-13-(D-核糖型-2,3,4,5-四羟基戊基) 异咯嗪[7,8-dimethyl-13-[(2S,3S, 4R)-2,3,4,5-tetrahydroxypentyl]benzo[g]pteridine-2,4-dione],又名核黄素。

【结构特征】结构中含有酰亚胺和叔胺结构,属于两性化合物,既能溶于稀酸又能溶于稀碱中,其饱和溶液的 pH 为 6。本品固体干燥时性质稳定,水溶液遇光极易分解,碱性条件下分解为感光黄素,酸性或中性条件下分解为光化色素,同时伴随生成微量的核黄素-13-乙酸。

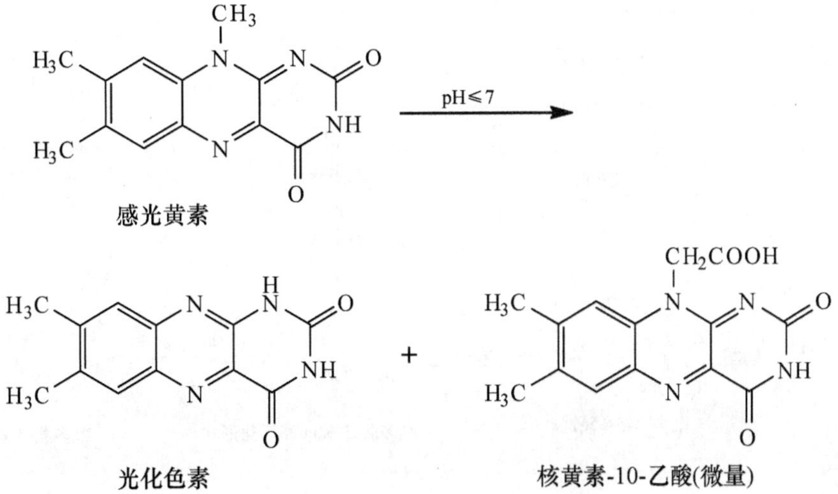

感光黄素

光化色素   +   核黄素-10-乙酸(微量)

【理化性质】本品为橙黄色结晶性粉末，熔点为 280℃。微臭，味微苦。不溶于水、乙醇、三氯甲烷和乙醚，可溶于稀氢氧化钠溶液。

【作用】本品临床上主要用于口角炎、唇炎、脂溢性皮炎、结膜炎及阴囊炎等代谢障碍性疾病。

知识链接

维生素 B₂ 的助溶剂：维生素 B₂ 可与硼砂形成分子型化合物（$C_{17}H_{19}O_6N_4$-$Na_2B_4O_7 \cdot 10H_2O$），溶解度增加。也能与烟酰胺形成电荷转移复合物（CTC）来增加水溶性。因此，硼砂和烟酰胺能分别作为维生素 B₂ 的助溶剂。

维生素 B₆ 包括吡多辛(pyridoxine)、吡多醛(pyridoxal)和吡多胺(pyridoxamine)，以最早分离出来的吡多辛为代表，临床上多用其盐酸盐。

维生素 B₆(vitamin B₆)

【化学名】5-羟基-6-甲基-3,4-吡啶二甲醇盐酸盐[(5-hydroxy-6-methylpyridine-3,4-diyl) dimethanol hydrochloride]，又名盐酸吡多辛。

【结构特征】本品固体对光和空气较稳定。因结构中含有三个羟基，其水溶液遇空气可被氧化变色，并随着 pH 的升高，氧化速度加快。

【理化性质】本品为白色或类白色的结晶或结晶性粉末，熔点为 205～209℃。无臭，味微苦。易溶于水，微溶于乙醇，不溶于三氯甲烷和乙醚，可溶于稀氢氧化钠溶液。

【代谢】吡多辛和吡多胺均在肝脏代谢，转化为有活性并起辅酶作用的吡多醛-5-磷酸酯，并进一步被代谢成无活性的吡多酸，三者之间可相互转化。

【作用】本品临床上主要用于妊娠呕吐、放射病或抗癌药所致的呕吐、异烟肼中毒、脂溢性皮炎等。

二、维生素C

维生素 C 广泛存在于水果、蔬菜中，辣椒、番茄、橘子中尤为丰富。维生素 C 为胶原和细胞间质合成所必需的原料，摄入不足可致维生素 C 缺乏症(坏血病)。药用品多由化学合成得到。

【化学名】L(+)- 苏糖型 -2,3,4,5,6- 五羟基 -2- 己烯酸 -4- 内酯　[L(+)-threo-2,3,4,5,6-pentahydroxy-2-hexenoic acid-4-lactone]，又名抗坏血酸。

【结构特征】本品结构中有两个手性碳原子，有 4 个光学异构体，分别为 L-(+)-抗坏血酸、D-(−)-抗坏血酸、D-(−)-异抗坏血酸和 L-(+)-异抗坏血酸。其中以 L-(+)-抗坏血酸的活性最高，D-(−)-异抗坏血酸的活性仅为 L-(+)-抗坏血酸的 1/20，而 D-(−)-抗坏血酸和 L-(+)-异抗坏血酸几乎无活性。此外，本品分子中含有连二烯醇结构，其水溶液呈酸性。

L-(+)-抗坏血酸　　D-(−)-抗坏血酸　　D-(−)-异抗坏血酸　　L-(+)-异抗坏血酸

【理化性质】本品为白色结晶或结晶性粉末，熔点为 190～192℃。无臭，味酸。易溶于水，略溶于乙醇，不溶于三氯甲烷和乙醚。

【代谢】维生素 C 在体内首先被氧化生成 2,3-二酮古洛糖酸，再被进一步的氧化、分解和代谢。

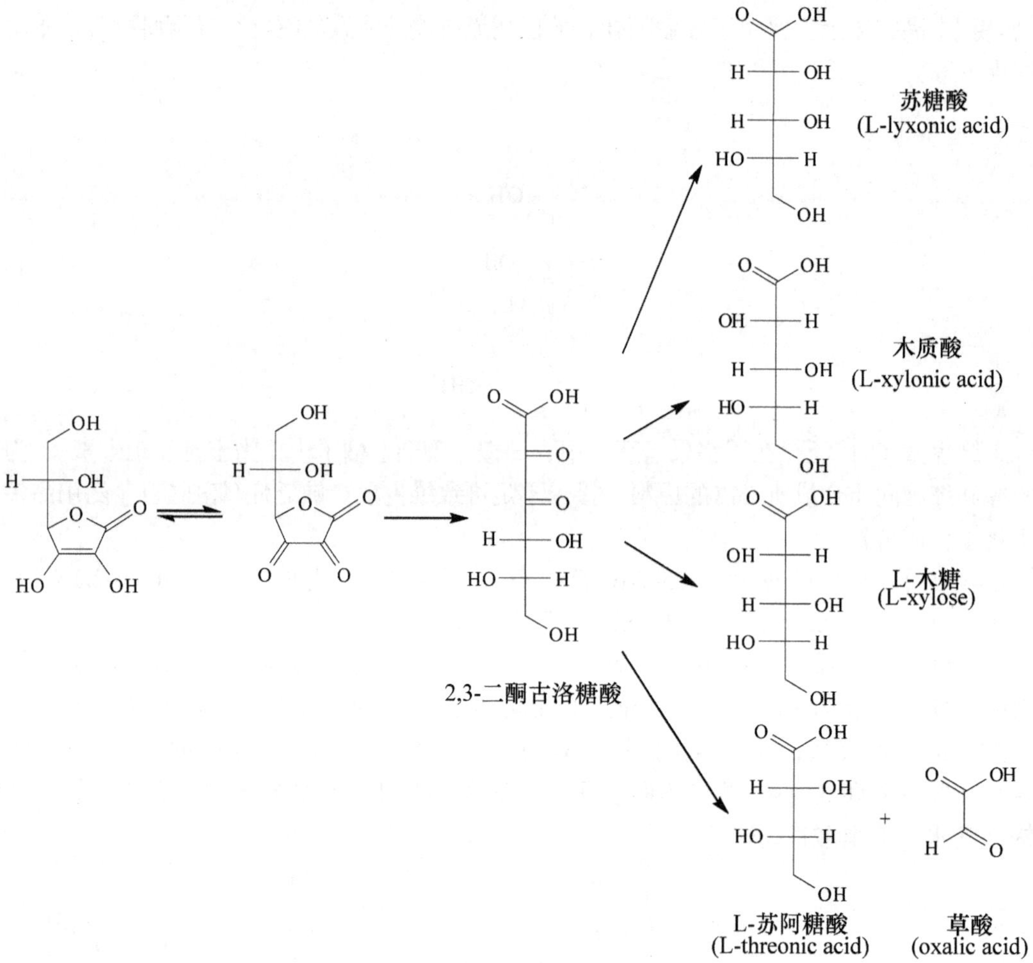
苏糖酸
(L-lyxonic acid)
木质酸
(L-xylonic acid)
L-木糖
(L-xylose)
2,3-二酮古洛糖酸
L-苏阿糖酸
(L-threonic acid)
草酸
(oxalic acid)

【作用】本品临床上主要用于预防和治疗坏血病。大量注射本品可用于治疗克山病，也适用于尿的酸化、高铁血红蛋白症和其他疾病。

【合成】维生素 C 的早期合成采用 D-葡萄糖为原料，经催化、氢化等 6 步反应制得；现已利用微生物氧化方法，利用 D-山梨醇为初始原料经两步发酵，得 2-酮-古洛酸，再烯醇化、内酯化得最终产物。该反应缺点是需要两步生物氧化、反应体积大，优点是合成路线较短。

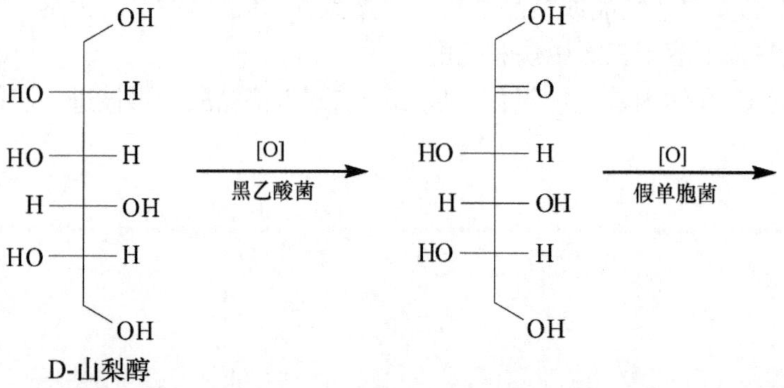
[O]
黑乙酸菌
[O]
假单胞菌
D-山梨醇

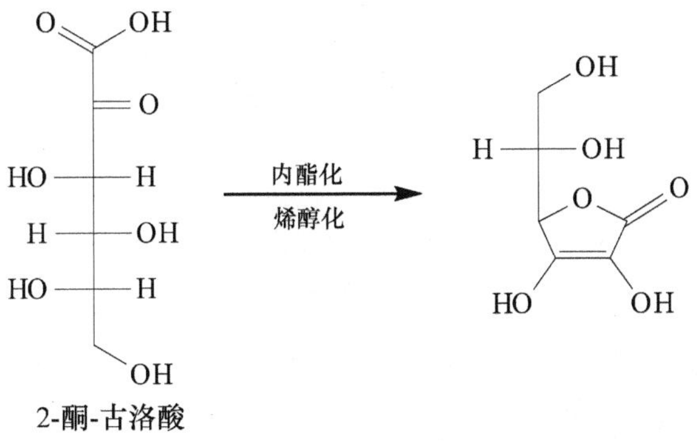

2-酮-古洛酸

【知识要点】

1. 维生素的分类。

2. 典型维生素的结构、作用特点和用途。

【目标训练】

1. 掌握维生素 A、B 族维生素(维生素 B_1、维生素 B_2)、维生素 C、维生素 D_3、维生素 E、维生素 K_3 的名称、化学结构、理化性质及临床用途。

2. 以卡托普利为例,试述合理药物设计的方法。

3. 熟悉维生素 B_1、维生素 A、维生素 D_2、维生素 D_3 的结构、作用特点和用途。

4. 了解维生素 K_1 的结构和作用特点。

【能力训练】

1. 维生素在体内的作用有哪些?符合哪些条件才能成为必需维生素?

2. 水溶性维生素和脂溶性维生素的区别有哪些?

3. 写出维生素 E 乙酸酯的化学结构,并针对结构分析其不稳定的主要原因。

4. 写出维生素 A 乙酸酯的合成路线。

5. 某患者糖尿病多年,最近出现多发性神经炎并伴有酮酸中毒,医生给予处方:维生素 B_1 注射液 100mg;5%葡萄糖注射液 500mL。请问该处方合理吗?

6. 某女患者因病长期服用钙剂和人造补血药,为了延缓衰老同时又服用了维生素 E,请问能达到延缓衰老的目的吗?

7. 为何要将维生素 A 和维生素 E 均制成乙酸酯的形式?

8. 某人购买了两种维生素,分别为维生素 A 和维生素 E,均为黄色液体,但不小心将其标签弄掉了,根据所学知识如何运用化学方法来区别这两种维生素?

(刘志国 梁 广)

参 考 文 献

陈凯先, 蒋华良, 嵇汝运. 2000. 计算机辅助药物设计——原理、方法、应用. 上海:上海科学技术出版社

陈新谦, 金有豫, 汤光. 2011. 新编药物学. 17 版. 北京:人民卫生出版社

陈修. 2002. 心血管药理学. 3 版. 北京:人民卫生出版社

葛淑兰, 惠春. 2013. 药物化学. 2 版. 北京:人民卫生出版社

郭有钢, 刘伟伟, 贺国超, 等. 2014. 合成阿司匹林的催化剂研究进展. 广东化工, 41(20):83-84

郭宗儒. 2005. 药物分子设计. 北京:科学出版社

郭宗儒. 2010. 药物化学总论. 3 版. 北京:科学出版社

黄量, 戴立信. 2002. 手性药物的化学与生物学. 北京: 化学工业出版社

卡米尔·乔治·沃尔穆什. 2010. 实用药物化学. 3 版. 北京:科学出版社

李继光. 2000. 抗生素及化学药物治疗. 沈阳:辽宁教育出版社

李仁利. 2004. 药物构效关系. 北京:中国医药科技出版社

李淑敏, 崔成红. 2014. 药物化学. 济南:山东人民出版社

李校堃, 叶发青, 叶晓霞. 2015. 药物化学模块实验教程. 北京:高等教育出版社

凌曦译. 大卫·E.牛顿. 2008. 药物化学. 上海:上海科学技术文献出版社

刘芳妹. 2001. 药物化学实验. 北京:中国医药科技出版社

孟繁浩, 余瑜. 2012. 药物化学(案例版). 北京:科学出版社

彭思勋. 2002. 药物化学——回顾与发展. 北京：人民卫生出版社

仇文升, 李安良. 2007. 药物化学. 北京:高等教育出版社

沈德凤, 王静. 2013. 药物化学实验. 北京:中国医药科技出版社

王小燕. 2002. 常用药物的化学结构与系统命名. 上海:第二军医大学出版社

闻韧. 2003. 药物合成反应. 2 版. 北京:化学工业出版社

文瑞明, 刘长辉, 游沛清, 等. 2009. 阿司匹林合成的研究进展. 长沙大学学报, 23(5):30-33

翁玲玲. 2007. 临床药物化学. 北京:人民卫生出版社

徐淑云. 2003. 中华临床药物学(上、下册). 北京:人民卫生出版社

徐文方. 2010. 药物化学实验方法学. 北京:人民卫生出版社

徐小平, 徐萍. 2010. 药物化学. 北京:高等教育出版社

叶发青. 2012. 药物化学. 杭州:浙江大学出版社

尤启冬. 2008. 药物化学. 2 版. 北京:化学工业出版社

尤启冬, 林国强. 2004. 手性药物——研究与应用. 北京:化学工业出版社

尤启冬, 周伟澄. 2007. 化学药物制备的工业化技术. 北京:化学工业出版社

曾苏. 2002. 手性药物与手性药理学. 杭州：浙江大学出版社

张宾, 崔永霞. 2015. 国家执业药师资格考试历年考点精析药学专业知识(一). 上海:第二军医大学出版社

甄永苏. 2004. 抗肿瘤药物研究与开发. 北京:化学工业出版社

郑虎. 2000. 药物化学. 4 版. 北京:人民卫生出版社

Abraham DJ. 2003. Burger's Medicinal Chemistry and Drug Discovery. 6th ed. Hoboken:John Wiley&Sons Inc.

Beale Jr JM, Block JH. 2011. Wilson and Gisvold's Textbook of Organic Medicinal and Pharmaceutical Chemistry.12th ed. Baltimore:Lippincott Williams&Wilkins

Lemke TL, Williams DA. 2008. Foye's Principles of Medicinal Chemistry. 6th ed. Baltimore:Lippincott Williams&Wilkins

Patrick GL. 2012. 药物化学导论. 4 版. 北京:科学出版社

Silverman RB. 2008. 有机药物化学. 2 版. 郭宗儒译. 北京:化学工业出版社